全国高等医学教育课程创新
"十三五"规划教材

供临床、预防、基础、口腔、麻醉、影像、药学、检验、护理、法医、生物工程等专业使用

医学免疫学

U0302771

主　编　齐静姣　卢小玲

副主编　白　虹　马兴铭　汪洪涛　赵晋英

编　者　（以姓氏笔画排序）

马兴铭　兰州大学

石金舟　湖北理工学院

卢小玲　广西医科大学

白　虹　天津医科大学

齐静姣　河南科技大学

谷　娟　黄河科技学院

汪洪涛　蚌埠医学院

周智东　台州学院

赵晋英　邵阳学院

段斯亮　广西科技大学

秦　鑫　湖北文理学院

钱中清　蚌埠医学院

曾令娥　首都医科大学燕京医学院

华中科技大学出版社
http://www.hustp.com
中国·武汉

内 容 提 要

　　本书是全国高等医学教育课程创新"十三五"规划教材。

　　本书共有21章,内容主要包括免疫学绪论、各类免疫分子和免疫细胞、免疫应答及其调节、免疫病理、免疫学检测技术、免疫学防治等。各章节在内容编排上增设了知识链接、案例介绍及其分析、能力检测等,以纸媒教材与富媒体资源的融合形式呈现。

　　本书主要作为高等医药院校本科生的教学用书,也可供研究生、专科生和从事相关医学研究的工作者参考。本书可供临床、预防、基础、口腔、麻醉、影像、药学、检验、护理、法医、生物工程等专业使用。

图书在版编目(CIP)数据

医学免疫学/齐静姣,卢小玲主编. —武汉:华中科技大学出版社,2018.6(2024.8重印)

全国高等医学教育课程创新"十三五"规划教材

ISBN 978-7-5680-4216-1

Ⅰ.①医… Ⅱ.①齐… ②卢… Ⅲ.①免疫学-医学院校-教材 Ⅳ.①R392

中国版本图书馆 CIP 数据核字(2018)第 131883 号

医学免疫学　　　　　　　　　　　　　　　　　　　　　　　齐静姣　卢小玲　主编
Yixue Mianyixue

策划编辑:周　琳
责任编辑:余　琼
封面设计:原色设计
责任校对:刘　竣
责任监印:周治超
出版发行:华中科技大学出版社(中国·武汉)　　　电话:(027)81321913
　　　　　武汉市东湖新技术开发区华工科技园　　　邮编:430223
录　　排:华中科技大学惠友文印中心
印　　刷:广东虎彩云印刷有限公司
开　　本:880mm×1230mm　1/16
印　　张:16.5
字　　数:454千字
版　　次:2024年8月第1版第3次印刷
定　　价:58.00元

全国高等医学教育课程创新"十三五"规划教材
编委会

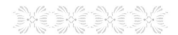

丛书顾问　文历阳　秦晓群

委　员（以姓氏笔画排序）

马兴铭	兰州大学	张　悦	河西学院
王玉孝	厦门医学院	张云武	厦门大学
化　兵	河西学院	赵玉敏	桂林医学院
尹　平	华中科技大学	赵建龙	河南科技大学
卢小玲	广西医科大学	赵晋英	邵阳学院
白　虹	天津医科大学	胡东生	深圳大学
刘立新	首都医科大学燕京医学院	胡煜辉	井冈山大学
刘俊荣	广州医科大学	姜文霞	同济大学
刘跃光	牡丹江医学院	姜志胜	南华大学
孙连坤	吉林大学	贺志明	邵阳学院
孙维权	湖北文理学院	秦　伟	遵义医学院
严金海	南方医科大学	钱中清	蚌埠医学院
李　君	湖北文理学院	徐世明	首都医科大学燕京医学院
李　梅	天津医科大学	黄　涛	黄河科技学院
李文忠	荆楚理工学院	黄锁义	右江民族医学院
李洪岩	吉林大学	扈瑞平	内蒙古医科大学
吴建军	甘肃中医药大学	赖　平	湖南医药学院
沙　鸥	深圳大学	潘爱华	中南大学
张　忠	沈阳医学院		

编写秘书　周　琳　陆修文　蔡秀芳

总序

Zongxu

《国务院办公厅关于深化医教协同进一步推进医学教育改革与发展的意见》指出："医教协同推进医学教育改革与发展,加强医学人才培养,是提高医疗卫生服务水平的基础工程,是深化医药卫生体制改革的重要任务,是推进健康中国建设的重要保障""始终坚持把医学教育和人才培养摆在卫生与健康事业优先发展的战略地位。"我国把质量提升作为本科教育改革发展的核心任务,发布落实了一系列政策,有效促进了本科教育质量的持续提升。而随着健康中国战略的不断推进,加大了对卫生人才培养支持力度。尤其在遵循医学人才成长规律的基础上,要求不断提高医学青年人才的创新能力和实践能力。

为了更好地适应新形势下人才培养的需求,按照《国务院办公厅关于深化医教协同进一步推进医学教育改革与发展的意见》《国家中长期教育改革和发展规划纲要(2010—2020年)》《国家中长期人才发展规划纲要(2010—2020年)》等文件精神要求,进一步出版高质量教材,加强教材建设,充分发挥教材在提高人才培养质量中的基础性作用,培养医学人才。在认真、细致调研的基础上,在教育部相关医学专业专家和部分示范院校领导的指导下,我们组织了全国50多所高等医药院校的近200位老师编写了这套全国高等医学教育课程创新"十三五"规划教材,并得到了参编院校的大力支持。

本套教材充分反映了各院校的教学改革成果和研究成果,教材编写体系和内容均有所创新,在编写过程中重点突出以下特点:

(1)教材定位准确,突出实用、适用、够用和创新的"三用一新"的特点。

(2)教材内容反映最新教学和临床要求,紧密联系最新的教学大纲、临床执业医师资格考试的要求,整合和优化课程体系和内容,贴近岗位的实际需要。

(3)以强化医学生职业道德、医学人文素养教育和临床实践能力培养为核心,推进医学基础课程与临床课程相结合,转变重理论而轻临床实践,重医学而轻职业道德、人文素养的传统观念,注重培养学生临床思维能力和临床实践操作能力。

(4)问题式学习(PBL)与临床案例进行结合,通过案例与提问激发学生学习的热情,以学生为中心,利于学生主动学习。

本套教材得到了专家和领导的大力支持与高度关注,我们衷心希望这套教材能在相关课程的教学中发挥积极作用,并得到读者的青睐。我们也相信这套教材在使用过程中,通过教学实践的检验和实际问题的解决,能不断得到改进、完善和提高。

全国高等医学教育课程创新"十三五"规划教材

编写委员会

前言

Qianyan

　　医学免疫学是当今生命科学的前沿学科，也是现代医学的支撑学科之一，免疫学理论和实验技术发展迅猛，成绩斐然。作为医学本科生的重要主干课程之一，医学免疫学已具有多个分支学科和交叉学科，并有力地推动了基础医学、临床医学、预防医学乃至整个生命科学的不断发展。

　　为进一步贯彻高等医药院校"十三五"发展规划和《关于医教协同深化临床医学人才培养改革的意见》，按照国家《临床执业医师资格考试大纲》和《临床执业医师实践技能考试大纲》的要求，反映近年来的免疫学研究成果和新的教学理念，华中科技大学出版社组织全国多所高等医药院校具有丰富教学经验的一线教师编写本教材。诸位编者根据多年从事教学的实际经验，针对目前高等医药院校本科生教学的现状，在认真学习国内外医学免疫学教材和相关文献资料的基础上，力图使新教材在准确详尽地阐明免疫学基本概念和基本理论，保证内容的系统性和完整性的基础上，融入了新进展、新概念和新技术，务求突出重点，解析难点，并适当结合临床医学介绍相关的临床免疫学内容。新教材以纸媒教材与富媒体资源融合的形式呈现，侧重医学免疫学的实际应用，在编写上力求简明扼要、深入浅出。教材中增加了相关知识点的拓展内容，如知识链接、案例介绍及其分析等，在各章增加了"小结""能力检测"，这些均有助于学生对免疫学知识更加深入的理解和学习，有助于培养学生的科学态度、自主学习能力、独立思考能力、解决问题能力和综合应用能力，同时也体现了"密切与执业医师资格考试接轨"和"医教协同"的编写理念。本教材具有思想性、科学性、先进性、启发性和实用性，更加符合教学大纲的要求和21世纪医学人才培养目标的需要。

　　本教材是国内多所高等医药院校免疫学专业教师集体智慧的结晶。华中科技大学出版社为本书的组织编写、出版和发行做了很多基础性的工作，在此表示感谢。本书在编写过程中参阅的部分文献列于书后，在此向相关作者表示衷心感谢。编写本教材的过程也是一个不断学习、交流、提高认识和追求创新的过程，尽管全体编者为教材的撰写工作不遗余力，但限于学识水平和编写能力，新版教材难免会有不妥或错误之处，恳请使用本教材的广大师生和读者予以指正，以便日后不断完善与提高。

编　者

目录

Mulu

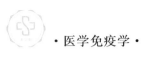

第一章 绪 论

医学免疫学(medical immunology)是研究人体免疫系统的组织结构和功能,阐明免疫系统识别并清除有害异物的应答过程和规律,探讨免疫功能异常所致疾病的发病机制,以及利用有效的免疫学理论和技术对临床某些疾病进行免疫诊断、免疫治疗和免疫预防的一门科学。免疫学不仅是当今生命科学的前沿学科,也是现代医学的支撑学科之一,随着免疫学理论和实验技术的迅猛发展,免疫学已具有广泛的学科交叉和渗透,并有力地推动了相关基础医学、临床医学、预防医学,乃至整个生命科学的不断发展。

第一节 医学免疫学概述

一、免疫的概念

人类对免疫的认识源于人体对传染性疾病的抵御能力。2000多年前,人类发现曾患过某种传染病而痊愈的人,对这种疾病的再次感染具有抵抗力,称为"免疫"(immunity)。免疫一词是从拉丁文 immunis 衍生而来,意为免除赋税或差役。引入医学领域则指免除瘟疫(传染病),即机体抵御传染病的能力。在相当长的一段时期内,人们认为"免疫"必然对机体有利。随着免疫学研究的发展,一些与抗感染无关的免疫现象被逐步揭示,如注射异种动物血清可引起血清病,血型不符的输血会引起严重的输血反应以及免疫排斥反应等,使人们对免疫有了新的理解,即免疫不只局限于抗感染方面,也可由其他物质诱导产生。因此,免疫的概念被赋予了新的内涵,现代"免疫"的概念是指机体免疫系统对"自己"和"非己"的识别与应答过程中所产生的生物学效应,即机体识别非己异物产生免疫应答并清除之,对自身成分则不产生免疫应答,维持耐受状态。在正常情况下,免疫是维持机体内环境生理平衡和稳定的一种能力,在异常情况下,则可导致机体出现病理损伤和(或)功能障碍,引发肿瘤、免疫缺陷病、自身免疫病和超敏反应等。免疫系统的免疫识别是诱发机体产生免疫应答反应或决定机体处于免疫耐受状态的重要免疫过程,是免疫学研究中的一个关键科学问题。

二、免疫系统及其功能

免疫系统(immune system)是机体识别自我和危险信号、引发免疫应答、发挥免疫效应和最终维持自身稳定的组织系统。

(一)免疫系统的组成

免疫系统是机体负责执行免疫功能的组织系统。免疫系统由免疫器官(和组织)、免疫细胞和免疫分子组成(表 1-1)。免疫器官由中枢免疫器官和外周免疫器官组成。免疫器官中具体执行免疫功能的主要是各类免疫细胞,如淋巴细胞、抗原提呈细胞、粒细胞及其他参与免疫应答和效应的细胞。其中,T 淋巴细胞(简称 T 细胞)、B 淋巴细胞(简称 B 细胞)是参与特异性免疫应答的关键细胞,分别发挥细胞免疫和体液免疫效应;抗原提呈细胞则具有摄取、加工处理抗原的能力,并可将处理过的抗原肽提呈给特异性 T 细胞;各类粒细胞主要发挥非特异性免疫效应。所有的免疫细胞均来源于骨髓造血干细胞,故骨髓造血干细胞也属于免疫细胞。免疫分子包括由活化的免疫细胞产生的多种效应分子(如抗体、细胞因子等),以及表达于免疫细胞表面的各类膜分子(如特异性抗原受体、主要组织相容性抗原、CD 分子、黏附分子等),这些分子在免疫细胞间的相互识别、相互作用中扮演着重要角色。

表 1-1 人体免疫系统的组成

免疫器官		免疫细胞	免疫分子	
中枢	外周		膜型	分泌型
骨髓 胸腺	脾脏 淋巴结 黏膜相关淋巴组织 皮肤相关淋巴组织	固有免疫细胞 吞噬细胞 树突状细胞 NK 细胞 NK T 细胞 γδT 细胞 B1 细胞 粒细胞等其他细胞 适应性免疫细胞 αβT 细胞 B2 细胞	TCR BCR MHC 分子 CD 分子 黏附分子 模式识别受体 细胞因子受体 其他受体分子	抗体 补体 细胞因子

(二)免疫系统的功能

机体免疫系统在识别和排除抗原性异物过程中所发挥的各种生物学效应,对机体的影响具有双重性。正常情况下,免疫功能能够维持机体内环境的平衡与稳定,具有保护作用;异常情况下,免疫功能可导致某些病理过程的发生和发展。机体免疫系统的功能可概括为三大方面(表 1-2)。

表 1-2 免疫系统的主要功能及其生理和病理表现

主要功能	生理表现	病理表现
免疫防御	防止病原体的入侵,清除已 入侵病原体及其他有害物质	超敏反应性疾病、免疫缺陷病
免疫自稳	清除损伤或衰老细胞,维持自身免疫 耐受,对非己抗原产生适度免疫应答	自身免疫病
免疫监视	清除肿瘤等突变细胞 清除病毒感染细胞	发生肿瘤 病毒持续性感染

1. 免疫防御 免疫防御(immune defense)是指机体防御外界病原体(如细菌、病毒、真菌、寄生虫等)的入侵及清除已入侵病原体及其他有害物质的一种功能,即抗感染免疫。若免疫防御功能过低或缺陷,机体易发生反复感染或免疫缺陷病;如果防御功能过强则可引发超敏反应。

2. 免疫自稳 免疫自稳(immune homeostasis)是指机体免疫系统维持内环境稳定的一种生理功能。正常情况下,免疫系统能及时清除体内衰老、损伤或死亡的细胞或抗原-抗体复合物,而对自身组织成分不发生免疫应答,处于免疫耐受状态。若免疫自稳功能失调,则可引发自身免疫病。

3. 免疫监视 免疫监视(immune surveillance)是指机体免疫系统能及时识别、清除体内出现的突变细胞(如肿瘤细胞)和病毒感染细胞的一种功能。若免疫监视功能降低,可导致肿瘤的发生,以及病毒持续性感染。

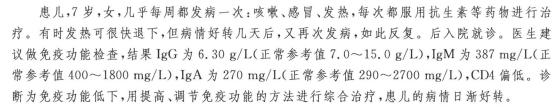

患儿,7 岁,女,几乎每周都发病一次:咳嗽、感冒、发热,每次都服用抗生素等药物进行治疗。有时发热可很快退下,但病情好转几天后,又再次发病,如此反复。后入院就诊。医生建议做免疫功能检查,结果 IgG 为 6.30 g/L(正常参考值 7.0~15.0 g/L),IgM 为 387 mg/L(正常参考值 400~1800 mg/L),IgA 为 270 mg/L(正常参考值 290~2700 mg/L),CD4 偏低。诊断为免疫功能低下,用提高、调节免疫功能的方法进行综合治疗,患儿的病情日渐好转。

问题:免疫功能低下的患儿为什么容易感染?该患儿应如何提高机体的抗病能力?

案例引导
问题解析

三、免疫应答的类型及其特点

免疫应答(immune response)是指机体的免疫系统识别和清除外源性和内源性异物或危险信号的整个过程,根据参与的免疫细胞及其对异物性抗原的识别特点和效应机制的不同,机体的"免疫"可分为固有免疫(innate immunity)和适应性免疫(adaptive immunity)两大类(表1-3)。

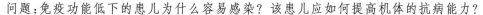

表 1-3 固有免疫和适应性免疫的比较

项目	固有免疫	适应性免疫
获得形式	先天性(遗传),无须抗原刺激	获得性,需要抗原刺激
作用时相	数分钟至 4 天	4~5 天后
识别抗原受体	模式识别受体	特异性抗原识别受体
免疫记忆	无	有

(一) 固有免疫

固有免疫又称为非特异性免疫(non-specific immunity)或天然免疫(natural immunity),是机体在长期种系发育和进化过程中逐渐形成的,是机体防御病原体入侵的第一道防线。固有免疫识别的是来自体外和体内的危险信号分子,即病原体的病原相关分子模式(pathogen associated molecular pattern,PAMP)和机体内的损伤相关分子模式(damage associated molecular pattern,DAMP),固有免疫细胞通过模式识别受体(pattern recognition receptor,PRR)识别 PAMP 和 DAMP 后,发生活化迅速发挥生物学效应。其特点:经遗传获得,发挥作用时间早且迅速,作用范围广,并非针对特定的抗原物质。固有免疫的主要机制:机体的皮肤和黏膜的外部屏障及血脑等的内部屏障效应,以及体内多种固有免疫效应细胞和效应分子的生物学作用。

(二) 适应性免疫

适应性免疫又称为特异性免疫(specific immunity)或获得性免疫(acquired immunity),是机体接触特定抗原而产生的,仅针对该特定抗原而发生的应答反应。适应性免疫所识别的分子基础是存在于抗原分子中的特殊结构即抗原表位(antigen epitope),执行适应性免疫应答的细胞主要是 T 细胞和 B 细胞,它们通过表达的特异性抗原受体识别抗原异物,而后自身发生活化、增殖和分化为效应细胞,发挥一系列的生物学效应。

1. 适应性免疫应答的特点 与固有免疫应答相比,适应性免疫应答的特点主要有:①特异性,指特定的免疫细胞克隆只能识别特定的抗原,免疫应答中形成的效应细胞和效应分子,只能与诱导其产生的特定抗原发生反应;②记忆性,指参与适应性免疫的 T 细胞和 B 细胞均具有保存抗原信息的功能,即它们在初次接触特定抗原并产生应答过程中可形成特异性记忆细胞,当再次与相应抗原接触时,记忆细胞可迅速被激活,产生高效应答反应;③耐受性,指免疫细胞接受抗原刺激后,既可以产生针对特定抗原的适应性免疫应答,也可表现为针对某特定抗原的特异性不应答,后者即为免疫耐受。

2. 适应性免疫应答的类型　根据参与的成分和功能不同,适应性免疫应答分为细胞免疫和体液免疫两种类型:①细胞免疫,由 T 细胞介导,T 细胞特异性识别抗原后,通过效应 T 细胞分泌细胞因子和细胞毒性物质,发挥抗感染、抗肿瘤等特异性细胞免疫效应;②体液免疫,由 B 细胞介导,B 细胞特异性识别抗原后,通过产生免疫效应分子抗体发挥特异性体液免疫效应。

3. 适应性免疫应答的过程　适应性免疫应答的发生过程可分为三个连续的阶段:①抗原识别阶段,指免疫活性细胞分别通过各自的抗原识别受体识别抗原的阶段,其中 T 细胞必须识别由抗原提呈细胞提呈的抗原;②淋巴细胞的活化增殖分化阶段,指抗原特异性 T 细胞、B 细胞识别并结合抗原后,在细胞因子协同作用下,活化、增殖和分化,产生效应细胞、效应分子和记忆细胞的阶段;③效应阶段,是效应 T 细胞释放细胞因子和细胞毒性介质,浆细胞分泌抗体分子,在巨噬细胞、NK 细胞、补体和细胞因子等固有免疫细胞和分子参与下发挥免疫效应的阶段。

需要说明的是,固有免疫和适应性免疫并不能截然分开,而是相辅相成、密不可分的。固有免疫是适应性免疫的先决条件,如固有免疫细胞通过识别、摄取、加工和提呈抗原的过程,为适应性免疫应答的启动准备了条件;适应性免疫的效应分子反过来又可促进固有免疫应答的发生,如抗体可促进吞噬细胞的吞噬、NK 细胞的细胞毒作用,T 细胞产生的细胞因子可促进固有免疫细胞的成熟、迁移和杀伤作用。

四、免疫性疾病

机体的免疫应答是把"双刃剑"。正常情况下,免疫功能对机体可起到积极的保护作用,如防御病原微生物侵害,消除损伤或衰老细胞,清除复制错误或突变的细胞;异常情况下,当免疫应答的水平过高或过低,或免疫调节功能出现紊乱,或自身免疫耐受被打破等,则可造成机体免疫病理损伤,导致免疫相关疾病的发生,如超敏反应、免疫缺陷病、自身免疫病、感染性疾病、肿瘤和移植排斥反应等。近年来随着免疫细胞生物效应机制、免疫调节与信号转导功能、细胞凋亡途径、免疫分子的特性、免疫基因组的遗传与调控特性逐渐地被阐明,免疫相关性疾病与免疫细胞、炎症细胞及免疫分子功能失衡或缺陷之间的相互关系得以进一步了解,对免疫相关性疾病的发生发展规律,以及免疫应答异常造成组织器官病理损伤机制的深入研究具有重要的意义。

五、免疫学的应用

随着免疫学的进步与发展,在医学实践中免疫学理论与技术已得到广泛应用,为了解临床疾病的发生机制,疾病的诊断、治疗和预防提供了有力的理论指导和技术方法,并极大地促进了临床医学的深入和广阔发展。

1. 免疫预防　免疫预防是免疫学的一项重要任务。免疫预防是通过接种疫苗使人体获得对某种疾病的抵御能力。主要通过免疫接种而实现,其目的是预防、控制,乃至消灭传染病。在免疫学的历史长河中,通过接种牛痘苗,使天花这一烈性传染病在全球彻底灭绝;许多减毒和灭活疫苗的问世与应用,使脊髓灰质炎、麻疹、破伤风、白喉等传染病在全球得到有效预防和控制;重组抗原疫苗的应用有效地控制了乙型肝炎等的发病。我国通过计划免疫接种,预防多种传染病已取得显著成效。

随着生物进化和环境因素的影响,一些人类易感的病原体不断出现,如人类免疫缺陷病毒(HIV)、埃博拉病毒、西尼罗河病毒、SARS 病毒等,给人类带来了巨大灾害,控制并消灭这些病毒所致的烈性传染病,仍然需要更为有效的疫苗。

2. 免疫诊断 免疫诊断是应用免疫学的理论和技术对各种疾病进行检测以及测定机体的免疫状态。临床上不仅可通过检测免疫活性细胞、抗原、抗体、补体、细胞因子和黏附分子等免疫相关物质,也可利用免疫学原理和技术检测体液中微量物质如激素、酶、血浆微量蛋白、血液药物浓度和微量元素等。这些检测结果为临床疾病的诊断、病情分析、制订治疗方案和判断预后等提供了有力的依据。免疫学技术和制剂在临床诊断中得到广泛的应用,免疫学检测和免疫学诊断已成为临床医学的重要指标和手段。

3. 免疫治疗 免疫治疗是利用免疫学原理,针对疾病的发生机制,人为地干预或调整机体的免疫功能,达到治疗疾病的目的。用于治疗的免疫制剂主要有治疗性疫苗、单克隆抗体、细胞因子、干细胞、免疫效应细胞等。近年来随着生物技术的发展,多种重组的细胞因子或免疫活性细胞等已用于临床疾病的治疗。如多种重组的细胞因子用于肿瘤、感染、造血功能障碍、自身免疫病等的治疗;效应 T 细胞和经肿瘤抗原修饰的树突状细胞正成为肿瘤治疗的新手段;单克隆抗体的生物靶向治疗在肿瘤免疫治疗方面已取得突破性进展;干细胞移植也已成为癌症、造血系统疾病等的重要治疗手段;免疫抑制剂用于防止移植排斥反应的发生和自身免疫病的治疗也已见成效。

第二节 免疫学发展简史

免疫学是一门既古老又年轻的学科,免疫学的发展根据其特点大致可分为经验免疫学时期、科学免疫学时期和现代免疫学时期三个阶段。

一、经验免疫学时期

人类对免疫的认识源于人类与传染病的斗争。早先人类观察到曾患过某些传染病的患者痊愈后不再感染相同的疾病,即机体具有抗感染的能力。约公元 303 年我国医学家葛洪所著的《肘后备急方》和约公元 648 年孙思邈所著的《备急千金要方》上就有"取狂犬脑傅上,后不复发"的文字记载,倡用狂犬脑组织治疗狂犬病,由此开始尝试通过人工轻度感染某种传染病以获得对该病的抵抗力。我国古代医学家将此现象称为"以毒攻毒"。这被认为是中国免疫思想的萌芽,是我国古代医学家在国际上第一次提出"预防接种"的免疫概念。

经验免疫学时期(17—19 世纪),是人们主要从感性上观察或认识某些免疫学现象的时期。天花是一种由天花病毒引起的烈性传染病,人是其唯一的易感宿主,死亡率极高,在人类历史上曾发生过数次大流行,严重威胁人类的生存。例如,公元 18 世纪在欧洲发生的天花大流行,造成 6000 万人死亡。我国早在宋朝(公元 11 世纪)已有吸入天花痂粉预防天花的传说,明代(公元 16—17 世纪)史书已有正式记载,将天花患者康复后的皮肤痂皮研成细粉,经鼻腔给正常儿童接种来预防天花(图 1-1),这是人类应用人痘苗预防疾病的医学实践,是我国传统医学对人类的伟大贡献。公元 18 世纪初,我国应用人痘苗预防天花的方法被传至朝鲜、日本和欧洲等,并在英国得到了应用和发展,为以后牛痘苗和减毒疫苗的发明提供了宝贵经验。

公元 18 世纪后叶,英国乡村医生 Edward Jenner 观察到挤奶女工因接触患有牛痘的奶牛,其手臂上出现类似牛痘的疱疹,但这些感染牛痘的女工却不易患天花。这使他意识到接种

"牛痘"可能会预防天花,继而通过人体实验确认了用牛痘可以预防天花(图 1-2),且较人痘更为安全、可靠,他把接种牛痘称为"vaccination",并于 1798 年,发表了相关的论文。1804 年,牛痘苗传入我国,并很快代替了人痘苗。18 世纪末至 20 世纪 70 年代,人类接种了牛痘苗,从而有效地扼制了天花的传播。接种牛痘苗可预防天花乃划时代的发明,为人类传染病的预防开创了人工主动免疫的先河。经过人类的不懈努力,世界卫生组织(WHO)于 1980 年庄严宣布,全球已经消灭了天花,这是人类医学史上具有划时代的里程碑式的伟大事件,体现了免疫学对人类健康的重要贡献。

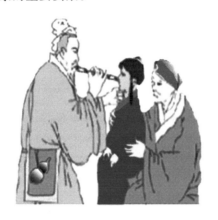

图 1-1　接种人痘苗

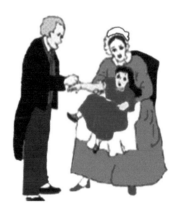

图 1-2　接种牛痘苗

知识链接

二、科学免疫学时期

科学免疫学时期(19 世纪中叶至 20 世纪中叶),人们主要通过实验生物学,开始获得了对多种基本免疫现象本质的初步了解,对免疫系统开始有了全面的认识。

(一)科学免疫学的兴起

免疫学发展初期,人们认识到病原体感染恢复后的患者能获得免疫的现象。随着多种病原菌的被发现,微生物学的发展推动了抗感染免疫的发展。

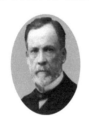

图 1-3　法国微生物学家 Pasteur

自 19 世纪中叶始,由于显微镜的制造成功与使用,多种病原菌被陆续发现和分离成功,极大地促进了疫苗的发展和应用。德国细菌学家 Koch 发现了霍乱弧菌,提出了病原菌致病的概念,极大地深化了先前人类对"瘟疫"的认识,为人类预防和战胜霍乱奠定了科学的基础。在此基础上,人们进一步认识到将减毒的病原体给动物接种,可预防有毒的病原体感染所致的疾病。法国微生物学家和化学家 Pasteur(图 1-3)采用理化和生物学方法,成功制备了灭活及减毒疫苗。如应用高温培养法获得了炭疽杆菌减毒株,制备炭疽杆菌减毒疫苗;将狂犬病毒于家兔体内连续传代,制备了狂犬病减毒疫苗。将这些疫苗进行预防接种,并有效地预防了相应的人类传染病,提出了人工主动免疫的方法,由此使得免疫学成了一门科学,由于 Pasteur 的丰硕科研成果,他被人们誉为"科学之父"。此时期人们对免疫的认识已不仅局限于单纯观察人体现象,而是通过科学实验观察发生的免疫现象并探讨其规律。在随后的 20 多年,随着越来越多致病菌的发现和确定,相应的疫苗相继问世,给人类预防疾病带来了福音。

(二)细胞免疫和体液免疫学说的提出与统一

(1)1883—1890 年,俄国学者 Elie Ilya Metchnikoff 发现吞噬细胞具有吞噬清除微生物及其他异物的作用,进而于 1883 年提出了原始的细胞免疫学说,并推测吞噬细胞是机体抗感染免疫的主要细胞。提出炎症反应并不是单纯的一种损伤作用,而是机体进化过程中出现的抵御病原体入侵的一种保护机制。Metchnikoff 的这一伟大发现不仅奠定了细胞免疫的基础,而且开创了固有免疫的研究先河。

(2)1890 年,德国医学家 Ehrlich 用植物毒素免疫小鼠,发现小鼠血清中产生了能中和该毒素的抗毒素。据此 Ehrlich 提出机体的免疫以体液免疫为主的学说。

(3)1890 年,德国细菌学家 Behring 和他的同事 Kitasato 将白喉外毒素给动物免疫,发现在免疫动物的血清中产生了一种能中和白喉外毒素的物质,即白喉抗毒素;随后 Behring 用白喉抗毒素血清成功地救治了一名患白喉的儿童,开创了免疫血清疗法即人工被动免疫的先河,因此支持了体液免疫学说。

(4)1891 年,德国细菌学家 Koch 培养出了结核杆菌,并发现感染过结核杆菌的豚鼠,当再次皮下注射结核杆菌后,可导致注射的局部组织坏死(即 Koch 现象)。这一发现为日后细胞免疫机制的研究奠定了重要基础。

(5)1899 年,比利时医师 Bordet 发现,在具有溶解细菌的新鲜免疫血清中,除含有溶菌素即抗体外,还存在一种热不稳定的物质,该物质在抗体存在的条件下,具有溶菌或溶解细胞的作用,即能够协助和补充抗体的作用,这种物质被称为补体。Bordet 的发现有力支持了体液免疫学说,也使补体被应用于日后的血清学诊断。

(6)1903 年,英国 Wright 和 Douglas 发现动物免疫血清能加速吞噬细胞对细菌的吞噬作用,由此提出了含有抗体和补体的免疫血清具有调理吞噬的作用。从而将体液免疫学说和细胞免疫学说统一起来。

(三)免疫病理概念的建立

1901 年,奥地利生物学家 Landsteiner 观察到不同个体的正常血液交叉混合后会出现红细胞凝集,从而发现了人类 ABO 血型抗原,并将此成果应用于临床,避免了异型血型引起的输血反应。1902 年,法国生理学家 Richet 等在研究海葵的毒性作用时意外发现,曾接受过海葵毒液而幸免于难的狗,数周后再接受极小剂量的同一毒液时则迅速发生死亡,据此称之为过敏反应。更为重要的是当时他还采用动物来源的抗体进行治疗,结果引起患者的血清病。揭示了异常的免疫应答可对机体产生不利的影响,导致机体发生过敏性疾病,由此引出"免疫病理"的概念。Richet 在过继血清疗法和过敏反应研究中做出了重要贡献。

(四)天然免疫耐受的发现和人工免疫耐受的诱导

1945 年,Owen 观察到异卵双胎小牛的胎盘血管相互融合,血液自由交流,两头小牛体内均存在两种不同血型抗原的红细胞。而且将其中一头小牛的皮肤移植给另一头小牛,则不发生排斥反应,据此 Owen 报道了在胚胎期接触同种异型抗原所致的免疫耐受现象,即天然免疫耐受。1953 年,英国免疫学家 Medawar 等给胚胎期小鼠注入同种异型的脾细胞,应用小鼠皮片移植的实验模型,成功诱导出获得性移植耐受。揭示了新生期或胚胎期体内免疫细胞尚未发育成熟时,可人工诱导免疫耐受的形成。Medawar 等的实验为日后 Burnet 克隆选择学说提供了重要依据。

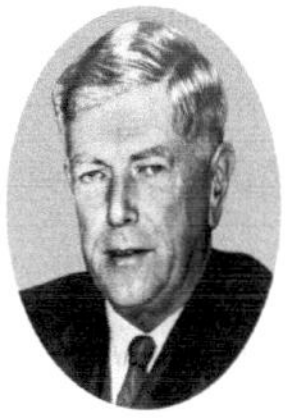

(五)克隆选择学说

克隆选择学说(clonal selection theory)是免疫学发展史上最为重要的理论。1957 年,以前人的研究成果为基础,澳大利亚免疫学家 Burnet(图 1-4)提出了克隆选择学说。其基本论点:体内存在随机形成的多样性免疫细胞克隆,每一克隆细胞表达相同的特异性受体;外来抗原进入机体后,选择性地与表达特异性受体的免疫细胞发生结合

图 1-4 澳大利亚免疫学家 Burnet

反应,导致该细胞发生活化、克隆增殖、分化为效应细胞,继而清除抗原物质;机体自身组织抗原成分在胚胎期就被相应的细胞克隆所识别,这些在胚胎期结合了自身成分的细胞克隆被删除或失能,对自身抗原不产生免疫应答,形成了特异性免疫耐受,赋予机体免疫系统区分"自己"和"非己"的能力。克隆选择学说被视为免疫学发展史上又一个里程碑式的成就,其不仅阐明了抗体产生的机制和抗体多样性的遗传学基础,而且解释了抗原识别、免疫记忆、自身耐受及自身免疫等重要的免疫生物学现象,极大地促进了现代免疫学的发展。

（六）免疫球蛋白基本结构的阐明

自 19 世纪后期发现抗毒素以来,开启了抗体免疫化学的研究。1937 年 Tiselius 和 Kabat 利用电泳方法将血清蛋白分为白蛋白以及 α1、α2、β、γ 球蛋白等,发现其中抗体活性主要存在于 γ 球蛋白区域,故认为抗体即 γ 球蛋白,后来发现 α、β 球蛋白也具有一定的抗体活性。1959 年英国生物化学家 Porter 和美国生物化学家 Edelman 各自对免疫球蛋白的结构进行研究,阐明了免疫球蛋白分子的四肽链结构及其氨基酸的组成特点,发现了可变区和恒定区,为以后抗体多样性的形成机制奠定了理论基础。

三、现代免疫学时期

20 世纪 50 年代后期,借助于各学科尤其是分子生物学发展的成就,使免疫学发展到现代免疫学阶段。在此时期大量的免疫分子和基因被克隆,新的免疫分子被发现,人们对免疫应答的研究深入到基因水平和分子水平。

（一）免疫系统的确立和完善

(1) 1957 年,Glick 发现切除鸡的富含淋巴细胞的腔上囊,可导致抗体产生缺陷,于是将此类在腔上囊中发育成熟的淋巴细胞称为 B 淋巴细胞(源于腔上囊 bursa 第一个字母),简称 B 细胞。对人和哺乳动物而言,B 细胞在骨髓(bone marrow)中发育成熟。1961 年 Miller 采用了新生期小鼠切除胸腺的模型;Good 观察到新生儿先天性胸腺缺陷,这些均可导致严重的细胞免疫缺陷,并将依赖于胸腺发育成熟的淋巴细胞称为 T 淋巴细胞(T 源于胸腺 thymus 第一个字母),简称 T 细胞。Cooper 等发现 T 细胞和 B 细胞分布于脾脏和淋巴结等外周淋巴组织中,提出了外周免疫器官的概念。

(2) 1968 年,Claman 和 Mitchell 等发现了辅助性 T 细胞(Th 细胞)并证实抗体产生需要 T 细胞和 B 细胞的协同作用。随后 Mitchison 等证明了 T、B 细胞协同的原因是 T、B 细胞分别识别同一抗原分子的不同抗原表位。继 Benacenar 证明载体效应后,1970 年 Mitchison 应用载体效应过继转移实验证明,在抗体形成过程中有载体特异性淋巴细胞和半抗原特异性淋巴细胞参与。Raff 通过载体效应阻断实验证明:T 细胞是载体特异性淋巴细胞,对抗体的产生起辅助作用;B 细胞是半抗原特异性淋巴细胞,是产生抗体的细胞。1986 年 Mosmann 等发现体内辅助性 T 细胞,根据功能不同可分为 Th1 和 Th2 亚群。

(3) 1971 年,Gershon 等证明了抑制性 T 细胞的存在,在此基础上 Sakaguchi 于 1995 年发现了下调免疫功能的调节性 T 细胞(regulatory T cell,Treg)。

(4) 1973 年,Steinman 发现了树突状细胞(dendritic cell,DC),随后的研究证明 DC 是功能最强的抗原提呈细胞,能够有效地刺激初始 T 细胞活化。

(5) 1975 年,Kiessling 等发现一群预先不需要抗原刺激,可直接杀伤肿瘤细胞的自然杀伤(natural killer,NK)细胞,此后的研究中发现了 NKT 细胞、γδT 细胞、B1 细胞等细胞群。

（二）独特型和抗独特型免疫调节网络学说

1974 年,丹麦免疫学家 Jerne 提出了著名的独特型和抗独特型免疫调节网络学说。该学说认为,抗原刺激机体产生抗体,抗体分子上的独特型表位在体内又可引起抗独特型抗体的产

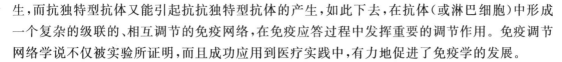

生,而抗独特型抗体又能引起抗抗独特型抗体的产生,如此下去,在抗体(或淋巴细胞)中形成一个复杂的级联的、相互调节的免疫网络,在免疫应答过程中发挥重要的调节作用。免疫调节网络学说不仅被实验所证明,而且成功应用到医疗实践中,有力地促进了免疫学的发展。

(三)单克隆抗体的成功制备

1975 年,德国科学家 Kohler 和英国科学家 Milstein 发现将小鼠骨髓瘤细胞和绵羊红细胞免疫的小鼠脾细胞进行融合,形成的杂交瘤细胞既可产生抗体,又可无限增殖,从而创立了单克隆抗体杂交瘤技术。这一技术上的突破不仅为医学与生物学基础研究开创了新纪元,也为临床疾病的诊断和防治提供了新的手段。

(四)抗体多样性形成的遗传学研究

1978 年,日本分子生物学家 Susumu Tonegawa 应用基因重排技术,揭示出抗体多样性产生的机制及遗传学基础。证明并克隆出免疫球蛋白分子 V 区和 C 区的编码基因,同时阐明了免疫球蛋白的基因结构,解释了基因重排是产生抗体多样性的最重要的一种机制。基因重排后形成不同基因片段组成的功能基因,编码不同氨基酸序列的蛋白,从而产生不同特异性的抗体。膜型免疫球蛋白分子为 B 细胞抗原识别受体。Tonegawa 的研究对日后 T 细胞抗原识别受体的编码基因及其多样性的发现影响重大。

(五)MHC 限制性的发现与阐明

早在 1935 年,美国遗传学家 Snell 通过同类系小鼠模型研究器官移植时,发现在同种移植排斥反应中起重要作用的基因区域,即称为 H-2 复合体,H-2 是由众多密切连锁的基因组成的复合体,因此提出了"主要组织相容性复合体(MHC)"的概念。50 年代,法国科学家 Dausset 等发现了人类白细胞抗原(HLA),并且 HLA 基因复合体与 H-2 复合体极为相似。1963 年,美国免疫学家 Benacerraf 发现在小鼠 H-2 系统的 I 区存在免疫应答相关基因,揭示了不同个体之间对同一种抗原应答能力的差别。1974 年,澳大利亚的 Doherty 和瑞士的 Zinkernagel 提出,免疫应答过程中 T 细胞需要双识别和具有 MHC 限制性。80 年代后从分子水平证实 MHC 分子在抗原提呈和 T 细胞识别抗原中起着重要作用。MHC 限制性也为日后 Marray 和 Thomas 在器官移植取得的成就奠定了重要的理论基础。

(六)模式识别理论的研究

1989 年 Janeway 提出了固有免疫的模式识别理论,1994 年,在模式识别理论的基础上 Matzinger 提出了著名的"危险模式"理论。该理论阐明了固有免疫细胞通过模式识别受体,不仅识别病原体及其产物所共有的高度保守的分子结构,即病原相关分子模式这一外源性危险信号,而且能够识别体内衰老、损伤或畸变的细胞,以及受损伤细胞所释放的某些胞内组分,如热休克蛋白等内源性危险信号;巨噬细胞和树突状细胞等固有免疫细胞在参与免疫系统对"非己"物质识别的同时,也作为抗原提呈细胞活化并激活适应性免疫细胞,启动适应性免疫应答,使免疫系统识别并清除"非己"抗原,维持自身免疫耐受从另一新的视角得到了进一步解释。

(七)细胞因子及其受体的研究

自 20 世纪 80 年代以来,克隆出许多有重要生物学功能的细胞因子,它们在造血、细胞活化、分化、免疫调节、炎症等多种生理和病理过程中发挥重要作用。20 世纪 90 年代,由于人类基因组计划的突飞猛进及生物信息学的应用,促使新的细胞因子及其受体结构和功能的研究达到了更高的程度,先后克隆出许多有重要生物学功能的细胞因子并应用到临床医学中;细胞因子的临床应用已成为免疫生物治疗的一项重要内容。

（八）树突状细胞及 Toll 样受体的发现

1973 年,加拿大科学家 Steinman 提出了树突状细胞的概念。直到 20 世纪 90 年代后期,Steinman 扎实的实验和富有说服力的成果使人们最终认可了树突状细胞强大的抗原提呈功能和激活初始 T 细胞的作用。1998 年 Beutle 和 Hoffmann 发现了 Toll 样受体蛋白,该受体是识别抗原激活固有免疫的蛋白分子,树突状细胞表达 Toll 样受体,通过该受体识别抗原参与适应性免疫应答。树突状细胞和 Toll 样受体的发现,是固有免疫及免疫识别研究领域的重大突破,涵盖了免疫学上的固有免疫和适应性免疫两个研究领域的一个核心问题,即免疫识别,并且将机体的两大免疫应答体系联系起来,对日后免疫学理论的发展产生了深远的影响。

（九）免疫细胞信号转导途径的发现

细胞信号转导是指细胞通过胞膜或胞内受体感受信息分子的刺激,经细胞内信号转导系统转换,从而影响细胞生物学功能的过程。免疫细胞通过其膜表面的免疫受体如 TCR、BCR、细胞因子受体、模式识别受体、黏附分子以及死亡受体等,接受细胞外或胞内的各种刺激。这种刺激通过受体介导的信号途径,调节特定基因的表达。如 T 细胞活化过程中激酶间的级联活化导致转录因子的活化,其转位至核内结合于靶基因的调控区使基因活化,编码产物可促进细胞的增殖和分化,成为效应细胞。淋巴细胞活化过程的信号转导途径的发现使免疫应答的细胞水平和分子水平的研究融为一体。

半个世纪以来,人们从整体、器官、细胞、分子和基因水平探讨免疫系统的结构和功能,使免疫学在疾病发病机制,疾病的诊断、治疗和预防研究中有了长足的进展,成为一门独立而完善的生命科学及医学的前沿学科,有力地推动着生命科学及医学的全面发展。

获得诺贝尔生理学或医学奖的免疫学家及其主要成就如表 1-4 所示。

表 1-4　获得诺贝尔生理学或医学奖的免疫学家及其主要成就

年份	学者姓名	国家	获奖成就
1901	E. A. Behring	德国	发现抗毒素,开创免疫血清疗法
1905	R. Koch	德国	发现多种病原菌,建立结核菌素实验
1908	P. Ehrlich	德国	提出抗体生成侧链学说和体液免疫学说
	E. Metchnikoff	俄国	发现细胞吞噬作用,提出细胞免疫学说
1913	C. Richet	法国	发现过敏现象
1919	J. Bordet	比利时	发现补体,建立补体结合试验
1930	K. Landsteiner	奥地利	发现人红细胞血型
1951	M. Theler	南非	发明黄热病疫苗
1957	D. Bovet	意大利	发明抗组胺药治疗超敏反应
1960	F. M. Burnet	澳大利亚	提出抗体生成的克隆选择学说
	P. B. Medawar	英国	发现获得性移植免疫耐受性
1972	G. M. Edelman	美国	阐明抗体的化学结构
	R. R. Porter	英国	
1977	R. S. Yalow	美国	创立放射免疫测定法
1980	J. Dausset	法国	发现人类白细胞抗原
	G. D. Snell	美国	发现小鼠 H-2 系统
	B. Benacerraf	美国	发现免疫应答的遗传控制

续表

年份	学者姓名	国家	获奖成就
1984	N. K. Jerne	丹麦	提出免疫调节网络学说
	G. Kohler	德国	建立杂交瘤技术制备单克隆抗体
	C. Milstein	英国	单抗技术及 Ig 基因表达的遗传控制
1987	S. Tonegawa	日本	阐明抗体多样性的遗传基础
1996	P. Doherty	澳大利亚	提出 MHC 限制性,即 T 细胞的双识别模式
	R. Zinkernagel	瑞士	
2008	Harald zur Hausen	德国	发现人乳头瘤病毒诱发宫颈癌
	Luc Montagnier	法国	发现人类免疫缺陷病毒可致艾滋病
2011	Bruce A. Beutle	美国	发现 Toll 样受体及固有免疫机制
	Jules A. Hoffmann	法国	
	Ralph M. Steinman	加拿大	发现树突状细胞及其免疫作用

第三节　免疫学在医学生物学中的重要地位

现代免疫学已成为当今生命科学的前沿学科和现代医学的支撑学科之一。免疫学在 20 世纪取得的辉煌成就(表 1-4),在揭示生命活动基本规律,在消灭传染病及人类感染和非感染性疾病方面的突破和进展,均极大地促进了生命科学和医学的发展。21 世纪免疫学在后基因组计划中,在揭示基因功能,解码生命活动机制,攻克传染病、心脑血管病、肿瘤,探讨和控制人类生育,提高人体生理功能,延缓衰老,改善人类生活质量等方面,必将发挥更加巨大的作用。

一、免疫学与医学

免疫学的发展已渗透到医学诸多层面,产生了许多免疫学分支学科和交叉学科,如免疫生物学、免疫遗传学、免疫病理学、免疫药理学、免疫毒理学、神经免疫学、肿瘤免疫学、移植免疫学、生殖免疫学、临床免疫学、应用免疫学等,从而极大地促进了现代医学的发展。

1. 免疫学理论指导和促进临床医学的研究　在肿瘤学领域,免疫治疗已成为继外科手术、放疗、化疗之后第四种肿瘤治疗模式,细胞和分子免疫学的进展深入阐明了机体的抗瘤免疫效应机制,开拓了肿瘤生物治疗的全新前景,通过探讨诸多基本免疫学现象的分子机制,为揭示肿瘤逃避机体免疫攻击的本质提供了重要依据。在器官移植方面,免疫遗传学研究的进展阐明了移植排斥反应的发生机制,并使组织配型技术成为临床上选择供体的重要手段;免疫耐受机制逐渐被阐明,为通过人工诱导耐受、延长移植物存活展示了前景。在自身免疫病领域,阐明自身免疫应答及自身耐受的机制,以及遗传因素对免疫应答的调控,有助于探讨自身免疫病发生机制,并为临床上采用特异性干预措施治疗自身免疫病提供了重要途径。在临床传染病方面,不断出现的传染病正威胁着人类的健康与生存。如 HIV 导致的艾滋病、埃博拉病毒和朊粒的感染、禽流感病毒的传播等对人类造成严重的威胁。此外,由于病原体的变异或环境因素的改变,某些已被有效控制的传染性疾病又"死灰复燃"(如结核病),重新成为棘手的公共卫生问题。阐明上述疾病的发病机制并探讨其防治措施对免疫学理论和应用提出了新的挑战。从转化医学的角度,从事传染性疾病、肿瘤、器官移植、自身免疫病、免疫缺陷病等疾病的免疫应答、免疫耐受及免疫病理机制的研究,探索新型免疫分子及其信号转导与疾病的关系,探讨人类免疫相关疾病的发生发展规律,开展疾病相关的免疫系统和免疫应答过程的可视化研究等均具有重要的实际意义。

2. 免疫学技术促进临床医学的发展　人类对免疫学基本要素"抗原与抗体"的认识,使免疫学技术和生物制剂广泛应用于临床实践。免疫学检测已成为临床医学的重要手段和指标。疫苗的预防接种使人类得以消灭和控制流行已久的严重传染病。伴随生物进化和环境因素的影响,出现的人类易感的病原体有 HIV、埃博拉病毒、西尼罗河病毒、SARS 病毒等,对于防治这些人类易感病原体所致的传染病仍然有赖于研制高效疫苗。许多新型疫苗,如重组疫苗、DNA 疫苗、口服疫苗,正在研制当中。基于免疫应答及免疫耐受的特异性为基础的特异防治方案,为类风湿、哮喘、红斑狼疮等自身免疫病,过敏性疾病,以及防止移植排斥反应等提供了治疗方法。抗体 cDNA 表达文库、噬菌体显示文库及蛋白组学的开发应用,可望进一步开发新的免疫原及免疫分子,获得新的高亲和力的抗体;免疫药物的开发,可找到具有抗感染及增强免疫的双功能药物,从而为许多疾病的防治展示了光明前景。

二、免疫学与生物学

1. 免疫学促进生物学的发展　免疫学作为一门新兴的交叉学科,对阐明生命活动的本质提供了重要线索。免疫学新技术的建立与试剂的开发,为生命科学研究提供了有力手段和工具。免疫学在生物结构与机能的各个层面都有科学基本问题的发现,免疫细胞的"受体-配体"识别模式,可通过一系列的胞内信号传递、分选、综合、放大过程,活化靶基因产生免疫分子,发挥免疫效应。这一免疫作用机制的研究,必将深入阐明生命体正常运转的生理机制。免疫细胞的体外培养,大量免疫作用分子的发现及转基因和基因敲除等动物模型的建立,为研究免疫细胞的生理功能与疾病机制提供了坚实基础。免疫学可使人们更好的理解和认知生命科学,解决医学问题,应用于药物研制,有效地防治疾病。现代生物学进展在相当程度上有赖于免疫学新技术的建立、应用和推广。各种疫苗、基因工程细胞因子与抗体、细胞制剂、诊断制剂等已成为当今生物学技术产业的支柱产品。现代免疫学推动了生物高技术产业发展,如借助细胞工程制备单克隆抗体;借助基因工程制备细胞因子、抗体及其他免疫调节药物。这些新型药物可有效调节机体免疫功能,且副作用较小,具有传统药物不可替代的治疗作用。目前,以细胞因子和单克隆抗体为主要产品的生物制药,已发展为具有巨大市场潜力的新兴产业。免疫学已被公认为是研究功能基因组学、了解生命本质、有效防治疾病的必不可少的手段,成为研究生命科学基本问题及疾病发展机制与防治的主要学科。

2. 现代生物学促进免疫学发展　借助现代细胞生物学、分子生物学和分子遗传学等学科的研究进展,基础免疫学在分子和基因水平阐明了基本免疫学现象的本质。如人类基因组计划取得的突破性成果,为探寻免疫相关疾病的易感基因、发现新的免疫分子并研究其功能等奠定了基础;胚胎发育学和干细胞生物学日新月异的研究进展,不仅有助于深入研究免疫细胞的起源、分化和功能调控,也为器官移植学和移植免疫学实践展示了全新前景;细胞周期研究进展为阐明免疫细胞的生物学特征及其调控奠定了基础;以凋亡为代表的细胞死亡方式及其机制的研究,为探讨诸多免疫学现象的本质提供了重要线索。

借助基因工程技术,人们有可能按自己的意愿获得各种免疫分子或其融合蛋白,并被广泛应用于免疫学研究领域;有赖于蛋白纯化技术的不断完善,可获得稳定的蛋白结晶体,用于分析免疫分子的三维结构;噬菌体肽库、酵母双杂交、计算机分子模拟技术等,用于抗原表位分析及探讨免疫分子间相互作用;氨基酸多肽合成技术可用于分析多肽分子间细微的结构差异及其生物学功能的改变,并指导新型疫苗和药物设计;二维电泳可用于分析复杂的蛋白谱,并发现新的免疫分子;微量传感器可用于检测蛋白质、酶、胞内信息分子活性,并对抗体-抗原、受体-配体的结合及其亲和力进行分析。

　　杂交瘤技术的建立为制备单克隆抗体奠定了基础;细胞分离技术(流式细胞分选、激光显微切割仪、免疫磁性微球等)和显微观察、分析技术(流式细胞术、激光共聚焦显微镜、隧道扫描显微镜、计算机成像与图像分析技术)为分析特定细胞群或单一细胞的生物学特征提供了工具。基因打靶和各类反义技术可用于分析免疫分子或胞内信息分子的生物学特征;大规模DNA测序、多种基因分析技术(如限制性片段长度多态性、微卫星、单核苷酸多态性分析等)和DNA芯片等技术的建立,其检测灵敏度和分辨率不断提高,从而有可能进行快速、高通量的免疫相关基因分析;聚合酶链式反应及其层出不穷的衍生技术,更为分子免疫学研究提供了有效手段。

小结

　　免疫学是当今生命科学的前沿科学和现代医学的支撑学科之一。免疫的基本概念是机体识别"自己"和"非己",产生免疫应答以清除"非己"抗原或者诱导免疫耐受以维持自身内环境稳定的能力。人体有一个完善的免疫系统来执行免疫功能。免疫系统由免疫器官(和组织)、免疫细胞和免疫分子组成。机体的免疫功能表现在免疫防御、免疫自稳和免疫监视。免疫应答可分为固有免疫和适应性免疫。适应性免疫应答主要有特异性、耐受性和记忆性三大特点。免疫应答是把"双刃剑",正常情况下对机体可起到积极的保护作用,异常情况下可导致免疫病理损伤。免疫学理论与免疫学技术已成为临床疾病诊断、治疗和预防的重要手段。免疫学的发展经历了经验免疫学时期、科学免疫学时期和现代免疫学时期三个阶段。免疫学的发展在21世纪的生命科学和医学中必将扮演更为重要的角色。

能力检测

1. 免疫的概念是(　　　)。
A. 机体排除病原微生物的功能
B. 机体清除自身衰老、死亡细胞的功能
C. 机体抗感染的防御功能
D. 机体免疫系统识别和排除抗原性异物的功能
E. 机体清除自身突变细胞的功能

能力检测答案

2. 免疫对机体是(　　　)。
A. 有害的　　　　　　　　B. 有利的　　　　　　　　C. 有利也有害
D. 有利无害　　　　　　　E. 正常条件下有利,异常条件下有害

3. 免疫监视功能低下的机体易发生(　　　)。
A. 肿瘤　　　　　　　　　B. 超敏反应　　　　　　　C. 移植排斥反应
D. 免疫耐受　　　　　　　E. 自身免疫病

4. 免疫防御功能过强的机体易发生(　　　)。
A. 肿瘤　　　　　　　　　B. 超敏反应　　　　　　　C. 移植排斥反应
D. 反复感染　　　　　　　E. 免疫增生病

5. 机体抵抗病原微生物感染的功能称为(　　　)。
A. 免疫监视　　B. 免疫自稳　　C. 免疫耐受　　D. 免疫防御　　E. 免疫识别

6. 机体免疫系统识别和清除突变细胞的功能称为(　　　)。
A. 免疫监视　　B. 免疫自稳　　C. 免疫耐受　　D. 免疫防御　　E. 免疫识别

NOTE

7. 首先使用人痘预防天花的是（　　）。

A. 法国人　　　　B. 中国人　　　　C. 英国人　　　　D. 希腊人　　　　E. 印度人

8. 牛痘苗的发明应归功于（　　）。

A. Pasteur　　　　B. Jenner　　　　C. Koch　　　　D. Burnet　　　　E. Behring

9. 免疫系统的组成是（　　）。

A. 中枢免疫器官和外周免疫器官

B. 中枢免疫器官、免疫细胞和黏膜免疫系统

C. T 淋巴细胞和 B 淋巴细胞

D. 免疫器官、免疫细胞和免疫分子

E. 胸腺和骨髓

10. 机体的免疫功能包括（　　）。

A. 免疫应答　　　B. 免疫自稳　　　C. 免疫防御　　　D. 免疫监视　　　E. B＋C＋D

11. 机体固有免疫获得的方式是（　　）。

A. 遗传　　　　　　　　　　B. 接种疫苗　　　　　　　　　C. 输致敏淋巴细胞

D. 感染病原体　　　　　　　E. 胎盘

12. 成功制备狂犬病减毒疫苗的是（　　）。

A. Burnet　　　　B. Jenner　　　　C. Pasteur　　　　D. Koch　　　　E. Behring

13. 提出克隆选择学说的是（　　）。

A. Burnet　　　　B. Jenner　　　　C. Pasteur　　　　D. Koch　　　　E. Behring

14. 关于免疫错误的选项是（　　）。

A. 抵御病原体入侵　　　　　　　　　　　B. 防止肿瘤发生

C. 清除自身衰老死亡细胞　　　　　　　　D. 维持内环境稳定

E. 对机体总是有利的

15. 下列哪项不是适应性免疫应答的特点？（　　　）

A. 有特异性　　　　　　　　　　　　　　B. 作用发挥较慢

C. 出生后受抗原刺激产生　　　　　　　　D. 不能遗传

E. 无免疫记忆

（齐静姣）

第二章 抗 原

在免疫学发展的早期,人们应用细菌或外毒素给动物注射,经过一定时间后,动物血清中会产生一种能与细菌或毒素发生结合反应的物质。人们将血清中这种具有特异性反应的物质称为抗体,而将刺激机体的物质统称为抗原。抗原是机体免疫系统识别和清除的对象,既可以是侵入机体的异物,也可以是体内形成的"异物"。抗原是刺激机体产生特异性免疫反应的始动因素,没有抗原刺激就没有特异性免疫的形成。

第一节 抗原的性质及分子结构基础

一、抗原的基本特性

抗原(antigen,Ag)是指能刺激机体免疫系统产生特异性免疫应答,并能在体内、外与相应的免疫应答产物抗体和致敏淋巴细胞特异性结合,发生免疫效应的物质。抗原一般具有两种基本特性:一是免疫原性,即抗原能与免疫细胞(B细胞、T细胞)抗原受体结合,刺激免疫细胞活化、增殖、分化,最终产生免疫效应物质抗体和致敏淋巴细胞的特性;二是抗原性,也称免疫反应性,是指抗原能与相应的免疫应答产物抗体或致敏淋巴细胞发生特异性结合反应的特性。同时具有免疫原性和抗原性两种特性的物质称为完全抗原,大多数蛋白质类抗原属于完全抗原。

抗原物质可诱导机体产生不同的免疫应答结果,诱导机体产生变态反应(即超敏反应)的抗原称为变应原(allergen);诱导机体产生免疫耐受(特异性无应答)的抗原称为耐受原(tolerogen)。

二、抗原的特异性

所谓特异性是指物质之间的相互吻合性或针对性、专一性。特异性是免疫应答中最重要的特点,也是免疫学诊断和防治的理论依据。抗原的特异性既表现在免疫原性上,也表现在抗原性上。前者是指抗原只能激活具有相应受体的淋巴细胞,使之发生免疫应答,产生特异性抗体和致敏淋巴细胞;后者是指抗原只能与相应的抗体或致敏淋巴细胞特异性结合而发生免疫反应。例如,伤寒杆菌诱导的免疫应答只能针对伤寒杆菌;志贺杆菌不能诱导出针对伤寒杆菌的免疫力,与抗伤寒杆菌的抗体也不发生反应。

三、决定抗原特异性的分子结构基础——抗原表位

(一)抗原表位

抗原表位又称抗原决定簇(antigenic determinant,AD),是指抗原分子中决定抗原特异性的特殊化学基团;通常由$5\sim17$个氨基酸残基或$5\sim7$个多糖残基/核苷酸组成。一个抗原分子上能与相应抗体分子结合的抗原决定簇的总数称为抗原结合价。半抗原为单价抗原,而天然抗原分子结构复杂,表面常常有多个相同或不同的抗原决定簇,为多价抗原,能与多个抗

分子特异性结合。

体内存在的具有不同特异性的淋巴细胞克隆识别不同的抗原决定簇。这一理论是基于克隆选择学说,即每一个体存在庞大的表达不同抗原受体的淋巴细胞库(指抗原特异性淋巴细胞总数),具备广泛识别不同抗原决定簇(估计为 $10^7 \sim 10^9$ 个)的能力。因此,抗原决定簇是被免疫细胞识别的标志,也是免疫反应具有特异性的物质基础。一个抗原分子可具有一种或多种不同的抗原决定簇。不同的抗原有各自特有的抗原决定簇,也可有相同的抗原决定簇。

抗原表位的性质、数目和空间构象决定着抗原的特异性。如苯胺、对氨基苯甲酸、对氨基苯磺酸和对氨基苯砷酸之间仅存在一个化学基团的差异,就使抗各种表位抗体的反应强度有所不同(表 2-1)。此外表位的修饰,如磷酸化或蛋白水解酶酶切,可导致新表位的出现,致使其特异性也发生改变。

表 2-1　化学集团性质对表位特异性的影响

免疫血清 (半抗原的特异性抗体)	半抗原(表位)			
	苯胺 NH₂	对氨基苯甲酸 NH₂ ... COOH	对氨基苯磺酸 NH₂ ... SO₃H	对氨基苯砷酸 NH₂ ... AsO₃H₂
苯胺抗体	+++	-	-	-
对氨基苯甲酸抗体	-	++++	-	-
对氨基苯磺酸抗体	-	-	++++	-
对氨基苯砷酸抗体	-	-	-	++++

(二)抗原表位的分类

1. 线性表位和构象表位　根据抗原表位的结构不同,将其分为线性表位和构象表位。抗原表位一般是分子通过共价结构和非共价折叠两种方式形成。线性表位亦称顺序表位,是由序列上相连接的一些氨基酸残基通过共价结构构成。线性表位主要是 T 细胞抗原受体(TCR)识别的表位,B 细胞抗原受体(BCR)亦可以识别。构象表位亦称非线性表位,是序列上不相连的氨基酸残基于空间通过折叠并置构成,一般位于抗原分子表面,被 B 细胞抗原受体识别(图 2-1)。构象表位往往在抗原被降解后遭到破坏。糖类和脂类物质的抗原表位通常是通过共价结构形成,即线性表位。而蛋白类物质的抗原表位则通过两种方式构成,既有线性表位,又有构象表位。

2. T 细胞表位和 B 细胞表位　根据 TCR 和 BCR 对表位识别的不同,可分为 T 细胞表位和 B 细胞表位。二者之间区别见表 2-2。

表 2-2　T 细胞表位和 B 细胞表位特性的比较

比较项目	T 细胞表位	B 细胞表位
识别受体	TCR	BCR
表位成分	蛋白质降解后的多肽	各种天然抗原分子
表位类型	线性表位	构象表位、线性表位
MHC 分子	需要,具有 MHC 限制性	不需要,无 MHC 限制性
表位存在	多在抗原分子内部	多在抗原分子表面

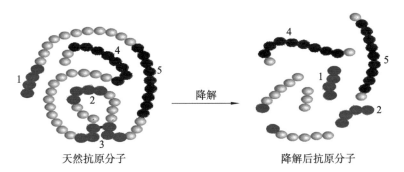

图 2-1 线性/构象表位和隐蔽性抗原表位示意图

● B 细胞决定基：1 在分子表面为线性结构；2 为隐蔽性抗原决定簇；3 为构象决定基。

● T 细胞决定基：4、5 为线性结构，位于分子任意部位。

天然抗原分子经酶解后，易失活的是 B 细胞构象表位，如 B 细胞决定基 3

3. **功能性表位和隐蔽性表位** 一种抗原分子可含有多个相同或不同的抗原表位，存在于抗原分子的表面和内部。位于抗原分子表面的决定簇易被相应淋巴细胞所识别，可直接启动免疫应答，称为功能性表位，其中有个别化学集团起关键作用，称为免疫优势基团。而位于抗原分子内部的决定簇无触发免疫应答的功能，称为隐蔽性表位。在某些理化因素或生物因素的作用下，隐蔽性表位可以暴露在分子表面成为功能性表位；暴露和新产生的功能性抗原表位有可能作为自身抗原诱发自身免疫病。

四、半抗原-载体效应

具有抗原性而不具有免疫原性的物质称为不完全抗原，又称半抗原，如多糖、类脂、某些药物小分子化学物质等。半抗原具有免疫反应性，虽能与相应的抗体结合，但却无免疫原性。当半抗原与蛋白质等载体物质偶联后，即成为完全抗原，即具有免疫原性，从而诱导机体产生抗半抗原抗体，此称为半抗原载体效应。

五、共同抗原与交叉反应

我们把存在于不同抗原分子上相同或相似的抗原决定簇称为共同抗原。一种具有共同抗原决定簇的物质刺激机体产生的抗体，可与其他含有共同抗原决定簇的物质发生结合反应，此种现象称为交叉反应(图 2-2)。如 A 族溶血性链球菌的表面成分与人类的肾小球基底膜、心脏瓣膜、心肌组织等之间存在共同抗原，A 族溶血性链球菌感染刺激机体产生的抗体不但能与A 族溶血性链球菌表面抗原成分结合，还可与肾小球基底膜等自身组织发生结合，引起急性肾小球肾炎(属于Ⅱ型超敏反应)；同样应用牛痘病毒与人天花病毒之间存在共同抗原可刺激机体产生免疫交叉反应的原理，给人类接种牛痘苗预防天花，使天花这种烈性传染病在全世界被

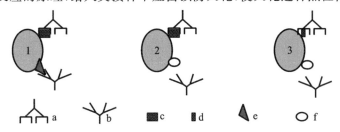

图 2-2 交叉反应示意图

a 和 b 表示不同特异性的抗体，c 和 d 表示相似的抗原决定簇，e 为与抗体 b 特异性结合的抗原决定簇，f 为其他抗原决定簇；1、2 和 3 为不同抗原，具有相同和相似的抗原决定簇，与同一特异性抗体发生交叉反应

消灭。但由于交叉反应两者之间虽并不完全吻合,仍可低亲和力结合,往往在血清学检测诊断出现假阳性结果时应予注意,以免造成误诊。

第二节 影响抗原免疫原性的因素

一、抗原的异物性

抗原的异物性是决定抗原免疫原性的首要条件。抗原的异物性是指一种物质被机体免疫系统识别为非己抗原异物的特性。正常情况下,机体的免疫系统具有精确识别"自己"和"非己"物质的能力。凡与宿主自身成分相异或胚胎期未与宿主免疫细胞接触过的物质,免疫系统都视其为抗原异物,抗原就是"非己"的物质,"非己性"即为异物性。

具有异物性的物质有三类:①异种物质,抗原与人类的亲缘关系的远近对抗原的免疫原性有较大影响。与人类亲缘关系越远、组织结构差异越大,其免疫原性越强。例如,各种病原微生物、免疫动物获得的血清等对人都是良好的抗原。又如鸭血清蛋白对鸡的免疫原性较弱,而对家兔则是强抗原。②同种异型物质,是由于同一种属不同个体间的遗传差异,组织细胞或体液中有些成分的分子结构也存在不同程度的差异,将这些同种异型物质输入另一个体,即可引起免疫反应,如人类血型抗原、组织相容性抗原等。③自身组织,体内有些物质从胚胎发育直到出生,都未与免疫系统接触过,即处于隐蔽状态,若出生后由于某些因素影响,如炎症、外伤等,使隐蔽物质释放,则成为自身抗原,可刺激机体发生免疫应答。自身正常组织成分本无免疫原性,这是因为针对自身抗原的淋巴细胞在发育过程中被清除,但在感染、烧伤、冻伤、电离辐射、药物等因素影响下,其结构发生改变,或针对自身抗原的淋巴细胞出现改变时,免疫系统也会对自身物质进行免疫应答,发生自身免疫病。在该种情况下,正常的淋巴细胞将异常组织成分或异常淋巴细胞将正常组织成分视为抗原异物。

二、抗原的理化性质

1. **大分子物质免疫原性较强** 抗原一般为有机物,相对分子质量较大,一般在 10000 以上,相对分子质量小于 4000 者一般无免疫原性。抗原相对分子质量的大小与抗原的免疫原性关系密切,相对分子质量越大,免疫原性越强。大分子物质免疫原性较强的原因是:①相对分子质量越大,其表面的化学基团(抗原决定簇)越多,而淋巴细胞要求有一定数量的抗原决定簇刺激才能活化。②大分子的胶体物质,化学结构稳定,在体内不易降解清除,停留时间长,能使淋巴细胞得到持久刺激,有利于免疫反应的发生。大分子物质降解成小分子后免疫原性降低或丧失。相对分子质量并非决定免疫原性的唯一条件,多肽类激素如胰岛素相对分子质量虽只有 6000,亦具有免疫原性,长期应用来自异种动物的胰岛素能诱导免疫应答而产生抗体,导致注射局部的炎症反应;相反如明胶的相对分子质量高达 100000,因其是氨基酸组成的直链,易在体内降解,致使免疫原性减弱。这表明免疫原性的强弱除与抗原的相对分子质量有关外,尚与抗原的化学结构有关。

2. **结构与化学组成** 抗原必须有较复杂的化学组成。①在有机物中蛋白质免疫原性最强,若含有大量的芳香族氨基酸,尤其是酪氨酸时,免疫原性更强;以直链氨基酸为主的蛋白质则免疫原性弱。如明胶蛋白由于其构成主要成分为直链氨基酸,在体内易被降解为小分子物质,故免疫原性很弱,但在明胶分子中加入 2% 酪氨酸其免疫原性可显著增强。②多糖免疫原性次于蛋白质。自然界许多微生物有富含多糖的荚膜或胞壁,细菌内毒素是脂多糖,以及一些血型抗原(ABO 血型)也是多糖。多糖的结构复杂性由单糖的数目和类型决定。③核酸分子多无免疫原性,但与蛋白质载体结合成核蛋白后可具有免疫原性,如在自身免疫病中可发现核蛋白诱导机体免疫应答而产生的抗 DNA 或 RNA 的抗体。④脂类一般无免疫原性。

3. 易接近性 易接近性是指抗原分子中抗原表位能被 B 细胞抗原受体接近的程度。抗原分子中决定抗原免疫原性的表位分子暴露越好则免疫原性越高。

4. 物理状态 免疫原性的强弱还与抗原分子的物理状态有关,一般聚合状态的颗粒性抗原比单体状态的可溶性抗原免疫原性强。这可能是因为抗原分子的性状反映分子结构的复杂性、决定簇含量及在体内滞留的程度。因此,在制作抗原时可以把免疫原性弱的物质吸附于某些大颗粒物质表面以增强其免疫原性。

三、宿主的特性

决定某一物质是否具有免疫原性,除与上述条件有关外,还受机体的遗传、性别、年龄、生理状态、健康状态等诸多因素的影响。机体对抗原异物的应答能力受遗传因素的控制,如多糖抗原对小鼠具有免疫原性,对豚鼠则无免疫原性。对人而言,同一抗原在不同个体内能否引起免疫应答或引起免疫应答的强弱也可有所不同。一般说来青壮年比老年和婴幼儿免疫应答能力强;雌性比雄性抗体生成率高,但当妊娠时应答能力则受到显著抑制;感染、营养不良、慢性消耗性疾病、恶性肿瘤及应用免疫抑制剂等都能降低机体对抗原的应答强度;手术、有创性检查、心理创伤、恐惧、工作和学习上的长期压力等导致的应激性刺激可明显降低机体的免疫功能。

四、抗原进入机体的方式

抗原进入机体的剂量影响机体对抗原的免疫应答强度。如果抗原剂量过大,蛋白质类抗原可诱导相应的 T 和 B 细胞克隆产生免疫耐受;细菌的荚膜多糖、脂多糖和聚合鞭毛素等抗原则引起 B 淋巴细胞耐受。剂量太低的蛋白类抗原可引起相应的 Th 细胞的免疫耐受,恰当剂量可以引起有效免疫应答。

接种抗原的途径不同将决定参与免疫应答的器官和细胞有所不同,从而使诱导产生免疫应答的水平也不同。常见的接种途径为皮内、皮下、静脉、腹腔和口服等,以皮内免疫接种最佳,其他接种途径按上述顺序依次次之,抗原口服途径虽易形成局部黏膜免疫,同时也易诱导全身免疫耐受。口服抗原诱导免疫耐受常用于降低移植排斥反应、自身免疫病的治疗和预防速发型超敏反应等。

此外,免疫间隔时间、次数及佐剂的使用等均影响免疫应答的强弱。初次接种免疫应答的强度低;同一抗原的再次接种,免疫应答的强度明显增高;免疫间隔时间要适当,过频或间隔时间过长均不利于获得良好的免疫效果。选择适当的佐剂可获得或提高所需的免疫应答效果。

第三节 抗原的种类

抗原的种类繁多,来源广泛,化学组成不一,物理性状不同,诱导免疫应答所需的细胞也不同。依据不同的标准,可有不同的分类原则,现介绍常见的抗原分类。

一、根据抗原诱生抗体时对 T 细胞的依赖分类

1. 胸腺依赖性抗原 胸腺依赖性抗原(thymus dependent antigen,TD-Ag)指刺激 B 细胞产生抗体时需有 Th 细胞辅助的抗原。大多数天然抗原(如细菌、异种血清等)和大多数蛋白质抗原为 TD-Ag。此类抗原的特点:相对分子质量大,结构复杂,既有 B 细胞决定簇,又有

T 细胞决定簇,刺激机体主要产生 IgG 类抗体,既能引起体液免疫,又能引起细胞免疫,可产生免疫记忆。

2. **胸腺非依赖性抗原** 胸腺非依赖性抗原(thymus independent antigen,TI-Ag)指可直接激活 B 细胞产生抗体,无须 Th 细胞的辅助。少数抗原为 TI-Ag,主要是多糖类抗原,如细菌脂多糖、荚膜多糖、聚合鞭毛素等。此类抗原的特点:结构简单,有相同 B 细胞决定簇,且重复出现,无 T 细胞决定基,不能引起细胞免疫,只能引起体液免疫,刺激 B 细胞产生体液免疫应答一般不发生抗体同种型转换,仅产生 IgM 类抗体,且无免疫记忆。TD-Ag 与 TI-Ag 的区别见表 2-3。

表 2-3　TD-Ag 与 TI-Ag 的区别

区别要点	TD-Ag	TI-Ag
化学组成	蛋白质及其化合物	多糖
化学结构	结构复杂	结构简单
	多种不同表位	重复表位
应答特点	刺激 B 细胞产生抗体需 Th 细胞辅助	刺激 B 细胞产生抗体不需要 Th 细胞辅助
	有 MHC 限制性	无 MHC 限制性
	可产生 IgG、IgM、IgA 类抗体	只产生 IgM 类抗体
	可刺激细胞免疫和体液免疫应答	只刺激体液免疫应答
	有免疫记忆	无免疫记忆
	大剂量(又称高剂量)引起 T、B 细胞免疫耐受	大剂量引起 B 细胞耐受
	小剂量(又称低剂量)引起 T 细胞免疫耐受	小剂量不引起 B 细胞耐受

二、根据抗原与机体的亲缘关系分类

1. **异种抗原** 异种抗原指来源于其他种属的抗原性物质,如病原微生物及其代谢产物、异种动物血清、动物器官或组织、植物蛋白花粉等。

(1)病原微生物及其代谢产物:病原微生物虽结构简单,但化学组成却相当复杂。各种病原微生物如真菌、细菌、病毒、螺旋体等均含有多种不同的蛋白质及与蛋白质结合的多糖、类脂等,对机体均有较强的免疫原性。因此,病原微生物是一个含有多种抗原决定簇的天然抗原复合物。以大肠杆菌为例,就具有菌体抗原、鞭毛抗原、菌毛抗原、K 抗原等,这些抗原成分均可作为大肠杆菌鉴定、分型的依据。病毒蛋白是病毒体的主要成分,具有较强免疫原性,能刺激机体产生免疫应答。B 细胞可识别病毒的多种蛋白成分,如包膜糖蛋白、衣壳蛋白和核心蛋白等,产生抗各种病毒蛋白抗原的抗体。但病毒抗原发生变异时,则机体往往缺乏有效免疫应答,可引起机体持续性病毒感染。

细菌的代谢产物多为良好的抗原,外毒素是细菌的合成代谢产物,其化学本质为蛋白质,具有很强的免疫原性,能刺激机体产生相应的抗体即抗毒素。外毒素经 0.3%～0.4% 甲醛处理后,可使其失去毒性而保留免疫原性和抗原性,称为类毒素。类毒素可作为人工主动免疫制剂(疫苗),刺激机体产生相应的抗毒素以中和外毒素的毒性作用,在相应疾病的预防中起重要作用,如白喉类毒素和破伤风类毒素可预防白喉流行及破伤风的发生等。外毒素和类毒素都是良好的天然抗原。

(2)动物免疫血清:临床上应用的抗毒素,如破伤风抗毒素、白喉抗毒素等为异种动物血清制品,一般都是用其类毒素免疫动物(如马)后,分离血清制作的,即动物免疫血清。常用于疾病的特异性治疗与紧急预防。这种来源于动物血清的抗毒素具有双重性,一方面可向机体提供特异性抗体(抗毒素),可中和细菌产生的相应外毒素,起特异性治疗疾病的作用;另一方面,这种抗毒素是异种动物蛋白质,对人来说本身也是抗原,可引起免疫反应,严重者可发生血清过敏性休克甚至死亡,故注射前应做皮肤过敏试验,以防超敏反应的发生。如果将抗毒素血清用胃蛋白酶降解,切割为一定长度的 Fc 片段,降低了抗毒素的相对分子质量,使免疫原性下降,则可减少应用者超敏反应的发生。

2. 同种异型抗原 同种异型抗原指来自同一种属的不同个体间,由于遗传基因不同而存在的特异性抗原。人类重要的同种异型抗原有血型抗原、组织相容性抗原、免疫球蛋白遗传标志抗原等。

1) 红细胞抗原(血型抗原) 红细胞抗原是存在于每个个体红细胞上的同种异型抗原。根据红细胞表面抗原物质的不同对人类血液进行分型,已经发现并为国际输血协会承认的血型系统有 30 余种,其中最重要的两种为"ABO 血型系统"和"Rh 血型系统"。血型系统对输血具有重要意义,以不相容的血型输血可能导致溶血反应的发生,造成溶血性贫血、肾衰竭、休克,甚至死亡。

(1) ABO 血型抗原:按照人类红细胞表面是否存在 A、B 抗原物质,将人类血型分为 A、AB、B、O 四种血型群体。人类血清中存在 ABO 血型抗原的天然 IgM 型抗体。A 型血个体红细胞表面含有 A 抗原物质,血清中含有抗 B 抗原的抗体;B 型血个体红细胞表面含有 B 抗原物质,血清中含有抗 A 抗原的抗体;AB 型血个体红细胞表面含有 A、B 两种抗原物质,血清中既没有抗 A 也没有抗 B 抗体;O 型血个体红细胞表面均无 A、B 抗原物质,血清中则含有抗 A 和抗 B 抗原两种抗体。检测 ABO 血型抗原可以确定血型,以防止误输而引起溶血反应;法医学也常需要检测 ABO 血型,有助于鉴定亲子关系,也可以作为判定作案的辅证。

(2) Rh 血型抗原:Rh 血型抗原也是表达于人类红细胞上的一种血型抗原,由于与恒河猴红细胞上的跨膜蛋白分子具有同源性,故称为 Rh 抗原(主要为 D 抗原)。红细胞表面有 RhD 抗原的为 Rh 阳性,缺乏 RhD 抗原的为 Rh 阴性,我国汉族人群中 99.64% 为 Rh 血型阳性。正常情况下人类血清中不存在 Rh 抗原的天然抗体。RhD 抗原免疫原性较强,如果进入 Rh 血型阴性的机体可引起免疫应答,产生抗 RhD 抗原的抗体,抗体类型为 IgG 型,可通过孕妇的胎盘。若 Rh 血型阴性的女子婚配 Rh 血型阳性的男子,该女子恰怀有 Rh 血型阳性的胎儿时,在分娩时因产道损伤造成胎儿血液进入母体,刺激母体产生抗 RhD 抗原的抗体。当该女子再次怀有 Rh 血型阳性的胎儿时,抗 Rh 血型抗体可通过胎盘进入胎儿体内,引起严重的新生儿溶血反应。检测 Rh 血型抗原对于诊断和预防新生儿溶血症、某些自身免疫性溶血性贫血及个别输血反应均有重要作用。

2) 组织相容性抗原 组织相容性是指器官或组织移植时,供者与受者相互接受的程度,如相容则不互相排斥,不相容就会出现排斥反应。其中诱导排斥反应的抗原称为组织相容性抗原,也称移植抗原。人和各种哺乳类动物的组织相容性抗原都十分复杂,但有一组抗原起决定性作用,称为主要组织相容性抗原,也称为人类白细胞抗原即 HLA,其编码基因称为主要组织相容性复合体即 MHC,其位于第 6 号染色体短臂,共有 3 个基因区。Ⅰ 类基因编码产物以 HLAⅠ 分子表示,主要分布于各种有核细胞及血小板表面。功能是提呈内源性抗原肽,结合 CD8 分子,诱导 CD8$^+$T 细胞活化。Ⅱ 类基因编码产物以 HLAⅡ 分子表示,主要分布于抗原提呈细胞、胸腺上皮细胞及活化的 T 细胞表面。功能是提呈外源性抗原,结合 CD4 分子,诱导 CD4$^+$T 细胞活化。Ⅲ 类基因多数功能不明,少数为编码血清补体成分和其他血清蛋白的基因,产物包括 C4、C2、B 因子、肿瘤坏死因子和热休克蛋白等。

目前,对 MHC 及其编码的 HLA 分子的研究逐渐深入,HLAⅠ、HLAⅡ 类分子是介导移植排斥反应的主要移植抗原,为了减弱移植排斥反应,延长移植物存活时间,移植前的重要工

NOTE

作就是通过 HLA 检测的方法进行组织配型,选择 HLA 抗原与受者尽量相同的供者。另外将其应用于法医学鉴定、免疫应答发生的机制研究及与疾病相关性研究等,其意义已远远超出了移植免疫的范畴。

3. **自身抗原** 能引起自身免疫应答的自体成分称为自身抗原。一般在 T 细胞和 B 细胞发育成熟过程中,通过阴性选择,针对自身抗原的细胞克隆被清除或功能受到抑制。因此,正常情况下,机体免疫系统对自身组织细胞不会产生免疫应答,即免疫耐受。但在某些特殊情况下,如理化、生物因素作用下自身物质结构改变或自身隐蔽抗原暴露,自身组织细胞也可成为抗原物质,引起免疫应答,导致自身免疫病的发生。自身抗原包括:自身隐蔽抗原、自身修饰抗原。此外还有一种参与免疫应答调节的独特型抗原也属于自身抗原。

(1)自身隐蔽抗原:有些自身物质由于屏障作用,在正常情况下与免疫系统隔离,称为隐蔽抗原。如甲状腺球蛋白、脑组织、眼晶状体蛋白、精子等在正常情况下,与免疫系统相对隔绝。当但相关部位的屏障结构被感染或发生外伤及手术破坏后,这些成分可进入血液,即自身隐蔽抗原被释放,暴露于免疫系统,可引起自身免疫应答。如眼晶状体蛋白暴露引起交感性眼炎,精子抗原入血引起男性不育症等。

(2)自身修饰抗原:正常情况下自身物质无免疫原性,但在化学药物、病原微生物感染或损伤影响下,自身成分的分子结构有时可发生改变,形成新的抗原决定簇而成为自身修饰抗原,刺激机体引发自身免疫病。常见的有用药后导致各种血细胞减少症;长期服用甲基多巴后,可使红细胞发生改变,引起自身免疫性溶血性贫血。

知识链接

4. **异嗜性抗原** 异嗜性抗原是一类与种属特异性无关,存在于不同种系生物间的共同抗原,此类共同抗原首先被 Forssman 发现,故亦称 Forssman 抗原。他用豚鼠脏器的生理盐水悬液免疫家兔制得抗体,此抗体除能与豚鼠脏器悬液发生反应外,还能与绵羊红细胞发生凝集反应,其本质是绵羊红细胞与豚鼠脏器之间有相同的抗原决定簇。

由异嗜性抗原引起的交叉反应可导致某些疾病的发生,如前所述溶血性链球菌的细胞膜与人心肌组织、肾小球基底膜有共同抗原成分,故在链球菌感染后,有可能出现心肌炎或急性肾小球肾炎;大肠杆菌 O_{14} 型的脂多糖与人结肠黏膜之间有共同抗原成分,有可能导致溃疡性结肠炎的发生。

在临床上还常借助异嗜性抗原对某些疾病做辅助诊断。例如变形杆菌某些菌株的菌体抗原与斑疹伤寒立克次体有共同抗原成分,可用变形杆菌代替立克次体作为抗原,检查患者血清中的抗体水平辅助诊断斑疹伤寒。引起原发性非典型肺炎的肺炎支原体与 MG 株链球菌有共同抗原成分,可用 MG 株链球菌代替肺炎支原体,对患者血清做凝集试验辅助诊断原发性非典型肺炎。

5. **独特型抗原** 抗体或 TCR/BCR 的可变区内含有具备独特空间构型的氨基酸顺序,称为互补决定区(CDR),每种特异性抗体、TCR、BCR 的 CDR 各不相同,因此也可作为抗原诱生特异性抗体。抗体中此类独特的氨基酸序列所组成的抗原表位称独特型抗原,独特型抗原所诱生的抗体(即抗抗体)称为抗独特型抗体。

6. **肿瘤抗原** 肿瘤抗原是指仅表达于肿瘤细胞表面而不存在于正常细胞上,或者只是其在肿瘤细胞的表达量远远超过正常细胞,但仅表现为量的改变,而无严格的肿瘤特异性的抗原。分为肿瘤特异性抗原(tumor specific antigen, TSA)和肿瘤相关抗原(tumor associated antigen, TAA),肿瘤抗原逐渐成为肿瘤免疫诊断和免疫治疗的有效靶点。

三、根据抗原是否由抗原提呈细胞所合成分类

根据抗原是否在抗原提呈细胞(APC)内合成的,还是来自外源的,可将抗原分为内源性抗原和外源性抗原。内源性抗原和外源性抗原的区分是根据它们在进入加工途径前所处的位

置,即位于细胞内或位于细胞外来确定的。任何抗原,无论是自己的,还是非已的,如在胞质（又称胞浆）内加工,都称为内源性抗原,而进入内体加工的都称为外源性抗原。

外源性抗原并非自身抗原的同义词,外源性抗原也不等同于非己抗原。因此,自身的蛋白质,如可溶性 MHC 分子,或细胞膜结合的蛋白质分子,如被 APC 摄入后进入内体加工,则虽然为自身蛋白,也称为外源性抗原,反之,在宿主细胞中复制的病毒在宿主细胞中产生的病毒蛋白和胞内感染的病原体等虽属非自身蛋白,但由于存在于胞质内,也称为内源性抗原。

外源性抗原和内源性抗原在细胞内加工的部位、所结合的 MHC 分子种类及与 MHC 分子发生结合的区室是截然不同的,加工过程中涉及的酶,细胞内转运过程中所需要的信号或伴随蛋白等也是不同的。

四、其他分类

抗原按照其物理状态可分为可溶性抗原和颗粒性抗原;按照抗原的化学组成不同可分为蛋白质抗原、多糖抗原等;按照抗原的性质可分为完全抗原、半抗原;按照抗原获得方式可分为天然抗原、人工合成抗原和应用分子生物学技术制备的重组抗原等。

第四节 非特异性免疫刺激剂

非特异性免疫刺激剂是指一些可非特异性地激活大量 T、B 细胞克隆,使之增殖和分泌细胞因子的物质,包括丝裂原、超抗原和免疫佐剂。

一、丝裂原

丝裂原是能够非特异性地刺激多克隆 T、B 细胞发生有丝分裂的物质,又称有丝分裂原。此类物质可直接与静息 T、B 细胞表面相应丝裂原受体结合,使之发生母细胞转化和有丝分裂,导致体内 30%～60% 的 T、B 细胞活化。

丝裂原通常来自植物种子中的糖蛋白和某些细菌的产物,主要包括：植物血凝素（phytohemagglutinin，PHA）、刀豆蛋白 A（concanavalin，ConA）、美洲商陆（pokeweed mitogen，PWM）、脂多糖（lipopolysaccharide，LPS）和葡萄球菌 A 蛋白（staphylococcal proteinA，SPA）（表 2-4）。T、B 细胞表面具有多种丝裂原受体,可接受相应丝裂原刺激产生增殖反应。据此建立的淋巴细胞转化试验已用于机体免疫功能的检测。

表 2-4　作用于人和小鼠 T、B 细胞的丝裂原

丝裂原种类	人		小鼠	
	T 细胞	B 细胞	T 细胞	B 细胞
刀豆蛋白 A(ConA)	+	−	+	−
植物血凝素(PHA)	+	−	+	−
美洲商陆(PWM)	+	+	+	+
脂多糖(LPS)	−	−	−	+
葡萄球菌 A 蛋白(SPA)	−	+	−	−

二、超抗原

超抗原（super antigen，SAg）是一类只需极低浓度（1～10 ng/mL）抗原即可非特异刺激多

克隆 T 细胞大量激活(2%～20%),并产生大量细胞因子,引起强烈免疫反应的大分子蛋白物质。其作用机制如图 2-3 所示:超抗原通过其一端与 APC 表面 MHC Ⅱ类分子抗原肽结合槽 β1 结构域外侧保守氨基酸序列结合;通过另一端与 TCR β 链可变区(Vβ)外侧保守氨基酸序列结合,可使具有相同 Vβ 功能区的一群 T 细胞激活。因此超抗原激活 T 细胞虽需 APC 参与,但其作用不受 MHC 限制。

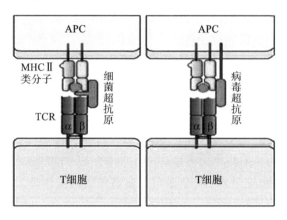

图 2-3　超抗原与普通抗原对 T 细胞作用的比较示意图

　　超抗原主要有外源性超抗原和内源性超抗原两类。目前知道的外源性超抗原主要是细菌的毒素性产物,如金黄色葡萄球菌毒性休克综合征毒素、链球菌致热外毒素、产气荚膜杆菌肠毒素等。某些逆转录病毒感染机体后,病毒 DNA 整合到宿主细胞中,可产生内源性超抗原,如小鼠乳腺肿瘤病毒蛋白,它表达在细胞表面,作为次要淋巴细胞刺激抗原可刺激 T 细胞增殖。

　　超抗原可参与机体的多种生理和病理效应。例如,金黄色葡萄球菌肠毒素可通过活化多数 T 细胞释放大量细胞因子,产生生物学效应,引起中毒性休克综合征等临床症状;超抗原的强大刺激作用可激活体内自身反应性 T 细胞,导致自身免疫病发生;还可能与 AIDS 及某些肿瘤的发病有关。

三、免疫佐剂

　　免疫佐剂是指能增强抗原免疫原性或改变机体针对该抗原免疫应答类型的物质,简称为佐剂。有关免疫佐剂的作用机制尚不十分清楚。可能的机制有:改变抗原物理状态,或使可溶性抗原转变为颗粒性抗原,延长抗原在体内存留时间;引起炎症反应,刺激并增强单核巨噬细胞对抗原的处理和提呈能力;刺激淋巴细胞增殖分化,增强免疫应答能力;作为运送工具,将抗原带到有效免疫部位,提高免疫效果;诱导产生不同类型的细胞因子,影响 T 细胞亚群分化和免疫应答类型。免疫佐剂可先于抗原或同时与抗原混合注入机体,在疾病的预防(疫苗接种)、治疗(用于抗肿瘤和慢性感染等的辅助治疗)和科学实验(制备免疫血清等)中经常使用免疫佐剂以增强某些抗原的免疫原性,尤其对于免疫原性较弱的抗原及免疫原剂量较少不足引起免疫应答时免疫佐剂起的作用尤为重要。免疫佐剂一般可分为以下几类:

　　1. 无机化合物佐剂　如氢氧化铝、明矾、磷酸铝等。

　　2. 有机佐剂　如微生物及其代谢产物,主要有分枝杆菌(结核杆菌、卡介苗、耻垢杆菌)、短小棒状杆菌、百日咳杆菌、革兰阴性菌的内毒素(脂多糖)等。

　　3. 合成佐剂　人工合成的双链多聚核苷酸,如多聚肌苷酸:胞苷酸(poly I:C)、多聚腺苷酸:尿苷酸(poly A:U)等。

　　4. 油剂　弗氏佐剂是目前在动物实验中最常用的佐剂,可分为弗氏不完全佐剂和弗氏完全佐剂两种。前者是将抗原和油剂(石蜡或花生油)混合,再加入乳化剂(羊毛脂或吐温80),使成为油包水乳剂,即为不完全佐剂,可增强抗原的免疫原性;如加入分枝杆菌(杀死的结核杆菌或卡介苗)就成为弗氏完全佐剂,不但能增强免疫原性,也能改变免疫应答的类型。弗氏佐剂作用较强,在注射局部形成肉芽肿和持久性溃疡,因而不适合人体使用。

案例引导

　　患者,女,16岁,突然患病一天,发热(39.8 ℃)、周身肌肉酸痛、头晕、恶心和呕吐。意识轻度丧失,上肢出现红疹并迅速扩展至全身大部。急诊入院。体检:血压98/67 mmHg,心率140次/分,呼吸24次/分,躯干和四肢可见鲜红扁平疹,无皮下出血,也未见感染灶。近期未用过任何药物,也未接触过其他患者。最后一次月经是在6周前,发病前一天有阴道出血。实验室检查:白细胞总数21×10^9/L,中性粒细胞和未成熟中性粒细胞计数升高明显(说明从骨髓移出增多),血清蛋白电泳正常,凝血时间轻微延长,血清转氨酶增高,脑脊液一般检查正常,血液、尿液、脑脊液和阴道液培养,阴道液检出金黄色葡萄球菌,其他样品未见细菌生长。治疗:住院当天头孢菌素静滴,血压改善后转普通病房,继续使用金黄色葡萄球菌敏感药物治疗一周,症状逐渐改善,皮疹逐渐消退。

　　问题:患者患的可能是什么疾病,为什么临床表现会如此严重?

案例引导
问题解析

小结

　　抗原是能刺激机体免疫系统产生特异性免疫应答,并能与相应的免疫应答产物在体内外发生特异性结合的物质。抗原具有两种基本特性:免疫原性、抗原性。决定抗原免疫原性的条件包括异物性、一定的理化性状(相对分子质量、结构、化学成分、空间构型、物理状态)等。抗原具有特异性,这是由抗原决定簇决定的。具有相同或相似的抗原决定簇的不同抗原分子称为共同抗原。共同抗原可引起交叉反应。医学上重要的抗原物质包括异种抗原、异嗜性抗原、同种异型抗原、自身抗原、肿瘤抗原、超抗原等。免疫佐剂是同抗原一起或预先注入机体,能增强机体对该抗原的免疫应答或改变其免疫应答类型的物质。

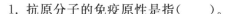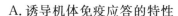能力检测

能力检测答案

　　1. 抗原分子的免疫原性是指(　　　)。

　　A. 诱导机体免疫应答的特性　　　　　　　　B. 与免疫应答产物结合的特性

　　C. 与大分子载体结合的特性　　　　　　　　D. 诱导机体发生耐受的特性

　　E. 与免疫应答产物发生特异性反应的特性

　　2. 抗原分子表面与抗体特异性结合的化学基团称为(　　　)。

　　A. 共同抗原　　　　　　　　B. 类属抗原　　　　　　　　C. 交叉抗原

　　D. 表位　　　　　　　　　　E. 异嗜性抗原

　　3. 抗原分子的特异性取决于(　　　)。

　　A. 抗原相对分子质量的大小　　B. 抗原的物理性状　　　　C. 抗原的种类

　　D. 抗原表面的特殊化学基团　　E. 抗原分子结构的复杂性

　　4. 只具有与抗体结合的能力,而单独不能诱导抗体产生的物质为(　　　)。

　　A. 抗原　　　　　B. 免疫原　　　C. 完全抗原　　　D. 半抗原　　　E. 变应原

　　5. 引起人类不同个体间器官移植排斥反应的抗原是(　　　)。

A. 异种抗原   B. 同种异体抗原   C. 异嗜性抗原

D. 共同抗原   E. 交叉抗原

6. 存在于不同种属之间的抗原称为（   ）。

A. 类属抗原   B. 交叉抗原   C. 同种抗原

D. 异嗜性抗原   E. 特异性抗原

7. 下列哪种物质在一定情况下可成为自身抗原诱导自身免疫？（   ）

A. 血小板   B. 红细胞   C. 白细胞   D. 血浆   E. 精液

8. 同一种属不同个体之间所存在的抗原称（   ）。

A. 异种抗原   B. 同种异体抗原   C. 自身抗原

D. 异嗜性抗原   E. 独特型抗原

（赵晋英）

第三章 免疫器官与组织

　　免疫系统是机体执行免疫功能的物质基础,由免疫器官(和组织)、免疫细胞及免疫分子组成。免疫器官按其功能不同,可分为中枢免疫器官和外周免疫器官,二者通过血液循环及淋巴循环互相联系并构成免疫系统的完整网络。如果把免疫细胞比作是消灭敌人的"战士",中枢免疫器官则好比是这些战士"出生的摇篮"和成长的"黄埔军校",而外周免疫器官和组织则是这些战士们从军校毕业之后定居和工作的地方。

　　中枢免疫器官由骨髓和胸腺组成,是免疫细胞发生、分化、发育和成熟的场所。骨髓既是各种血细胞和免疫细胞的来源,也是 B 细胞发育、分化、成熟的场所。胸腺是 T 细胞分化、发育、成熟的场所。外周免疫器官包括淋巴结、脾和黏膜相关淋巴组织等,是成熟 T 细胞、B 细胞等免疫细胞定居的场所,也是发生免疫应答的部位。免疫组织(immune tissue)又称为淋巴组织(lymphoid tissue),在人体广泛分布,其中胃肠道、呼吸道、泌尿生殖道等黏膜下含有大量弥散淋巴组织(diffuse lymphoid tissue)和淋巴小结(lymphoid nodule),在黏膜抗感染免疫中发挥主要作用(图 3-1)。本章将对免疫器官和组织的基本结构与功能,以及淋巴循环和淋巴细胞归巢加以介绍。

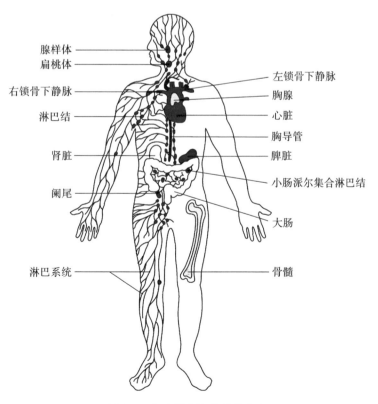

图 3-1　免疫器官和组织的分布

第一节 中枢免疫器官

中枢免疫器官(central immune organ)也称初级淋巴器官(primary lymphoid organ),是免疫细胞发生、分化、发育和成熟的场所。骨髓和胸腺是人或其他哺乳类动物的中枢免疫器官。禽类的中枢免疫器官除了骨髓和胸腺外还包括法氏囊。

一、骨髓

骨髓(bone marrow)是各类血细胞(包括部分免疫细胞)的发源地,也是 B 细胞体液免疫应答发生的场所。

(一)骨髓的结构和细胞组成

1. 骨髓的结构 骨髓位于骨髓腔中,分为红骨髓和黄骨髓。红骨髓具有活跃的造血功能,由造血组织和血窦构成。黄骨髓含大量脂肪组织,没有直接造血的功能。人出生时,全身骨髓腔内充满红骨髓,随着年龄增长,骨髓中脂肪细胞增多,相当部分红骨髓被黄骨髓取代。此种变化可能是由于成人不需要全部骨髓腔造血,部分骨髓腔造血已足够补充所需血细胞。当机体严重缺血时,部分黄骨髓可转变为红骨髓,重新恢复造血的能力。

2. 骨髓的细胞组成 骨髓造血组织主要由造血细胞和基质细胞组成。基质细胞包括网状细胞、成纤维细胞、血窦内皮细胞、巨噬细胞等。由基质细胞及与细胞外基质共同构成了造血细胞赖以生长发育和成熟的环境,称为造血诱导微环境(hematopoietic inductive microenvironment,HIM)。造血诱导微环境借助细胞和细胞之间的直接接触以及所分泌的多种造血生长因子(如 IL-3、IL-4、IL-6、IL-7、SCF、GM-CSF 等)发挥其作用。

(二)骨髓的功能

1. 各类血细胞和免疫细胞的发源地 血细胞均来自骨髓中的造血干细胞(hematopoietic stem cell,HSC)。HSC 是具有高度自我更新能力和多能分化潜能的造血前体细胞。血细胞在骨髓中生长、分裂及分化的过程称为造血(hematopoiesis)。在人类,造血开始于 2～3 周胚龄的卵黄囊,在胚胎早期(第 2～3 个月)HSC 从卵黄囊迁移至胎肝,继而入脾,胎肝和脾成为胚胎第 3～7 个月的主要造血器官。随后,HSC 又迁至骨髓,使骨髓成为胚胎末期直到出生后的造血场所。HSC 在造血组织中所占比例极低,形态学上难以与其他单个核细胞相区别,人 HSC 不表达各种成熟血细胞谱系相关的表面标志,主要表面标志为 CD34 和 CD117。在骨髓造血诱导微环境中,HSC 最初分化为定向祖细胞,包括髓样祖细胞(myeloid progenitor cell)和淋巴样祖细胞(lymphoid progenitor cell)。髓样祖细胞最终分化为粒细胞、单核细胞、红细胞和血小板等血细胞的各成分,淋巴祖细胞在骨髓分化为 B 细胞、T 细胞、自然杀伤细胞(NK 细胞)(图 3-2)。

2. B 细胞分化成熟的场所 在骨髓造血微环境中,淋巴祖细胞分化为祖 B 细胞(pro-B)和祖 T 细胞(pro-T)。祖 B 细胞(pro-B)经历前 B 细胞(pre-B)、未成熟 B 细胞,最终发育为成熟 B 细胞。祖 T 细胞则经血液循环迁移至胸腺,在胸腺分化为成熟 T 细胞。

3. 体液免疫应答发生的场所 骨髓是发生再次体液免疫应答和产生抗体的主要部位。记忆 B 细胞在外周免疫器官受抗原再次刺激而被活化,随后经淋巴液和血液迁移至骨髓,在此分化为成熟浆细胞,持久地产生大量抗体(主要是 IgG,其次为 IgA)并释放至血液循环,是血清抗体的主要来源。在外周免疫器官发生的再次免疫应答,其抗体产生速度快,但持续时间相对较短。

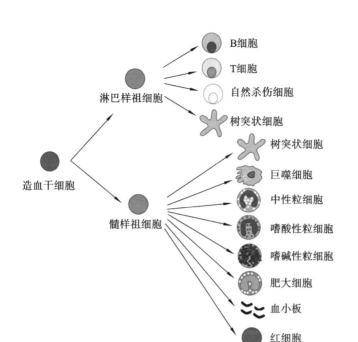

图 3-2 骨髓的造血功能

骨髓功能缺陷时,不仅会严重损害机体的造血功能,而且导致严重的细胞免疫和体液免疫功能缺陷。如大剂量放射线照射可使机体的造血功能和免疫功能同时受到抑制或丧失,这时只有植入正常骨髓才能重建造血和免疫功能。将正常个体的造血干细胞或淋巴祖细胞移植给免疫缺陷个体,使后者的造血功能和免疫功能全部或部分得到恢复,可治疗免疫缺陷病和白血病等。

骨髓中的造血干细胞具有自我更新和分化的能力,在骨髓造血微环境影响下,经过定向祖细胞、前体细胞等分化阶段,最终分化、成熟为各种血细胞。

二、胸腺

(一)胸腺的结构和细胞组成

1. 胸腺的结构 胸腺位于前纵隔的前上方,可以分为左右两叶,表面有一薄层结缔组织,称被膜。被膜结缔组织成片状伸入胸腺实质形成小叶间隔(interlobular septum),将胸腺实质分隔成许多不完整的胸腺小叶(thymic lobule)。每个小叶又分为皮质和髓质两部分。胸腺皮质着色较深,其内分布着大量的胸腺细胞,这些胸腺细胞为未成熟的 T 细胞,对抗原无应答能力。此外,胸腺皮质中还含有胸腺上皮细胞(thymus epithelial cell,TEC)、巨噬细胞和树突状细胞(dendritic cell,DC)等。胸腺皮质区内的胸腺上皮细胞包绕着胸腺细胞,可产生某些促进胸腺细胞分化发育的因子,固又被称为胸腺抚育细胞(thymic nursing cell)。胸腺髓质着色较浅,其中分布着大量的胸腺上皮细胞和少量的胸腺细胞,这些胸腺细胞为比较成熟的胸腺细胞。此外在胸腺髓质中还分布有单核巨噬细胞和 DC。胸腺髓质中聚集的上皮细胞呈同心圆状包绕排列而成的特殊的结构被称为哈索尔小体(Hassall's corpuscle),是胸腺髓质的特征性结构(图 3-3)。

2. 胸腺的细胞组成 胸腺由胸腺细胞和胸腺基质细胞(thymus stromal cell,TSC)组成。其中胸腺细胞是处于不同分化阶段的 T 细胞。胸腺基质细胞、细胞外基质及局部活性因子构成胸腺微环境(thymic microenvironment),决定 T 细胞分化、增殖和选择性发育过程。胸腺基质细胞包括胸腺上皮细胞、巨噬细胞、树突状细胞和成纤维细胞等。其中胸腺上皮细胞呈星形,其突起相互连接成网状,间隙中充满胸腺细胞和少量巨噬细胞等。胸腺上皮细胞是胸腺微

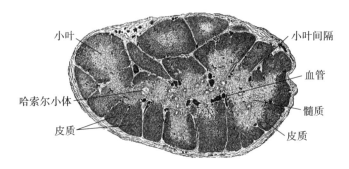

小叶　　　　　　　　　　　　　　　　　小叶间隔

血管

哈索尔小体　　　　　　　　　　　　　　髓质

皮质　　　　　　　　　　　　　　　　　皮质

图 3-3　胸腺的结构

环境最重要的组分,可以通过分泌细胞因子或胸腺肽类分子及细胞间直接接触两种方式影响胸腺细胞的分化、发育。胸腺上皮细胞可产生 SCF、IL-1、IL-2、IL-6、IL-7、TNF-α、GM-CSF 等多种因子,这些因子通过与胸腺细胞表面相应受体结合,调节胸腺细胞发育。另 TEC 可分泌胸腺肽类分子包括胸腺素(thymosin)、胸腺肽(thymopeptide)、胸腺生成素(thymopoietin)等,促进胸腺细胞发育。胸腺上皮细胞与胸腺细胞间还可通过细胞表面分子的相互作用,诱导和促进胸腺细胞的分化、发育和成熟。

(二) 胸腺的功能

1. T 细胞分化、成熟的场所　胸腺是 T 细胞发育的主要场所。造血干细胞在骨髓中分化成淋巴样祖细胞,淋巴样祖细胞和造血干细胞通过血液循环进入到胸腺。在胸腺微环境中,这些细胞中的大部分发生凋亡,只有少部分细胞经过阳性选择和阴性选择最终发育成为成熟的 T 细胞,成熟的 T 细胞再通过血液循环迁至外周免疫器官。

胸腺的功能退化或发育不全会导致 T 细胞缺乏和细胞免疫功能缺陷。例如,老年人的免疫功能衰退与胸腺随着年龄的增长而萎缩具有一定关系。新生儿胸腺的相对重量较大,青春期后,胸腺随年龄增长逐渐缩小和退化,老年时期大部分胸腺的皮质和髓质会被脂肪组织代替,使得 T 细胞发育成熟减弱,从而导致免疫功能减退。迪格奥尔格综合征(DiGeorge syndrom)则是由于患儿先天性无胸腺或胸腺发育不全而导致其在幼年时期容易发生各种严重的病毒、真菌(如念珠菌和卡氏肺囊虫)感染,严重时甚至导致死亡。

2. T 细胞中枢免疫耐受的建立　机体的免疫系统能够识别"异己"而对"自己"不发生免疫应答,即对自身耐受,这与机体对免疫细胞的严格选择密不可分。作为 T 细胞分化成熟的场所,胸腺在 T 细胞的选择中就发挥了重要的作用。T 细胞在胸腺发育的过程中,那些能够与胸腺基质细胞表面表达的自身抗原肽-MHC 分子复合物发生高亲和力结合的 T 细胞会发生细胞凋亡而被消除,这被称之为是阴性选择,通过阴性选择,只有那些不识别自身抗原肽的 T 细胞才能存活,从而形成对自身抗原的中枢耐受。如果胸腺中的阴性选择机制发生障碍,自身反应性 T 细胞克隆不能得到有效清除,则容易导致自身免疫病的发生。

3. 免疫调节作用　胸腺基质细胞所产生的多种细胞因子和胸腺肽类分子,不仅能调控胸腺细胞的分化、发育,而且对外周免疫器官和免疫细胞也有调节作用。例如,胸腺素因其具有增强细胞免疫功能的作用,已试用于胸腺发育不全综合征、运动失调性毛细血管扩张症、慢性皮肤黏膜真菌病等免疫缺陷病。对全身性红斑狼疮、类风湿性关节炎等自身免疫病有一定疗效。

案例引导

案例引导
问题解析

患儿男性,4 个月。因反复病毒性感染入院。主诉由其母亲代诉。患儿自出生后经常发生呼吸道感染、肺炎、肠炎、消化不良等。特别是对霉菌、病毒(风疹、水痘-带状疱疹、巨细胞病毒等)易感。实验室检查可见外周血淋巴细胞计数低于 $1.2×10^9/L$,主要是 T 细胞数量减少。细胞免疫功能检查:对各种皮肤抗原的迟发型超敏反应阴性、E 花环形成率、PHA 淋巴细胞转化率显著下降,提示细胞免疫功能低下。体液免疫功能大致正常或略低。血生化表现为血钙低,血磷过高,血清甲状旁腺激素含量很低。X 线射线检查不显示胸腺阴影。

　　问题:1. 患儿为什么会发生反复感染?为什么患儿的细胞免疫功能低下而体液免疫功能大致正常?

　　　　2. 查阅资料,总结迪格奥尔格综合征在组织学上的特点。

第二节　外周免疫器官和组织

　　外周免疫器官又被称之为是次级淋巴器官(secondary lymphoid organ),主要由淋巴结、脾脏和黏膜相关淋巴组织等组成,是成熟淋巴细胞(T 细胞、B 细胞)定居的场所,也是淋巴细胞对外来抗原产生免疫应答的主要部位。

一、淋巴结

　　淋巴结(lymph node)呈豆形,广泛分布于全身非黏膜部位的淋巴通道汇集处,是机体滤过淋巴和产生免疫应答的重要器官。身体浅表部位的淋巴结常位于凹陷隐蔽处(如颈部、腋窝、腹股沟等);内脏的淋巴结多成群分布于器官门附近,沿血管干排列,如肺门淋巴结等。组织或器官的淋巴液均引流至局部淋巴结,局部淋巴结肿大或疼痛通常提示引流区域内的器官或组织发生炎症或其他病变。

(一)淋巴结的结构

　　淋巴结(lymph node)表面有薄层致密结缔组织构成的薄膜,其内常见输入淋巴管。淋巴结凹陷的一侧称为门部,此处有输出淋巴管等。被膜和本部的结缔组织深入淋巴结实质,形成相互连接的小梁,构成淋巴结的粗支架,其间填充着网状组织,构成淋巴结的微细支架。淋巴结的实质分为皮质区和髓质区两个部分(图 3-4)。

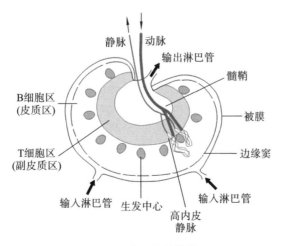

图 3-4　淋巴结的结构

　　1. 皮质　皮质位于被膜下方,分为浅皮质区、深皮质区和皮质淋巴窦。靠近被膜下为浅皮质区,是 B 细胞定居的场所。称为非胸腺依赖区(thymus-independent area)。在该区内,大量 B 细胞聚集成初级淋巴滤泡,或称为淋巴小结(lymph nodule)。受抗原刺激后,淋巴滤泡内出现生发中心,称为次级淋巴滤泡,内含大量增殖分化的 B 淋巴母细胞,后者可向内转移至淋巴结中心部髓质的髓索,分化为浆细胞并产生抗体。B 细胞缺陷时,皮质缺乏初级淋巴滤泡和生发中心。

浅皮质区与髓质区之间的深皮质区又称副皮质区(paracortex),是 T 细胞定居的场所,称为胸腺依赖区(thymus-dependent area),因新生动物切除胸腺后该区不发育而得名。副皮质区含有高表达 MHCⅡ类分子的 DC,为专职性抗原提呈细胞。副皮质区含有高内皮细胞小静脉(HEV)是沟通血液循环和淋巴循环的重要通道,血液中的淋巴细胞由此部位可进入淋巴结实质。

皮质淋巴窦是被膜下方和小梁周围的淋巴窦,分别称为被膜下窦和小梁周窦。被膜下窦是包围整个淋巴结实质的大扁囊,其被膜侧有数条输入淋巴管。小梁周窦的末端大部分为盲端,仅部分与髓质淋巴窦直接相通。

2. 髓质　髓质由髓索和其间的髓窦组成。髓索由致密聚集的淋巴细胞组成,主要为 B 细胞和浆细胞,也含部分 T 细胞及巨噬细胞。当淋巴回流区有慢性炎症时,髓索内的浆细胞明显增多并在抗原刺激下分泌抗体。髓窦内富含巨噬细胞,有较强的捕捉、清除病原体的作用。

(二)淋巴结的功能

1. T 细胞和 B 细胞定居的场所　淋巴结是成熟 T 细胞和 B 细胞的主要定居部位。淋巴结中定居的大部分是成熟的 T 细胞,约占淋巴结内淋巴细胞总数的 75%,成熟的 B 细胞则约占 25%。

2. 过滤淋巴液　病原体侵入皮下或黏膜后,很容易进入毛细淋巴管随着淋巴液回流入淋巴结。淋巴液从输入淋巴管进入被膜下窦和小梁周窦,部分渗入皮质淋巴组织,然后进入髓窦,部分经小梁周窦直接流入髓窦,继而汇入输出淋巴管。淋巴液流经一个淋巴结一般约需数小时,淋巴液中含有的越多则流速越慢。在淋巴液缓慢地流经淋巴窦的过程中,巨噬细胞可以对淋巴液中的异物进行有效的清除,从而对淋巴液进行过滤。淋巴结对抗原的清除率与抗原的性质、毒力、数量及机体的免疫状态等密切相关,一般而言,淋巴液对细菌的清除率最有效,可达 99%,但是淋巴结对病毒和癌细胞的清除率比较低。

3. 免疫应答发生的场所　淋巴结是淋巴细胞识别抗原并发生适应性免疫应答的主要部位之一。存在于组织中的抗原可以通过两种方式进入淋巴结:①组织中的游离抗原经淋巴液进入局部引流淋巴结,然后被位于淋巴结副皮质区内的树突状细胞摄取;②抗原直接被位于组织中的树突状细胞摄取,然后随着树突状细胞进入淋巴结的副皮质区。在淋巴结中,树突状细胞将其摄取的抗原经过加工后提呈给 T 细胞,使其活化、增殖,分化为效应 Th2 细胞;Th2 细胞则通过和 B 细胞的相互作用,使得 B 细胞在浅皮质区大量增殖形成生发中心,并分化为浆细胞。一部分浆细胞迁移至淋巴结的髓质区并分泌抗体,这部分浆细胞的寿命较短;而大部分的浆细胞则通过输出淋巴管—胸导管—血液循环,迁移至骨髓,这部分浆细胞寿命较长,可以在骨髓中持续性的产生高亲和力抗体,这也是机体中抗体的主要来源。淋巴结内产生的效应 T 细胞除了在淋巴结中发挥免疫效应外,大部分进入血液循环并分布于全身,发挥免疫效应。

4. 参与淋巴细胞再循环　在淋巴结的副皮质区分布着 HEV,其在淋巴细胞再循环中起重要作用。血液中的 T 细胞和 B 细胞通过 HEV 进入淋巴结,进而迁移至髓窦并汇入输出淋巴管,然后通过输出淋巴管—胸导管—左锁骨下静脉重新进入血液循环。

二、脾脏

脾脏是人体最大的外周淋巴器官,位于血液循环的通路上,是机体滤过血液和产生免疫应答的重要器官。脾(spleen)在结构上不与淋巴管道相连,无淋巴窦但含有大量血窦。

(一)脾脏的结构

脾脏外层为结缔组织被膜,被膜向脾内伸展形成若干小梁,后者在脾内反复分支,形成纤维网状结构,对脾脏形成骨架支持。脾实质可分为白髓和红髓,其中白髓富含淋巴组织而红髓充满血液。

1. 白髓 白髓(white pulp)由围绕中央动脉而分布的动脉周围淋巴鞘(periarterial lymphoid sheath,PALS)、脾小结(splenic nodule)和边缘区(marginal zone)组成,脾动脉经脾门入脾后分支成为小梁动脉,进入动脉周围淋巴鞘后再分支成为中央动脉。其侧支末端膨大形成边缘窦,主干在进入脾索时分支形成微动脉,由于形似笔毛,故称笔毛动脉。笔毛动脉在脾索内可分为三段:髓微动脉、鞘毛细血管和动脉毛细血管,其中大部分开放于脾索,而后汇入血窦,少数直接连通于血窦,血窦汇入髓微静脉。包裹中央动脉的PALS是厚层弥散淋巴组织,由密集的T细胞、少量树突状细胞及巨噬细胞构成,为T细胞区。PALS的旁侧有脾小结,内含大量B细胞及少量巨噬细胞和滤泡树突状细胞(FDC),为B细胞区。未受抗原刺激时脾小结为初级淋巴滤泡,受抗原刺激后中央部出现生发中心,为次级淋巴滤泡。白髓与红髓交界的狭窄区域为边缘区,内含T细胞、B细胞和较多巨噬细胞。边缘窦内皮细胞之间存在间隙,是淋巴细胞由血液进入淋巴组织的重要通道。T细胞经边缘窦迁入PALS,而B细胞则迁入脾小结和脾索。白髓内的淋巴细胞也可进入边缘窦,参与淋巴细胞再循环(图3-5)。

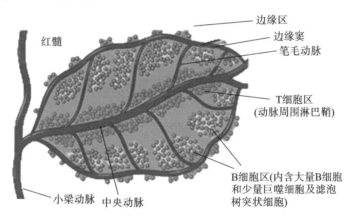

图 3-5 脾的结构示意图

2. 红髓 分布于被膜下、小梁周围以及白髓之间的广大区域,由脾索和脾血窦(splenic sinus)组成。脾索为索条状组织,主要含B细胞、浆细胞、巨噬细胞和树突状细胞。脾索之间为脾血窦,其内充满血液。脾血窦汇入小梁静脉,再于脾门汇合为脾静脉出脾。脾索和脾血窦中的巨噬细胞能吞噬和清除衰老的血细胞、免疫复合物或其他异物,并具有抗原提呈作用(图3-5)。

(二)脾脏的功能

1. T细胞和B细胞定居的场所 脾是成熟淋巴细胞定居的场所。其中,B细胞约占脾淋巴细胞总数的60%,T细胞约占40%。

2. 免疫应答发生的场所 脾也是淋巴细胞接受抗原刺激并发生免疫应答的重要部位。作为外周免疫器官,脾与淋巴结的主要区别在于:脾是对血源性抗原产生免疫应答的主要场所,而淋巴结主要对由引流淋巴液而来的抗原产生免疫应答。脾是体内产生抗体的主要器官,在机体的防御、免疫应答中具有重要地位。

3. 合成生物活性物质 脾可合成并分泌某些重要生物活性物质,如补体成分和细胞因子等。

4. 过滤作用　体内约90%的循环血液流经脾脏,脾内的巨噬细胞和树突状细胞(DC)均有较强的吞噬作用,可清除血液中的病原体、衰老死亡的自身血细胞、免疫复合物以及其他异物,从而发挥过滤作用,使血液得到净化。

三、黏膜相关淋巴组织

黏膜相关淋巴组织(mucosal-associated lymphoid tissue,MALT)又被称为黏膜免疫系统(mucosal immune system,MIS),是指分布在呼吸道、胃肠道及泌尿生殖道黏膜固有层和上皮细胞下的散在淋巴组织,以及含有生发中心的淋巴组织,如扁桃体、小肠派尔集合淋巴结(Peyer patches,PP)及阑尾等,是发生黏膜免疫应答的主要部位。

黏膜是病原体等抗原性异物入侵机体的主要途径,人体黏膜表面积约 400 m²,机体近50%的淋巴组织分布于黏膜系统,故 MALT 构成了人体重要的防御屏障。

(一) MALT 的组成

MALT 主要包括鼻相关淋巴组织、肠相关淋巴组织和支气管相关淋巴组织等。

1. 鼻相关淋巴组织　鼻相关淋巴组织(nasal-associated lymphoid tissue,NALT)包括咽扁桃体、腭扁桃体、舌扁桃体及鼻后部其他淋巴组织,其主要作用是抵御经空气传播的病原微生物的感染。

腭扁桃体是最大的扁桃体,其表面被覆复层扁平上皮,上皮可形成 10～22 个分支的扁桃体隐窝(tonsil crypt)。在隐窝周围的固有层内有许多生发中心明显的淋巴小结和弥漫的淋巴组织以及浸润的巨噬细胞、浆细胞和朗格汉斯细胞,故又被称为隐窝浸润上皮(crypt infiltrated epithelium)。隐窝浸润上皮内有许多相互通连的孔隙,咽腔内的抗原物质易进入上皮间隙。在弥漫淋巴组织中分布有 HEV 和大量的 T 细胞。

2. 肠相关淋巴组织　肠相关淋巴组织(gut-associated lymphoid tissue,GALT)是位于肠黏膜下的淋巴组织,主要包括派尔集合淋巴结、阑尾、孤立淋巴滤泡、上皮内淋巴细胞及固有层中弥散分布的淋巴细胞,其在抵抗肠道病原微生物感染方面发挥着重要的作用。

(1) 派尔集合淋巴结(PP):又称派尔集合斑,是小肠黏膜内的一组淋巴滤泡组织,其在摄取肠道抗原及黏膜免疫应答中发挥重要作用,是发生肠黏膜免疫应答的重要部位。派尔集合淋巴结的表面覆盖着一层微皱褶细胞(microfold cell),又被称为 M 细胞(图 3-6)。M 细胞是一种特化的抗原转运细胞,它能够通过吸附、胞饮和内吞等方式摄取肠腔内的病原微生物等抗原性异物,并以这些抗原以囊泡的形式转运给巨噬细胞或树突状细胞。巨噬细胞或树突状细胞对抗原进行摄取、加工和提呈后进入派尔集合淋巴结,激活派尔集合淋巴结中的 T 细胞或 B 细胞,从而启动肠道黏膜免疫应答。激活的 T 细胞和 B 细胞也可进入肠系膜淋巴结并最终进入血液循环。因此,GALT 不仅参与肠道局部免疫,而且与全身免疫系统密切相关。

(2) 上皮内淋巴细胞(intraepithelial lymphocyte,IEL):IEL 是存在于小肠黏膜上皮的一类独特的细胞群,主要包括两类细胞:一类为 αβT 细胞,约占 40%。这一群细胞可能是受到抗原刺激而增殖的派尔集合淋巴结中的 T 细胞随淋巴循环和血液循环迁移至小肠上皮的,所以这群细胞的数量与抗原的刺激有关。另一类为 γδT 细胞,约占 60%。这群细胞可能是造血细胞或淋巴样前体细胞直接由骨髓迁移至肠上皮,并在肠上皮微环境中分化成熟的。γδT 细胞属固有免疫细胞,能分泌多种细胞因子并且具有较强的细胞毒作用。IEL 在免疫监视和细胞介导的黏膜免疫中具有重要作用。

3. 支气管相关淋巴组织　支气管相关淋巴组织(bronchial-associated tissue,BALT)主要分布于各肺叶的支气管上皮下,其结构与派尔集合淋巴结类似,也含有淋巴滤泡,其中主要分

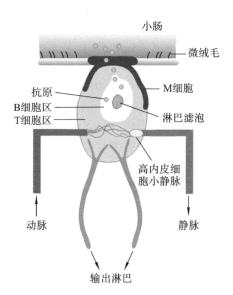

图 3-6　派尔集合淋巴结结构示意图

布着 B 细胞,在受到抗原刺激后形成生发中心。

(二) MALT 的功能

分布在呼吸道、胃肠道及泌尿生殖道黏膜固有层和上皮细胞的 MALT 为机体构筑了一道免疫屏障,在黏膜局部抗感染免疫防御中发挥关键作用。和淋巴结和脾相比,分布在 MALT 中的免疫细胞有一些独特的特点,这主要体现在两个方面:一方面分布在 MALT 中的 B 细胞大多为能够产生分泌型 IgA(SIgA)的 B 细胞,这是因为表达 IgA 的 B 细胞可趋向定居于派尔集合淋巴结和肠黏膜固有层淋巴组织。另一方面,派尔集合淋巴结中含有更多能够产生大量 IL-5 的 Th2 细胞,而 IL-5 的作用正是促进浆细胞分化成为产生 IgA 的 B 细胞。这些 B 细胞产生的 SIgA 经通过黏膜上皮细胞分泌到肠黏膜表面,在肠道局部黏膜免疫中发挥重要作用。同时在肠黏膜淋巴组织中产生的部分幼稚的 B 细胞还可以通过血液循环进入呼吸道黏膜、唾液腺、女性生殖道黏膜和乳腺等部位,产生 SIgA,发挥相似的免疫作用,从而使得肠道免疫成为全身免疫的一部分。

第三节　淋巴细胞归巢与再循环

一、淋巴细胞归巢

在淋巴细胞成熟、淋巴细胞再循环以及淋巴细胞向炎症部位渗出过程中,淋巴细胞将定向地迁移至特定组织或淋巴器官的特定区域,这一过程被称之为淋巴细胞归巢(homing)。淋巴细胞归巢主要包括:①淋巴干细胞向中枢淋巴器官的归巢;②淋巴细胞向外周淋巴器官的归巢;③淋巴细胞再循环,即外周淋巴器官的淋巴细胞通过毛细血管后静脉进入淋巴循环,以利于免疫细胞接触外来抗原,然后再回到血液循环;④淋巴细胞向炎症部位的渗出。淋巴细胞归巢的显著特点是不同群或亚群的淋巴细胞在上述移行过程中具有相对的选择性,即某一特定的淋巴细胞群或亚群定向归巢至相应的组织或器官。淋巴细胞归巢的分子基础是淋巴细胞与各组织、器官血管内皮细胞黏附分子的相互作用。一般将淋巴细胞的黏附分子称为淋巴细胞归巢受体(lymphocyte homing receptor,LHR),而将其对应的血管内皮细胞的黏附分子称为地址素(addressin)。不同归巢受体和地址素之间的相互作用,不同的淋巴细胞可以特异性地归巢至相应的组织或器官。

二、淋巴细胞再循环

淋巴细胞再循环(lymphocyte recirculation)是指定居在外周免疫器官或组织的淋巴细胞,通过输出淋巴管经淋巴干、胸导管或右淋巴导管进入血液循环;再通过血液循环到达外周免疫器官后,穿越 HEV,重新分布于全身淋巴器官和组织的反复循环过程(图 3-7)。

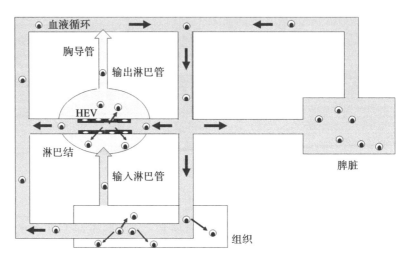

图 3-7 淋巴细胞再循环模式图

除效应 T 细胞、幼浆细胞和 NK 细胞以外,大部分淋巴细胞都参与了淋巴细胞再循环的过程,特别是记忆 T 细胞和记忆 B 细胞最为活跃。参与再循环的淋巴细胞大量位于淋巴器官或淋巴组织内,其总数约为血液中淋巴细胞总数的数十倍,总称为淋巴细胞再循环库。淋巴细胞通过淋巴结再循环一次需 18~20 h,通过脾再循环较快,需 2~8 h。一般而言,T 细胞的再循环较 B 细胞快。

淋巴细胞再循环不仅使体内的淋巴细胞在外周免疫器官和组织中分布更合理,有助于增强整个机体的免疫功能,而且增加了淋巴细胞与抗原及抗原提呈细胞接触的机会,有利于适应性免疫应答的产生;此外淋巴细胞再循环使机体所有免疫器官和组织联系成为一个有机的整体,从而可以将免疫信息传递给全身各处的淋巴细胞和其他免疫细胞,有利于动员各种免疫细胞和效应细胞迁移至病原体、肿瘤或其他抗原性异物所在部位,从而发挥免疫效应。因此,淋巴细胞再循环是维持机体正常免疫应答并发挥免疫功能的必要条件。

小结

机体的免疫器官和组织包括中枢免疫器官和外周免疫器官和组织。中枢免疫器官是免疫细胞诞生和成长的摇篮,可以分为骨髓和胸腺。骨髓是所有血细胞和免疫细胞的诞生地,也是 B 细胞分化和成熟的场所,在体液免疫中发挥着重要作用。胸腺是 T 细胞发育和成熟的场所,在 T 细胞中枢免疫耐受的建立中发挥着重要作用。外周免疫器官和组织则主要包括淋巴结、脾脏和黏膜相关淋巴组织。淋巴滤泡和 HEV 是大部分外周免疫器官和组织共有的结构。淋巴滤泡可以分为初级淋巴滤泡和次级淋巴滤泡,前者中含有未受抗原刺激的 B 细胞,一旦受到抗原的刺激,B 细胞开始活化和增殖,形成生发中心,即次级淋巴滤泡。HEV 则是沟通血液和外周淋巴器官和组织的桥梁,外周血中的淋巴细胞可通过 HEV 进入外周淋巴器官和组

NOTE

织中。淋巴结广泛的分布于全身,是成熟的 T、B 细胞定居的场所,在淋巴液的过滤中发挥着重要的作用。脾脏是最大的外周免疫器官,是产生抗体的主要器官,也是对血源性抗原产生免疫应答的主要场所。黏膜相关淋巴组织是人体重要的防御屏障,特别是其中分布着大量可以产生 SIgA 的 B 细胞,是肠道局部黏膜免疫的重要参与者。血液中的淋巴细胞定向分布于特定的免疫器官和组织的过程被称为是淋巴细胞归巢,其分子基础是淋巴细胞上表达的归巢受体和特定组织表面的地址素的相互作用。分布于全身的淋巴细胞还可以通过淋巴细胞再循环在全身进行重新分布,从而更好地发挥免疫功能。

能力检测答案

能力检测

1. 人体的中枢免疫器官包括(   )。

A. 骨髓和胸腺　　　　　　　　B. 骨髓和淋巴结　　　　　　　　C. 胸腺和淋巴结

D. 骨髓和脾　　　　　　　　　E. 淋巴结和脾

2. 人体最大的外周免疫器官是(   )。

A. 骨髓　　　　B. 淋巴结　　　　C. 胸腺　　　　D. 脾　　　　E. 扁桃体

3. 下列哪一个结构是次级淋巴器官和组织共有的结构?(   )

A. 皮质　　　　B. 髓质　　　　C. 淋巴滤泡　　　　D. 小梁　　　　E. 小叶

4. 下列哪一项与骨髓的功能无关?(   )

A. 骨髓移植治疗白血病　　　　　　　　B. 体液免疫的应答的场所

C. 各类血细胞发生的场所　　　　　　　D. 各类免疫细胞发生的场所

E. 各类免疫细胞成熟的场所

5. 下列哪一项与胸腺的功能无关?(   )

A. 迪格奥尔格综合征　　　　　　　　　B. 裸鼠可以接受人类肿瘤的移植

C. 老年人的免疫力低下　　　　　　　　D. T 细胞的分化和发育

E. B 细胞的分化和发育

6. 血液中的淋巴细胞可以通过下列哪个结构进入淋巴结?(   )

A. 高内皮细胞小静脉　　　　　　B. 动脉　　　　　　　C. 输出淋巴管

D. 血窦　　　　　　　　　　　　E. 胸导管

7. 哈索尔小体是下列哪一项结构的重要特征?(   )

A. 胸腺　　　　　　　　　　　　B. 骨髓　　　　　　　C. 淋巴结

D. 脾　　　　　　　　　　　　　E. 派尔集合淋巴结

8. 脾中分布最多的细胞是下列哪一种?(   )

A. T 细胞　　　　　　　　　　　B. B 细胞　　　　　　　C. FDC

D. 巨噬细胞　　　　　　　　　　E. 树突状细胞

9. 以下关于 M 细胞的说法,错误的是(   )。

A. 是一种特化的抗原转运细胞　　　　　B. 无微绒毛

C. 能分泌消化酶　　　　　　　　　　　D. 含有 T 细胞

E. 不能分泌黏液

10. 以下不属于 MALT 的是(   )。

A. 阑尾　　　　B. PP　　　　C. 脾　　　　D. GALT　　　　E. IEL

11. 淋巴结中分布最多的细胞是下列哪一种?(   )

A. T 细胞　　　　　　　　　　　B. B 细胞　　　　　　　C. FDC

D. 巨噬细胞　　　　　　　　　　E. 树突状细胞

12. 以下哪一项不是淋巴结的主要功能？（　　）

A. T 细胞定居的场所

B. 对血源性抗原产生免疫应答的主要场所

C. 参与淋巴细胞再循环

D. 对淋巴液进行过滤

E. B 细胞定居的场所

13. MALT 中的 B 细胞多为产生哪一种抗体的 B 细胞？（　　）

A. SIgA　　　　B. IgG　　　　C. IgM　　　　D. IgD　　　　E. IgE

14. 特定组织表面的黏附分子在淋巴细胞归巢中发挥重要作用，这些黏附分子又被称为（　　）。

A. 归巢受体　　B. 地址素　　C. 凝集素　　D. 选择素　　E. 白介素

15. 血液中的淋巴细胞选择性定居于外周免疫器官的特定区域或特定组织的过程，被称为（　　）。

A. 淋巴细胞归巢　　　　　　　　　　　　　B. 淋巴细胞再循环

C. 淋巴细胞的活化　　　　　　　　　　　　D. 淋巴细胞的增殖

E. 淋巴细胞的分化

16. 以下说法错误的是（　　）。

A. 初级淋巴滤泡中主要含有未受抗原刺激的初始 B 细胞

B. 生发中心中含有大量增殖、分化的 B 淋巴母细胞

C. 淋巴结的实质可以分为皮质区和髓质区

D. 次级淋巴滤泡的明区中分布着大量增殖、分化的 B 细胞

E. 淋巴结的皮质可分为浅皮质区和深皮质区

17. 脾中的 PALS 主要是由哪一类细胞组成的？（　　）

A. T 细胞　　　　　　　　B. B 细胞　　　　　　　　C. FDC

D. 巨噬细胞　　　　　　　E. 树突状细胞

18. 以下关于 HEV 的说法错误的是（　　）。

A. HEV 是沟通血液循环和淋巴循环的重要通道

B. HEV 的内皮细胞排列十分紧密

C. HEV 分布于除了脾之外的几乎所有的外周淋巴器官和组织

D. 血液中的淋巴细胞可以通过 HEV 进入淋巴实质

E. 淋巴实质中的淋巴细胞不能通过 HEV 进入血液

19. 以下哪一项不能由淋巴样干细胞分化而来？（　　）

A. T 细胞　　　　　　　　B. NK 细胞　　　　　　　C. 树突状细胞

D. 巨噬细胞　　　　　　　E. B 细胞

20. 胸腺抚育细胞是指（　　）。

A. 胸腺浅皮质区内的 T 细胞　　　　　　　B. 胸腺深皮质区内的 T 细胞

C. 胸腺浅皮质区内的胸腺上皮细胞　　　　D. 胸腺深皮质区内的胸腺上皮细胞

E. 胸腺深皮质区内的巨噬细胞

（秦　鑫）

第四章　免疫球蛋白

19 世纪后期,德国学者 Behring 及其同事 Kitasato 对白喉和破伤风抗毒素(antitoxin)进行研究,发现被灭活的白喉或破伤风杆菌免疫过的动物血清具有中和毒素作用,将免疫血清过继转移给其他正常动物会使它们产生针对白喉或破伤风杆菌的免疫力。同时还发现这种抗毒素的作用是特异性的,即抗破伤风毒素的血清对白喉没有作用,反之亦然。现在我们知道在这些血清中存在的具有抗毒素活性的物质就是免疫球蛋白(immunoglobulin,Ig)。此后,人们陆续发现了一大类可以与病原体结合并引起凝集、沉淀或中和反应的体液因子,将它们命名为抗体。抗体是血液和组织液中的一类糖蛋白,由 B 细胞接受抗原刺激后增殖、分化为浆细胞所产生,能与相应抗原发生特异性结合,是介导体液免疫的重要效应分子。

1939 年 Tiselius 和 Kabat 在对血清蛋白自由电泳时,根据它们不同的迁移率,将其分为白蛋白、α球蛋白、β球蛋白、γ球蛋白 4 个主要部分,发现抗体主要存在于从 α 到 γ 球蛋白的这一广泛区域,但是主要存在于 γ 球蛋白区(图 4-1)。之后陆续发现某些球蛋白具有与抗体相似的化学结构。1968 年和 1972 年世界卫生组织和国际免疫学会联合会的专门委员会先后决定,将具有抗体活性或化学结构与抗体相似的球蛋白统称为免疫球蛋白。它包括抗体和多发性骨髓瘤、巨球蛋白血症等患者血清中未证实有抗体活性的异常球蛋白。免疫球蛋白是化学结构的概念,而抗体是生物学功能上的概念,所有的抗体均是免疫球蛋白,但并非所有的免疫球蛋白都具有抗体活性。免疫球蛋白可分为分泌型免疫球蛋白(secreted Ig,SIg)和膜型免疫球蛋白(membrane Ig,mIg),分泌型免疫球蛋白主要存在于血液、组织液及外分泌液中,发挥各种免疫功能;膜型免疫球蛋白即 B 细胞表面的抗原受体(BCR)。本章主要介绍 SIg 的分子结构特点及其免疫生物学特性。

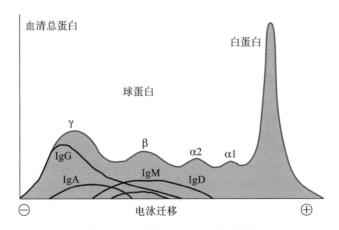

图 4-1　血清蛋白电泳扫描示意图

血清蛋白的不同组分由于所带电荷的不同,在电泳中的迁移速度和最终所在的位置不尽相同。在球蛋白区可见 α1、α2、β、γ 四个区带;IgG 的电荷异质性最大,分布于 α2、β、γ 三区,但是主要见于 γ 区;其他类 Ig 在 β、α 区有相对限制的移动;IgE 在血清内含量极低,其实际迁移与 IgD 类似

第一节　免疫球蛋白的结构

一、基本结构

所有免疫球蛋白分子的单体结构均非常类似,由两种不同的多肽链组成。一种相对分子质量约为 50000,称为重链(heavy chain,H);另一种相对分子质量约为 25000,称为轻链(light chain,L)。每一条天然的 Ig 单体都由两条完全相同的重链和两条完全相同的轻链组成,重链之间、重链和轻链之间由二硫键连接,形成四肽链结构,其构象与英文大写字母 Y 形状类似(图 4-2)。

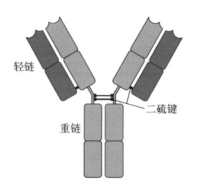

轻链

二硫键

重链

图 4-2　免疫球蛋白的基本结构示意图

(一) 重链和轻链

1. 重链　免疫球蛋白重链由 450～550 个氨基酸残基组成,相对分子质量为 50000～75000。重链可分为 μ、δ、γ、α、ε 链,据此可将免疫球蛋白分为 5 类(class)或 5 个同种型(isotype),即 IgM、IgD、IgG、IgA、IgE。不同类的抗体分子具有不同的特征,如链内二硫键的数目和位置、铰链区氨基酸残基的组成、结构域的数目和位置等,据此可以将其分为不同亚类(subclass)。如人 IgG 可分为 IgG1～IgG4;IgA 可分为 IgA1 和 IgA2。

2. 轻链　免疫球蛋白轻链含约 210 个氨基酸残基,相对分子质量为 25000。轻链分为 κ 和 λ 链两种,据此可将免疫球蛋白分为 κ 和 λ 两型(type)。一个天然 Ig 分子两条轻链的型别总是相同的,但同一个体内可存在分别带有 κ 或 λ 链的抗体分子。不同种属生物体内两型轻链的比例不同,正常人血清中 κ 型和 λ 型免疫球蛋白浓度之比约为 2∶1。根据 λ 链恒定区个别氨基酸残基的差异,又可将 λ 型分为 λ1、λ2、λ3 和 λ4 四个亚型。

(二) 可变区和恒定区

1. 可变区　通过分析不同 Ig 重链和轻链的氨基酸序列时发现,重链和轻链的氨基端(近 N 端)约 110 个氨基酸序列的变化很大,其他部分氨基酸序列则相对恒定。免疫球蛋白轻链和重链中氨基酸序列变化较大的区域称为可变区(variable region,V 区),分别占重链和轻链的 1/4 和 1/2(图 4-3)。重链和轻链 V 区(分别称为 V_H 和 V_L)各有 3 个区域的氨基酸组成和排列顺序、高度可变,如轻链第 28～35、49～59、92～103 位和重链的第 29～31、49～58、95～102 位,这些区域称为高变区(hypervariable region,HVR)。高变区是 Ig 与抗原(表位)特异性结合的部位。已证实,可变区大部分序列并不直接与抗原接触,而是形成稳定的抗原接触面,称为 Ig 的裂隙(cleft),由重链和轻链各 3 个高变区形成的 3 个环状结构所组成。这些高变区序列与抗原表位在空间结构上互补,故又称为互补决定区(complementarity determining region,

CDR)，分别用 CDR1(HVR1)、CDR2(HVR2)和 CDR3(HVR3)表示，一般 CDR3 变化程度更高。V_H 和 V_L 的 3 个 CDR 共同组成 Ig 的抗原结合部位，决定着抗体的特异性，负责识别及结合抗原，从而发挥免疫效应。CDR 以外区域的氨基酸组成和排列顺序相对不易变化，称为骨架区(framework region，FR)。V_H 和 V_L 各有 FR1、FR2、FR3 和 FR4 四个骨架区。

2. 恒定区 免疫球蛋白轻链和重链中氨基酸序列较保守的区域称为恒定区(constant region，C 区)，其位于肽段的羧基端(近 C 端)，分别占重链和轻链的 3/4 和 1/2(图 4-3)。重链和轻链的 C 区分别称为 C_H 和 C_L，不同型(λ 或 κ)Ig 其 C_L 的长度基本一致，但不同类 Ig 其 C_H 的长度不一，可包括 $C_H1 \sim C_H3$ 或 $C_H1 \sim C_H4$。同一种属的个体，所产生针对不同抗原的同一类别 Ig，其 C 区氨基酸组成和排列顺序比较恒定，即免疫原性相同，但 V 区各异。Ig C 区与抗体的生物学效应相关，如激活补体；穿过胎盘和黏膜屏障；结合细胞表面 Fc 受体从而介导调理作用；介导 ADCC 效应和 I 型超敏反应等。

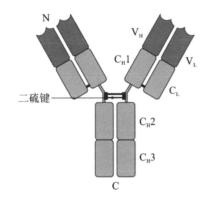

图 4-3 免疫球蛋白 V 区、C 区结构示意图
免疫球蛋白重链和轻链折叠形成的环形功能区为结构域

(三)铰链区

铰链区位于 C_H1 与 C_H2 之间、重链的链间二硫键连接处附近。该区富含脯氨酸而易伸展弯曲，能改变两个 Y 形臂之间的距离，有利于两臂同时结合两个不同的抗原表位。铰链区对蛋白酶敏感，易被水解。经过蛋白酶处理的 Ig，多在此处被切断。IgD、IgG、IgA 有铰链区，IgM 和 IgE 则无。

(四)功能区或结构域

免疫球蛋白分子的两条重链和两条轻链都可折叠成由链内二硫键连接的若干球形结构域，每个结构域一般具有其独特的功能，因此又称为功能区(domain)。每个功能区约含 110 个氨基酸残基，其二级结构是由几股多肽链折叠而成的两个反向平行的 β 片层(anti-parallel β sheet)，两个 β 片层中心的两个半胱氨酸残基由一个链内二硫键垂直连接，形成一 β 桶状(β barrel)结构，或称 β 三明治(β sandwich)结构(图 4-4)。不仅免疫球蛋白，已发现许多膜型和分泌型分子含有这种独特的桶状结构，这类分子被称为免疫球蛋白超家族(immunoglobulin superfamily，IgSF)。

二、其他结构

除轻链和重链外，某些类别 Ig 还含有其他辅助成分，分别是 J 链和分泌片(图 4-5)。

1. J 链 J 链(joining chain)是由 124 个氨基酸组成，富含半胱氨酸的多肽链，相对分子质量约 15000，由浆细胞合成，主要功能是将单体 Ig 分子连接为多聚体。2 个 IgA 单体由 J 链连接形成二聚体，5 个 IgM 单体由二硫键相互连接，并通过二硫键与 J 链连接形成五聚体。IgG、

知识链接

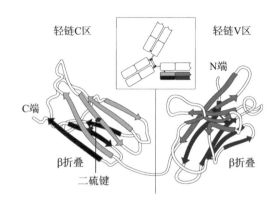

图 4-4   免疫球蛋白二级结构示意图

图所示为一条轻链可变区和恒定区功能域的折叠方式和 β 链的走向。Ig 二级结构是由几股多肽链
折叠而成的两个反向平行的 β 片层,两个 β 片层由一个链内二硫键垂直连接,形成 β 三明治结构

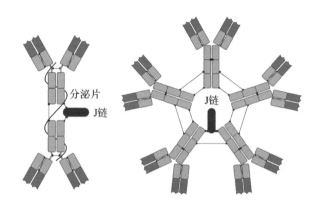

图 4-5   免疫球蛋白的 J 链和分泌片结构

IgD 和 IgE 常为单体,无 J 链。

2. 分泌片   分泌片(secretory piece,SP),又称分泌成分(secretory component,SC),为一含糖肽链,相对分子质量约为 75000,由黏膜上皮细胞合成和分泌,以非共价形式结合于 IgA 二聚体上,使其成为分泌型 IgA(SIgA)。SP 的作用:辅助 SIgA 经由黏膜上皮细胞转运,分泌到黏膜表面,发挥黏膜免疫作用;可保护 SIgA 铰链区,使其免遭蛋白水解酶降解。

三、酶解片段

在一定条件下,免疫球蛋白分子肽链的某些部分易被蛋白酶水解为各种片段。木瓜蛋白酶(papain)和胃蛋白酶(pepsin)是最常用的两种蛋白水解酶,借此可研究 Ig 的结构和功能。

(一)木瓜蛋白酶水解片段

木瓜蛋白酶作用于铰链区二硫键所连接的两条重链的近 N 端,将 Ig 裂解为两个完全相同的 Fab 段和一个 Fc 段(图 4-6)。Fab 即抗原结合片段(fragment of antigen binding),由一条完整的轻链和部分重链(V_H 和 C_H1)组成。一个 Fab 片段为单价,可与抗原结合但不形成凝集反应或沉淀反应;Fc 片段即可结晶片段(fragment crystallizable),相当于 IgG 的 C_H2 和 C_H3 功能区,无抗原结合活性,是 Ig 与效应分子或细胞相互作用的部位。

(二)胃蛋白酶水解片段

胃蛋白酶作用于铰链区二硫键所连接的两条重链的近 C 端,将 Ig 水解为一个大片段 $F(ab')_2$ 和一些小片段 pFc'(图 4-7)。$F(ab')_2$ 是由两个 Fab 及铰链区组成,为双价,可同时结合两个抗原表位,故能形成凝集反应或沉淀反应。pFc' 最终被降解,无生物学作用。

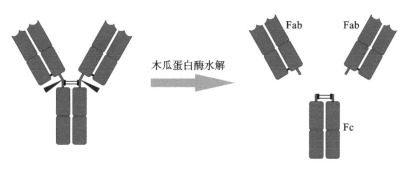

图 4-6 免疫球蛋白的木瓜蛋白酶水解片段示意图

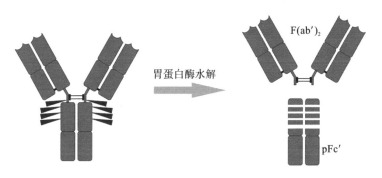

图 4-7 免疫球蛋白的胃蛋白酶水解片段示意图

第二节 抗体的多样性和免疫原性

一、抗体的多样性

自然界中抗原种类繁多,分子结构复杂,每种抗原含有多种不同的表位。这些抗原刺激机体产生的抗体总数是巨大的,包括针对各抗原表位的特异性抗体,以及针对同一抗原表位的不同类型的抗体。因此,体内产生的抗血清和抗体实际上是异质性抗体的总和,包含针对各种抗原表位的许多不同抗原特异性抗体,以及针对同一抗原表位的不同类型的抗体。尽管所有的抗体均由 V 区和 C 区组成,但是不同的抗原刺激 B 细胞所产生的抗体在特异性及类型等方面均不相同,呈现出明显的多样性。抗体的多样性是由免疫球蛋白基因重排决定并经抗原选择表现出来的,反映了机体对抗原精细结构的识别和应答。

二、抗体的免疫原性

抗体既可与相应的抗原发生特异性结合,其本身又因具有免疫原性可激发机体产生特异性免疫应答。其结构和功能的基础在于抗体分子中包含抗原表位。这些抗原表位呈现三种不同的血清型:同种型、同种异型和独特型(图 4-8)。

(一)同种型(isotype)

不同种属来源的抗体分子对异种动物来说具有免疫原性,可刺激异种动物(或人)产生针对该抗体的免疫应答。这种存在于同种抗体分子中的抗原表位即为同种型,是同一种属所有个体的 Ig 分子共有的抗原特异性标志,为种属型标志。同种型抗原决定簇存在于 Ig C 区,表现在全部 Ig 的类、亚类、型、亚型分子上。

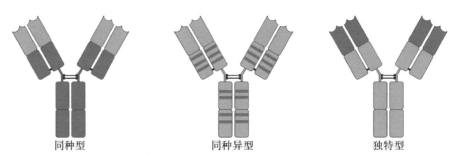

图 4-8　免疫球蛋白同种型、同种异型和独特型

免疫球蛋白同种型、同种异型的抗原性标志主要集中在恒定区，免疫球蛋白独特型的抗原性标志主要集中在可变区

（二）同种异型（allotype）

同种异型指同一种属不同个体间 Ig 分子所具有的不同抗原特异性标志，为个体型标志。同种异型抗原决定簇广泛存在于 Ig C 区，由同一基因座的不同等位基因所编码，均为共显性，如 IgG 的 Gm 因子、IgA 的 Am 因子、IgE 的 Em 因子、κ 链的 Km 因子等。λ 链的 V 区、C 区和 δ、μ 链的 C 区未发现同种异型抗原决定簇。

（三）独特型（idiotype，Id）

独特型是指每个免疫球蛋白分子所特有的抗原特异性标志，其决定基又称为独特位（idiotope），抗体分子每一 Fab 段均存在 5～6 个独特位，它们存在于 V 区。独特型在异种、同种异体甚至同一个体内均可刺激产生相应抗体，即抗独特型抗体（anti-idiotype antibody，AId 或 Ab2）。Ab2 根据其性质和功能分为 α、β、γ、ε 四种类型。Ab2α 可识别并结合 Ig（Ab1）骨架区附近的独特型，它与 Ab1 结合不影响 Ab1 与相应抗原的结合。Ab2β 又称为抗原"内影像"，它识别并结合 Ab1 上与抗原表位结合的补位，因此可模拟抗原诱导机体产生针对原始抗原的特异性免疫应答，并竞争抑制 Ab1 与原始抗原的结合。Ab2γ 能识别结合 Ab1 上与补位相关及邻近的独特位，可抑制 Ab1 与抗原的结合。Ab2α 与 Ab2γ 都有调节相应 Ab1 克隆增殖的作用。Ab2ε 又称双特异性抗体，它既识别 Ab1 骨架区附近的独特位，又识别抗原上的抗原表位，与自身免疫病发生机制相关。

第三节　免疫球蛋白的生物学功能

免疫球蛋白的功能与其结构密切相关。Ig 分子的可变区和恒定区的氨基酸组成及顺序的不同，决定了它们功能上的差异。许多不同的 Ig 分子在可变区和恒定区结构变化的规律性，又使得 Ig 的可变区和恒定区在功能上有各自的共性。可变区和恒定区的作用，构成了 Ig 分子的生物学功能（图 4-9）。

一、免疫球蛋白可变区的功能

免疫球蛋白 V 区的功能主要是特异性识别、结合抗原（图 4-9）。V 区的 CDR 在识别和结合特异性抗原中起决定性作用。由于 Ig 可为单体、二聚体和五聚体，故其结合抗原表位的数目不同。Ig 结合抗原表位的个数称为抗原结合价。单价抗体可结合 2 个抗原表位，为双价；分泌型 IgA 为 4 价；五聚体 IgM 理论上为 10 价，但由于立体构型的空间位阻，一般只能结合 5 个抗原表位，故为 5 价。

免疫球蛋白 V 区与抗原结合后，产生的效应为：①Ig 分子的 V 区在体内可结合病原微生

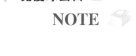

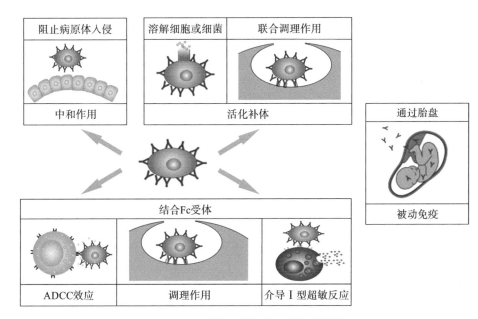

图 4-9 免疫球蛋白的主要生物学功能

免疫球蛋白 V 区和 C 区功能各异,V 区可特异性结合抗原,从而中和毒素并阻断病原微生物入侵;
抗体 V 区与抗原特异性结合后,抗体 C 区可激活补体,或与效应细胞表面的 Fc 受体结合,发挥调理作
用,介导 ADCC 效应,介导 Ⅰ 型超敏反应,还有通过胎盘等功能

物及其产物,具有中和毒素、阻断病原微生物入侵等免疫防御功能,但是抗体本身并不能清除
病原微生物。②Ig 分子的 V 区与抗原表位结合,而 Ig 分子的 C 区(Fc 段)与效应细胞表面相
应 Fc 受体结合发挥作用。

二、免疫球蛋白恒定区的功能

1. 激活补体 IgG1～3 和 IgM 与相应抗原结合后,可因构型改变而使其 C_H2/C_H3 功能
区内的补体结合点暴露,从而激活补体经典途径。IgG4、IgA 和 IgE 的凝聚物可激活补体旁路
途径。

2. 与细胞表面 Fc 受体结合 Ig 的 Fc 段可与多种细胞(如巨噬细胞、淋巴细胞、嗜碱性粒
细胞、肥大细胞、中性粒细胞和血小板等)表面的 Fc 受体结合。Ig 与 Fc 受体的结合部位因 Ig
类别而异:IgG 的 C_H3 功能区与巨噬细胞的 Fc 受体结合;IgE 的 C_H4 区与嗜碱性粒细胞的 Fc
受体结合。不同类别的 Ig 可以与不同的细胞结合,产生不同的效用。

(1)调理作用(opsonization):IgG 与细菌等颗粒性抗原结合后,可通过其 Fc 段与巨噬细
胞和中性粒细胞表面相应 IgG Fc 受体结合,促进吞噬细胞对细菌等颗粒抗原的吞噬,此即抗
体的调理作用。

(2)抗体依赖细胞介导的细胞毒作用(antibody dependent cell-mediated cytotoxicity,
ADCC)效应:IgG 与肿瘤或病毒感染的靶细胞结合后,可通过其 Fc 段与 NK 细胞、巨噬细胞
和中性粒细胞表面相应 IgG Fc 受体结合,增强 NK 细胞和触发吞噬细胞对靶细胞的杀伤作
用,此即 ADCC 效应。NK 细胞是介导 ADCC 效应的主要细胞。

(3)介导 Ⅰ 型超敏反应:IgE 为亲细胞抗体,可通过其 Fc 段与肥大细胞和嗜碱性粒细胞
表面相应 IgE Fc 受体结合,而使上述细胞致敏。若相同变应原再次进入机体与致敏靶细胞表
面特异性 IgE 结合,即可使之脱颗粒,释放组胺等生物活性介质,引起 Ⅰ 型超敏反应(见第十五
章)。

3. 通过胎盘 人类的 IgG 是唯一能够通过胎盘的免疫球蛋白。胎盘母体一侧的滋养层

细胞表达一种 IgG 输送蛋白，称为新生 Fc 段受体（neonatal FcR，FcRn）。IgG 可选择性与 FcRn 结合，从而转移到滋养层细胞内，并主动进入胎儿血液循环中。IgG 穿过胎盘的作用是一种重要的自然被动免疫机制，对于新生儿抗感染具有重要意义。另外，分泌型 IgA 可被转运到呼吸道和消化道黏膜表面，是黏膜局部免疫的最主要因素。

第四节 各类免疫球蛋白的特性

一、IgG

　　IgG 是血清和细胞外液中主要的抗体成分，约占血清免疫球蛋白总量的 80%（表 4-1）。根据其铰链区大小和链内二硫键数目和位置的不同，可将人 IgG 分为 4 个亚类，其在血清中浓度从高到低，分别为 IgG1、IgG2、IgG3、IgG4。IgG 自出生后 3 个月开始合成，3～5 岁接近成人水平。IgG 的半衰期为 20～23 天，是再次体液免疫应答产生的主要抗体，其亲和力高，在体内分布广泛，具有重要的免疫效应，是机体抗感染的"主力军"。IgG1、IgG3、IgG4 可穿过胎盘屏障，在新生儿抗感染免疫中起重要作用；IgG1、IgG2、IgG4 可通过其 Fc 段与葡萄球菌 A 蛋白（SPA）结合，借此可纯化抗体，并用于免疫诊断；IgG1、IgG3 可高效激活补体，并可与巨噬细胞、NK 细胞表面 Fc 受体结合，发挥调理作用、ADCC 效应等；多数抗菌性、抗病毒性抗体属于 IgG 类，某些自身抗体（如系统性红斑狼疮患者的抗核抗体、抗甲状腺球蛋白抗体）和引起 Ⅱ、Ⅲ 型超敏反应的抗体也属 IgG。

表 4-1 人免疫球蛋白的主要理化性质和生物学功能

性质	IgM	IgD	IgG	IgA	IgE
相对分子质量	95000	184000	150000	160000	190000
重链亚类数	2	无	4	2	无
重链 C 区结构域数	4	3	3	3	4
辅助成分	J 链	无	无	J 链、SP	无
糖基化修饰率	10%	9%	3%	7%	13%
主要存在形式	五聚体	单体	单体	单体/二聚体	单体
开始合成时间	胚胎后期	任何时间	生后 3 个月	生后 4～6 个月	较晚
合成率/(mg/(kg·d))	7	0.4	33	65	0.016
占血清 Ig 量比例	5%～10%	0.3%	75%～85%	10%～15%	0.02%
血清含量/(mg/mL)	0.7～1.7	0.03	9.5～12.5	1.5～2.6	0.0003
半衰期/天	10	3	23	6	2.5
抗体效价	10	2	2	2/4	2
胎盘转运	—	—	+	—	—
结合嗜碱性粒细胞	—	—	—	—	+
结合吞噬细胞	—	—	+	+	—
结合肥大细胞	—	—	—	—	+
结合 SPA	—	—	+	—	—

续表

性质	IgM	IgD	IgG	IgA	IgE
介导 ADCC	—	—	+	—	—
激活补体经典途径	+	—	+	—	—
激活补体旁路途径	—	+	IgG4+	IgA1+	—
其他作用	初期应答、早期防御	B 细胞标志	再次应答、抗感染	黏膜免疫	过敏反应、抗寄生虫

二、IgM

IgM 占血清免疫球蛋白总量的 5%～10%，血清浓度约 1 mg/mL。单体 IgM 以膜结合型 (mIgM) 表达于 B 细胞表面，构成 B 细胞抗原受体 (BCR)；分泌型 IgM 为五聚体，是相对分子质量最大的免疫球蛋白，因此称为巨球蛋白 (macroglobulin)，一般不能通过血管壁，主要存在于血液中。五聚体 IgM 含 10 个 Fab 段，具有很强的抗原结合能力；含 5 个 Fc 段，比 IgG 更易激活补体。天然血型抗体为 IgM，血型不符的输血可致严重溶血反应。IgM 是个体发育中最早合成的抗体，在胚胎发育晚期的胎儿即能产生 IgM，故脐带血 IgM 升高提示胎儿宫内感染；IgM 也是初次体液免疫应答中最早出现的抗体，是机体抗感染的"先头部队"；血清中检出 IgM，提示新近发生感染，可用于感染的早期诊断。

三、IgA

IgA 仅占血清免疫球蛋白总量的 10%～15%，但却是外分泌液中的主要抗体类别。IgA 分为两型：血清型 IgA 为单体，主要存在于血清中；分泌型 IgA (secretory IgA，SIgA) 为二聚体，由 J 链连接，含内皮细胞合成的 SP，经分泌性上皮细胞分泌至外分泌液中。

SP 的主要功能是介导 IgA 穿过上皮细胞腺体腔或黏膜表面，其机制：SP 作为受体与 IgA 结合，形成永久性共价复合物 SIgA。SIgA 主要存在于乳汁、唾液、泪液和呼吸道、消化道、生殖道黏膜表面，参与局部的黏膜免疫。新生儿易患呼吸道、消化道感染，可能与其 SIgA 合成不足有关。婴儿可从母乳中获得 SIgA，属重要的自然被动免疫。

四、IgD

IgD 仅占血清免疫球蛋白总量的 0.3%，血清浓度约 30 μg/mL。在五类 Ig 中，IgD 的铰链区较长，易被蛋白酶水解，故其半衰期较短 (仅 3 天)。IgD 分为两型：血清型 IgD 的生物学功能尚不清楚；膜结合型 IgD (mIgD) 构成 BCR，是 B 细胞分化成熟的标志。未成熟 B 细胞仅表达 mIgM；成熟 B 细胞同时表达 mIgM 和 mIgD，被称为初始 B 细胞；活化的 B 细胞或记忆 B 细胞表面的 mIgD 逐渐消失。

五、IgE

正常人血清中含量最少的免疫球蛋白是 IgE，血清浓度仅为 0.3 μg/mL，主要由黏膜下淋巴组织中的浆细胞分泌。IgE 相对分子质量为 190000，其重要特征为糖含量高达 12%。IgE 具有很强的亲细胞性，其 C_H2 和 C_H3 可与肥大细胞、嗜碱性粒细胞表面高亲和力 FcεRI 结合，促使这些细胞脱颗粒并释放生物活性介质，引起 I 型超敏反应 (见第十五章)。此外，IgE 可能与机体抗寄生虫免疫有关。

知识链接

案例引导
问题解析

案例引导

患儿,男性,4岁。因"呼吸道反复感染半年,近日并发肺炎"入院。主诉由其母亲代诉。患儿为足月顺产,2岁前很少患病,近1年反复发生中耳炎、扁桃体炎、肺炎等疾病,近日并发肺炎入院。体格检查:体温39℃,呼吸24次/分,脉搏100次/分。体重19 kg,发育正常,营养中等,颈部、腹股沟、腋窝等浅表淋巴结无肿大,咽部充血,扁桃体肿大,肺部呼吸音粗,心、腹无阳性体征。经检查:肺部X线片可见肺纹理增粗。血常规、骨髓检查正常。血清蛋白电泳:α1、α2和β球蛋白正常,γ球蛋白4.9%(正常参考值11.9%~23.0%);IgG 0.899 g/L(正常参考值5.53~13.07 g/L),IgA<0.037 g/L(正常参考值0.33~1.08 g/L),IgM<0.268 g/L(正常参考值0.56~2.18 g/L),IgE未检出。血中B细胞(CD19)测定为0,T细胞亚群(CD3、CD4、CD8)正常。追溯患儿家族史,发现母系有多位男性亲属在婴幼儿期因感染性疾病而夭亡。根据患儿男性、有家族史、4岁起病、有反复感染史、检测各种Ig量均低、血中B细胞未检出,故诊断为Bruton综合征(X连锁无丙种球蛋白血症)。给予丙种球蛋白静脉注射100 mg/kg,每周一次。一个月后减为50 mg/kg,每周一次,以后再根据患儿情况逐渐减量,寻找最小有效维持量,长期随访,终生予以丙种球蛋白治疗。

问题:1. 本患儿为什么常患呼吸道感染性疾病?并说明抗体对维持机体生存的重要意义。

2. 查阅资料,总结Bruton综合征的免疫学特征。

第五节 人工制备抗体

抗体在疾病诊断和免疫防治中发挥重要作用,故对抗体的需求越来越大。人工制备抗体是大量获得抗体的重要途径。根据制备方法、原理及所获抗体性质不同,可将人工制备的抗体分为多克隆抗体、单克隆抗体和基因工程抗体。早年人工制备抗体的方法主要是以相应抗原免疫动物,获得抗血清。由于天然抗原常含多种不同抗原表位,同时抗血清也未经免疫纯化,故所获抗血清是含多种抗体的混合物,即多克隆抗体(polyclonal antibody)。用于制备抗血清的动物由早期的小鼠、大鼠、兔、羊等小动物发展到马等大动物,但所获抗体的质与量均不满足现代医学生物学实践之需。1975年,Kohler和Milstein建立了体外细胞融合技术,获得免疫小鼠脾细胞与恶性浆细胞瘤细胞融合的杂交瘤细胞,从而使得规模化制备高特异性、均质性的单克隆抗体(monoclonal antibody,mAb,简称单抗)成为可能。鼠源性单抗在人体反复使用后出现的人抗鼠抗体反应,很大程度上限制了单抗的临床使用。随着分子生物学的发展,人们已可通过抗体工程技术制备基因工程抗体,包括人-鼠嵌合抗体、人源化抗体或人抗体等。

一、多克隆抗体

在含多种抗原表位的抗原物质刺激下,体内多个B细胞克隆被激活,产生的抗体实际上是针对多种不同抗原表位的抗体的综合,称为多克隆抗体(图4-10)。多克隆抗体是机体发挥特异性体液免疫效应的关键分子,具有中和抗原、免疫调理,介导补体依赖的细胞毒性(CDC)、ADCC等重要作用。在体外,多克隆抗体主要来源于动物免疫血清、恢复期患者血清或免疫接种人群。其特点是来源广泛、制备容易。多克隆抗体是针对不同抗原表位的抗体的混合物,而并非仅针对某一特定表位,其缺点:特异性不高、易发生交叉反应,也不易大量制备,从而应用受限。

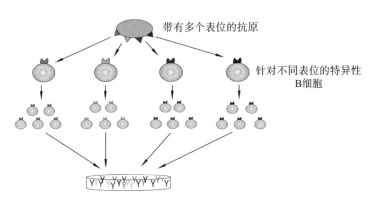

图 4-10 多克隆抗体的产生

二、单克隆抗体

制备单一表位特异性抗体的理想方法是获得仅针对单一表位的浆细胞克隆,使其在体外扩增并分泌抗体。然而,浆细胞在体外的寿命较短,也难以培养。为克服此缺点,Kohler 和 Milstein 将可产生特异性抗体但短寿的浆细胞与无抗原特异性但长寿的恶性浆细胞瘤细胞在体外融合,创造了可产生单克隆抗体的杂交瘤细胞和单克隆抗体技术(图 4-11)。

单克隆抗体技术基本原理:哺乳类细胞的 DNA 合成分为从头(de novo)合成和补救(salvage)合成两条途径。前者利用磷酸核糖焦磷酸和尿嘧啶,可被氨基蝶呤(A)阻断;后者则在次黄嘌呤-鸟嘌呤磷酸核糖基转移酶(HGPRT)存在下利用次黄嘌呤(H)和胸腺嘧啶(T);脾细胞和骨髓瘤细胞在聚乙二醇(PEG)作用下可发生细胞融合;加入 HAT 选择培养基(含 H、A 和 T)后,未融合的骨髓瘤细胞因其从头合成途径被氨基蝶呤阻断而又缺乏 HGPRT 不能利用补救途径合成 DNA,因而死亡;未融合的脾细胞因不能在体外培养而死亡;融合细胞因从脾细胞获得 HGPRT,故可在 HAT 选择培养基中存活和增殖。

融合形成的杂交细胞系称为杂交瘤(hybridoma),其既有骨髓瘤细胞大量扩增和永生的特性,又具有浆细胞合成和分泌特异性抗体的能力。由于每个杂交瘤细胞由单一浆细胞与骨髓瘤细胞融合而成,而每个 B 细胞克隆仅识别一种特异性抗原表位,故经筛选和克隆化的杂交瘤细胞仅能合成及分泌一种同源抗体,这种由单一抗原表位特异性 B 细胞克隆融

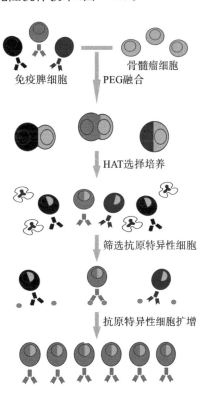

图 4-11 单克隆抗体制备示意图

合、筛选和克隆化获得的单克隆杂交瘤细胞所产生的同源抗体称为单克隆抗体。

单克隆抗体在结构和组成上高度均一,抗原特异性及同种型一致,易于体外大量制备和纯化。因此,其具有纯度高、特异性强、效价高、少或无血清交叉反应、制备成本低等优点,已广泛用于疾病诊断、特异性抗原或蛋白的检测和鉴定、疾病的被动免疫治疗和生物导向药物制备等。

知识链接

三、基因工程抗体

单克隆抗体问世后,在生命科学理论研究和临床实践中得到极为广泛的应用。但是,迄今所获单克隆抗体多为鼠源性,人体应用后可导致人抗鼠抗体反应,使其临床应用受到严重限制。DNA 重组技术发展,使得有可能制备部分或全人源化的基因工程抗体(genetic engineering antibody),如人-鼠嵌合抗体(chimeric antibody)、改型抗体(reshaped antibody)、双特异性抗体(bispecific antibody)、小分子抗体等(表 4-2)。其制备原理:借助重组 DNA 及蛋白质工程技术,按人们需要而对编码抗体的基因进行加工改造,并重新组装成抗体基因,经转染适当受体细胞,使其表达重组抗体分子。基因工程抗体技术的发展,有利于:①降低鼠源性抗体的异源性,或直接制备人源化抗体,以避免或减弱人抗鼠免疫应答;②改进抗体功能,使之更有效地应用于临床治疗;③规模化生产特异性抗体。目前基因工程抗体在临床已用于治疗肿瘤、自身免疫病、病毒性疾病和某些神经系统疾病等。

表 4-2 基因工程抗体的种类及其特性

种类	基本结构	相对分子质量	鼠源性成分
人-鼠嵌合抗体	鼠源 V 区或 Fab 人源 C 区或 Fc	150000	25%～30%
改型抗体	以鼠源 CDR 替换人源 CDR	150000	15%
双特异性抗体	异源性 H_2/L_2	150000	—
小分子抗体			
Fab 抗体	完整 L 和部分 H	50000	
Fv 抗体	V_H 和 V_L	25000	
单链抗体	V_H-连接肽-V_L	26000	
单域抗体	V_H	12500	
最小识别单位	单一 CDR	<2000	

(一)人-鼠嵌合抗体

抗体分子的抗原结合特异性由轻链和重链可变区决定,而抗体恒定区则可作为异源性蛋白诱发人抗小鼠抗体反应。将小鼠单抗的恒定区用人源抗体恒定区代替而拼接成嵌合抗体,可使其既具有抗原结合特异性,又极大降低鼠单抗的异源性。方法是从鼠杂交瘤中克隆可变区基因,与人恒定区基因构建载体,并在一定表达系统中表达。

(二)改型抗体或称 CDR 移植抗体

抗体可变区的 CDR 是抗体识别和结合抗原的区域,直接决定抗体的特异性。将鼠单抗的CDR 移植至人源抗体可变区,替代人源抗体 CDR,使人源抗体获得鼠单抗的抗原结合特异性,同时减少其异源性。

(三)双特异性抗体

将两套轻链、重链基因导入骨髓瘤细胞中,选择合适的抗体恒定区及 Ig 类型,可获得产量大、均一性好和高纯度的双特异性抗体。另外,以化学交联技术或杂交-杂交瘤技术也可获得双特异性抗体。

(四)Fab 抗体

Fab 段是由重链 Fd(即 Fab 的重链片段)和完整轻链通过二硫键结合而成的异二聚体,仅含一个抗原结合位点。将重链 Fd 和完整轻链的编码基因连接,5′端融合细菌蛋白信号肽基因后可在大肠杆菌内分泌型表达,形成完整的立体折叠和链内、链间二硫键,保持 Fab 片段的功能。

(五) Fv 抗体

其制备原理:分别构建含 V_H 和 V_L 基因的载体,共转染细胞,使之分别表达,并组装成功能性 Fv 抗体;或在载体中的 V_H 和 V_L 之间设置终止密码,分别表达两个小分子片段,再通过非共价键结合而形成 Fv。

(六) 单链抗体(ScFv)

其制备原理:用适当的寡核苷酸接头(linker)连接轻链和重链可变区基因,使之表达单一的多肽链,称为单链抗体(single chain fragment variable)。多肽链能自发折叠成天然构象,保持 Fv 的特异性和亲和力。

(七) 单域抗体(single domain antibody)

将抗体重链 V 区通过基因工程方法表达,获得仅含 V_H 片段的抗体。单域抗体与抗原结合的能力及其稳定性,与完全抗体基本一致。

(八) 最小识别单位(minimal recognition units,MRU)

其仅含可变区中单一 CDR 结构,相对分子质量仅为完整抗体的 1% 左右,但可结合相应抗原。

小结

知识链接

抗体分子单体是由两条完全相同的重链和两条完全相同的轻链,以二硫键连接而成的四肽链对称结构。根据重链结构和免疫原性的差异,可将抗体分为五类,即 IgM、IgD、IgG、IgA 和 IgE。抗体重链和轻链均由大小相似的结构域组成,它们构成抗体的可变区和恒定区。可变区位于抗体分子的氨端,是抗体与抗原结合的部位,决定抗体的特异性,负责识别和结合抗原;恒定区位于抗体分子的碳端,可以介导抗体诸多的生物学效应,如激活补体;通过胎盘和黏膜屏障;结合细胞表面 Fc 受体从而介导调理作用、ADCC 和参与 I 型超敏反应等。

各类抗体存在于机体不同的部位,发挥不同效应。IgG 是血清和组织液中主要的抗体成分,是机体抗感染的"主力军";IgM 主要在感染的早期发挥作用;IgA 主要参与局部黏膜抗感染免疫;IgE 参与 I 型超敏反应的发生;IgD 主要为膜结合型,是 B 细胞分化成熟的标志。

人工制备抗体是大量获得抗体的有效途径。多克隆抗体、单克隆抗体和基因工程抗体是人工制备抗体的主要方法。多克隆抗体主要作为第二抗体与单克隆抗体联用。单克隆抗体是研究蛋白质结构和功能的重要工具,在临床诊断中受到广泛应用。基因工程抗体以人源化抗体为主,适合于体内诊断和治疗。

能力检测

能力检测答案

1. 免疫球蛋白的结构是由(　　)。
A. 二条相同的重链组成
B. 二条多肽链组成
C. 以 J 链连接的一条轻链和一条重链组成
D. 二硫键连接的两条相同重链和两条相同轻链组成
E. 二硫键连接的一条重链和一条轻链组成
2. 抗原和抗体特异结合的部位在(　　)。

A. V$_H$　　　　　B. V$_L$和 V$_H$　　　　C. C$_L$和 C$_H$　　　　D. Fc 段　　　　E. C$_H$

3. 关于 Ig 分泌片的特性,下列哪项是错误的?(　　)

A. 以非共价键方式连接两个 Ig 分子单体

B. 由上皮细胞合成和分泌

C. 分泌片的功能是保护 IgA 及介导 IgA 的转运

D. 分泌片与 IgA 的形成无密切关系

E. 主要存在于血清中

4. 人类个体发育过程中,最早合成的免疫球蛋白是(　　)。

A. IgA　　　　B. IgG　　　　C. IgM　　　　D. IgD　　　　E. IgE

5. 与抗原结合后活化补体能力最强的 Ig 分子是(　　)。

A. IgD　　　　B. IgG　　　　C. IgA　　　　D. IgM　　　　E. IgE

6. 能激活补体又能与 SPA 结合的 Ig 是(　　)。

A. IgD　　　　B. IgA　　　　C. IgG　　　　D. IgM　　　　E. IgE

7. 合成分泌抗体的细胞是(　　)。

A. 浆细胞　　　　　　　　　B. 嗜酸性粒细胞　　　　　　C. T 细胞

D. 肥大细胞　　　　　　　　E. B 细胞

8. 关于 Ig 叙述,下列哪项是错误的?(　　)

A. 血清中含量最多的是 IgG,含量最少的是 IgA

B. IgM 是相对分子质量最大的免疫球蛋白

C. 在肠道内起保护作用的 Ig 主要是 SIgA

D. 机体的抗感染作用在体液中主要是 IgG,在血管中主要是 IgM

E. 唯一通过胎盘的 Ig 是 IgG,初生婴儿从母乳中获得的 Ig 是 SIgA

9. 在血清中含量最高的 Ig 是(　　)。

A. IgD　　　　B. IgM　　　　C. IgA　　　　D. IgG　　　　E. IgE

10. 关于 IgM 的叙述哪项是错误的?(　　)

A. 活化补体的能力比 IgG 强

B. 是相对分子质量最大的 Ig

C. 在机体的早期免疫防御中具有重要作用

D. 中和病毒和外毒素的作用比 IgG 强

E. 血清中 IgM 水平升高提示有近期感染

11. 胎儿宫内感染,脐带血中何种 Ig 水平升高?(　　)

A. IgE　　　　B. IgM　　　　C. IgG　　　　D. IgA　　　　E. IgD

12. 免疫接种后,首先产生的抗体通常是(　　)。

A. IgG　　　　B. IgA　　　　C. IgM　　　　D. IgE　　　　E. IgD

13. 产妇初乳中含量最多的 Ig 是(　　)。

A. SIgA　　　　B. IgG　　　　C. IgM　　　　D. IgD　　　　E. IgE

14. 结合肥大细胞和嗜碱性粒细胞的 Ig 是(　　)。

A. IgG　　　　B. IgM　　　　C. IgE　　　　D. IgA　　　　E. IgD

15. 关于 Ig 的同种异型,下列哪项是错误的?(　　)

A. 由于个体遗传基因不同,其产生抗体遗传标志不同

B. 同种异型反映在 C$_H$和 C$_L$上一个或数个氨基酸的差异

C. 免疫球蛋白的遗传标志是 Gm、Am、Km 和 Em

D. Gm、Am、Km 和 Em 等分别由同一基因位点的不同等基因所控制

E. 不同型别的同种异型免疫球蛋白可同时存在于同一个体中

16. 免疫球蛋白对异种动物的免疫原性主要表现在(　　)。

A. Fab 段　　　　B. Fc 段　　　　C. F(ab')段　　　　D. V 区　　　　E. Fd 段

17. 一个 B 细胞克隆产生的 Ig,下列哪项是错误的?(　　)

A. 只能是一种类别的 Ig　　　　B. 重链抗原性完全相同　　　　C. 亲和力相同

D. 可有不同的抗原结合特异性　　　　E. 独特型相同

18. Ig 分子的 Fab 片段的功能是(　　)。

A. 通过胎盘　　　　B. 激活补体　　　　C. 趋化作用

D. 结合抗原　　　　E. 结合细胞

19. 关于单克隆抗体,下列哪项是正确的?(　　)

A. 通过类别转换而得到　　　　B. 通过骨髓细胞而得到

C. 具有高度特异性　　　　D. 具有识别多种抗原决定簇的特点

E. 不需要人工免疫

20. 何种 Ig 在抗流感病毒感染中较为重要?(　　)

A. IgG　　　　B. 血清型 IgA　　　　C. 分泌型 IgA　　　　D. IgM　　　　E. IgE

(卢小玲)

第五章 补体系统

补体(complement,C)是存在于人和动物血清、组织液和某些细胞膜表面的一组经活化后具有酶活性的蛋白质,由于这些成分是抗体发挥溶解细胞作用的必要补充条件,所以称之为补体。补体并非单一成分,它是由 30 多种可溶性蛋白质与膜结合蛋白组成的,故称为补体系统(complement system)。

知识链接

第一节 概 述

一、补体系统的组成

根据功能,可将补体系统 30 多种成分分为以下三类:

1. **补体固有成分** 补体固有成分是指存在于血液和体液中,参与补体酶促级联反应的补体成分。包括:①参与经典激活途径的成分:C1q、C1r、C1s、C4、C2。②参与旁路激活途径的成分:B 因子、D 因子、P 因子。③参与甘露聚糖结合凝集素激活途径的成分:甘露聚糖结合凝集素(mannan-binding lectin, MBL)、MBL 相关丝氨酸蛋白酶(MBL-associated serine protease,MASP)。④参与补体活化的共同成分:C3、C5～C9。

2. **补体受体(complement receptor,CR)** 补体受体指存在于某些细胞膜表面,能与补体激活过程所形成的活性片段相结合,介导多种生物学效应的受体分子。包括 CR1～CR5、C3aR、C5aR 等。

3. **补体调节蛋白(complement regulatory protein)** 补体调节蛋白指存在于血浆中和细胞膜表面,通过调节补体激活途径中关键酶而控制补体活性强度和范围的蛋白分子。包括 C1抑制物、H 因子、I 因子、S 蛋白、C4 结合蛋白等。

二、补体系统的命名

1. **补体成分的命名** 参与补体经典激活途径的固有成分以符号"C"表示,按其被发现的先后顺序分别命名为 C1(C1q、C1r、C1s)、C2、C3～C9。补体旁路激活途径成分以英文大写字母表示,如 B 因子、D 因子、P 因子、I 因子、H 因子等。

2. **补体片段的命名** 补体活化后裂解片段,在该成分符号后加英文小写字母表示,小片段加 a,大片段加 b,如 C3a、C3b 等。

3. **其他命名原则** 具有酶活性的补体成分或复合物在其上方加一横线表示,如$\overline{C3bBb}$;灭活的补体片段,在其符号前加 i 表示,如 iC3b;补体调节蛋白多以功能命名,如 C1 抑制物、C4 结合蛋白、衰变加速因子(DAF)等。

三、补体系统的来源与理化性质

机体多种组织细胞均能合成补体,其中肝细胞和巨噬细胞是产生补体的主要细胞。血浆中大部分的补体成分由肝细胞合成,在不同组织中,尤其是炎症病灶中,巨噬细胞是产生补体的主要来源。补体成分均是糖蛋白,大多数为 β 球蛋白,少数是 α 或 γ 球蛋白。血清补体总量相对稳定,占血清球蛋白总量的 6% 左右,在血清中补体 C3 的含量最高,D 因子的含量最低。补体性质很不稳定,能使蛋白质变性的多种理化因素,均可破坏补体活性,56 ℃作用 30 min 可使补体失活。室温条件下补体也很快失去活性,在 1～10 ℃条件下补体活性只能保持 3～4 天,故补体应保存在 −20 ℃以下。在生理状况下,补体一般多以酶原形式存在于血清中。补体具有连锁反应性,只有前面的补体成分激活以后,后面的补体成分才能接连激活。

第二节 补体系统的激活

补体系统有三条不同的激活途径,根据人类发现的先后顺序依次为经典激活途径、旁路激活途径和 MBL 激活途径。尽管以上三条途径的激活机制有所不同,但都具有相同的末端通道。

一、经典激活途径

经典激活途径又称传统途径,是以抗原-抗体的免疫复合物为主要激活物,由 C1 启动激活的途径。

(一)激活物

经典途径激活物主要是 IgG1～IgG3 或 IgM 与相应的抗原结合形成的抗原-抗体复合物。不同 IgG 亚型活化 C1 的能力由高到低依次为 IgG3、IgG1、IgG2,IgG4 不能活化补体 C1。IgG 需两个或两个以上分子与抗原结合才能激活 C1,一个 IgM 分子与抗原结合就可激活 C1。

(二)参与的补体成分

参与经典激活途径的补体成分是 C1～C9,但激活的顺序为 C1、C4、C2、C3、C5～C9。

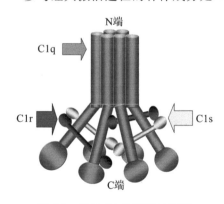

图 5-1 补体 C1 的结构示意图

C1 是由 1 个 C1q 分子、2 个 C1r 分子和 2 个 C1s 分子三个亚单位组成的复合物,Ca^{2+} 维持它们的结合,是经典激活途径的激活起始分子。其中 C1q 相对分子质量最大,由 6 个相同的亚单位组成,每个亚单位氨基端(N 端)聚合成束,羧基端(C 端)盘卷成球状(图 5-1)。C1q 分子的 C 端球形结构是与 Ig 上的补体结合位点相结合的部位,当 C1q 分子中 2 个以上的球形结构与抗体同时结合后,即可引起 C1q 构型的改变,从而导致 C1r 构型改变,成为具有活性的 C1r 并诱导 C1s 的活化,成为具有酯酶活性的 C1s,其作用的底物是 C4 和 C2。

(三)激活过程

经典激活途径整个激活过程,可以分为识别阶段、活化阶段和攻膜阶段(图 5-2)。

1. 识别阶段　C1 与抗原-抗体复合物中的补体结合位点相结合至 C1 酯酶形成。IgG1～IgG3 或 IgM 类抗体与相应抗原结合后,因抗体分子构型发生改变而使其 CH2 或 CH3 补体结合位点暴露,从而为 C1q 识别结合创造条件。当 C1 通过 C1q 与上述抗体分子中的补体结合点结合后,可使 C1q 的构型发生改变,从而导致与之相连的 C1r 与 C1s 相继活化。活化的 $\overline{C1s}$ 具有酶的活性,可依次裂解 C4 和 C2。

NOTE

2. 活化阶段 C1 酯酶作用于后续成分,形成 C3 转化酶($\overline{C4b2b}$)和 C5 转化酶($\overline{C4b2b3b}$)。活化的 C1s 首先裂解 C4 形成 C4a 和 C4b 两个片段,C4a 游离于液相中,C4b 与靶细胞或免疫复合物结合。在 Mg^{2+} 存在的情况下,C2 与细胞膜上的 C4b 结合,继而被活化的 C1s 裂解为 C2a 和 C2b 两个片段,C2a 游离于液相中,C2b 与 C4b 结合,形成 $\overline{C4b2b}$ 的复合物,即经典激活途径的 C3 转化酶。在 C3 转化酶的作用下,C3 被裂解为 C3a 和 C3b,C3a 游离于液相中,C3b 与细胞膜上的 C4b2b 结合,形成 $\overline{C4b2b3b}$ 的复合物,即经典途径的 C5 转化酶。

3. 攻膜阶段 攻膜阶段是补体形成攻膜复合物使靶细胞溶解破裂的阶段。C5 转化酶裂解 C5 为 C5a 和 C5b,其中 C5a 游离于液相中,C5b 结合与细胞表面,并依次与 C6、C7 结合形成 C5b67 复合物,C5b67 插入细胞膜中的脂质中,进而与 C8 结合,形成 C5b678 复合物,该复合物中的 C8 分子是结合 C9 的成分,一个分子的 C8 可以与 12~15 个分子的 C9 分子结合形成复合物 C5b6789,即攻膜复合物(membrane attack complex,MAC)。MAC 在细胞膜上形成亲水性跨膜孔道,能使水和电解质通过,最终因细胞内渗透压改变而导致细胞溶解破裂。三条补体激活途径在此阶段的反应过程完全相同。

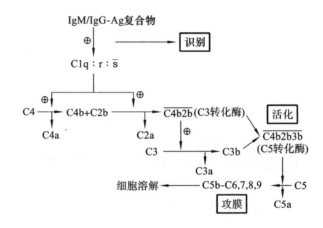

图 5-2 补体的经典激活途径示意图

二、旁路激活途径

旁路激活途径又称为替代途径,是以某些细菌、内毒素、酵母多糖、凝聚的 IgA 或 IgG4 等为激活物,直接与 C3 结合,在 B 因子、D 因子、P 因子等参与下,依次完成 C3、C5~C9 的激活过程。

在正常的生理条件下,C3 受到蛋白酶的作用,可以缓慢降解产生少量的 C3b。多数 C3b 在液相中不稳定而发生降解,少数可结合于附近的细胞膜上。结合在细胞膜表面的 C3b,可被多种补体调节蛋白灭活,而终止补体活化的级联反应(图 5-3)。

当旁路激活途径的激活物进入机体后,为 C3b 提供了一个稳定结合的表面,C3b 在 Mg^{2+} 存在条件下与 B 因子结合形成 C3bB。血清中的 D 因子可以把 C3bB 中的 B 因子裂解为 Ba 和 Bb,Ba 游离至液相,Bb 与 C3b 结合形成 $\overline{C3bBb}$,即旁路激活途径的 C3 转化酶。结合在激活物表面的 $\overline{C3bBb}$ 可以裂解 C3,产生更多的 C3b,部分新生的 C3b 与 $\overline{C3bBb}$ 结合形成 $\overline{C3bBb3b}$(或 $\overline{C3bnBb}$),即旁路激活途径的 C5 转化酶(图 5-4)。C5 转化酶可使 C5 裂解为 C5a 和 C5b,后续的反应与经典激活途径相同。同时,激活过程中产生的大量 C3b 又可以与 B 因子结合,形成更多的 C3 转化酶,即旁路激活途径的正反馈放大效应(图 5-5)。

三、凝集素激活途径

凝集素激活途径又称 MBL 激活途径,指由甘露糖结合凝集素(MBL)直接识别多种病原

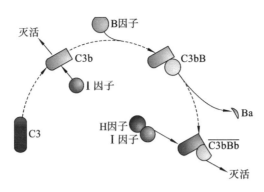

图 5-3 正常状态下,补体 C3 不会大量裂解

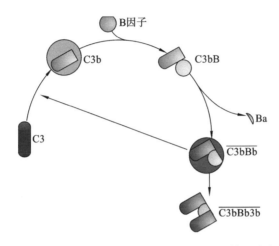

图 5-4 激活物存在的情况下,补体 C3b 和 C3 转化酶稳定

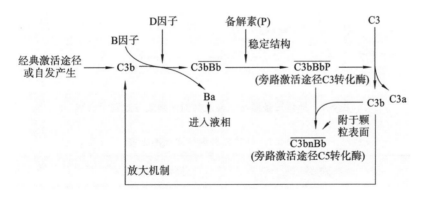

图 5-5 补体旁路激活途径和 C3b 的正反馈放大效应图

体表面的糖结构,进而依次活化 MASP、C4、C2、C3,形成与经典激活途径相同的 C3 转化酶和 C5 转化酶的级联酶促反应过程。

　　MBL 途径的主要激活物为病原微生物表面的甘露糖或半乳糖等结构,这些成分易被 MBL 识别。在病原微生物感染的早期,患者肝细胞接受促炎症细胞因子(IL-1、IL-6、TNF)刺激后,合成和分泌的一种急性期蛋白即甘露糖结合凝集素。MBL 的结构与 C1q 类似,可与病原微生物表面的糖残基结合,然后活化 MBL 相关丝氨酸蛋白酶(MASP)。MASP 具有活化的 C1s 的活性,可裂解 C4 和 C2,形成 C3 转化酶(图 5-6)。此后的过程与经典激活途径完全相同。

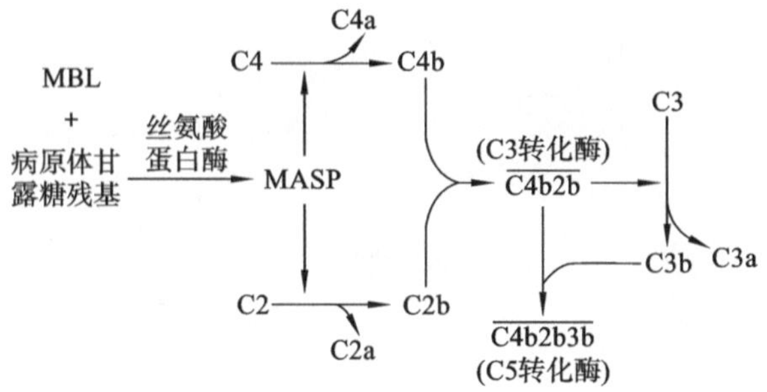

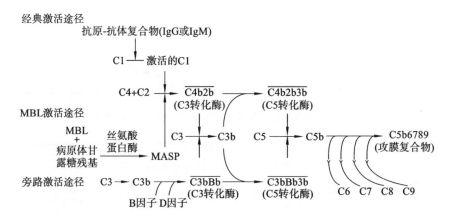

图 5-6 补体 MBL 激活途径示意图

四、补体三条激活途径的比较

补体三条途径激活过程既有各自的特点,但又存在相互交叉,具有共同的末端通路(图5-7)。旁路激活途径和 MBL 激活途径在感染的初期和早期发挥作用,参与机体的非特异性免疫,经典激活途径通常在感染中、晚期或在持续感染过程中发挥作用。补体的三条激活途径的比较如表 5-1 所示。

图 5-7 补体三条激活途径及共同末端效应过程示意图

表 5-1 补体三条激活途径的比较

比较项目	经典激活途径	旁路激活途径	MBL 激活途径
激活物	抗原-抗体复合物	某些细菌、脂多糖、酵母多糖、凝聚的 IgA 或 IgG4 等	病原体表面甘露糖残基
参与的补体成分	C1~C9	B 因子、D 因子、P 因子、C3、C5~C9	MBL、MASP、C4、C2、C3、C5~C9
所需离子	Ca^{2+}、Mg^{2+}	Mg^{2+}	Ca^{2+}
C3 转化酶	$\overline{C4b2b}$	$\overline{C3bBb}$ 或 $C3bBbP$	$\overline{C4b2b}$
C5 转化酶	$\overline{C4b2b3b}$	$\overline{C3bnBb}$ 或 $C3bnBbP$	$\overline{C4b2b3b}$
生物学作用	参与特异性免疫,在感染的中、晚期发挥作用	参与非特异性免疫,在感染的初期发挥作用	参与非特异性免疫,在感染的早期发挥作用

第三节 补体激活的调节

补体活化过程受到多种机制的严密调控,保证补体活化适度有序,从而产生对机体有益的免疫防御。补体的调控机制包括补体活化的自身调控以及体内各种调节因子的作用。

一、补体自身衰变调节

补体激活过程中生成的某些中间代谢产物极不稳定,成为补体级联反应的重要限制因素。如 C3 转化酶极容易衰变,可限制 C3 的裂解及其后续酶促级联反应;与细胞膜结合的 C3b、C4b 和 C5b 也容易衰变,可阻断级联反应。

二、补体调节蛋白的作用

机体内存在多种可溶性以及膜结合的补体调节蛋白,它们以固定的方式与不同补体成分相互作用,使补体激活与抑制处于精准的平衡状态,从而既防止补体成分对自身组织造成损伤,又能有效杀灭病原微生物。主要的补体调节蛋白及其功能见表 5-2。

表 5-2 补体调节蛋白及其功能

补体调节蛋白	作用的靶分子	功 能
可溶性调节蛋白		
C1 抑制物(C1INH)	C1r、C1s	抑制 C1r、C1s、MASP 活性,阻断 C3 转化酶形成
C4 结合蛋白(C4bp)	C4b	抑制 C4b2b 形成,辅助 I 因子对 C4b 的裂解
H 因子(Hf)	C3b	抑制 C3bBb 形成,辅助 I 因子对 C3b 的裂解
I 因子(If)	C3b、C4b	灭活 C4b、C3b
S 蛋白(SP)	C5b~C7	抑制 MAC 的形成
膜型调节蛋白		
补体受体 1(CR1)	C3b、C4b	抑制 C3 转化酶和 C5 转化酶的形成与活性
膜辅助蛋白(MCP、CD46)	C3b、C4b	抑制 C3 转化酶和 C5 转化酶的形成与活性
衰变加速因子(DAF)	C4b2b、C3bBb	抑制 C3 转化酶的形成与活性
膜反应性溶解抑制物(MIRL、CD59)	C7、C8	抑制 MAC 的形成

(一)经典激活途径和 MBL 激活途径的调节

C4b2b 是经典激活途径和 MBL 激活途径的 C3 转化酶。作用于 C4b2b 的调节因子均可发挥负调节作用,主要是阻止 C3 转化酶的形成或者分解 C3 转化酶。C5 转化酶同样受到此机制调节。在该环节中主要起作用的补体调节蛋白有 C1 抑制物、补体受体 1、C4 结合蛋白、膜辅助蛋白、I 因子和衰变加速因子等。

(二)旁路激活途径的调节

多种可溶性蛋白和膜结合蛋白可调控旁路激活途径的 C3 转化酶的形成,或抑制 C3 转化酶的活性。同样旁路激活途径的 C5 转化酶也受此机制的调控。主要起作用的补体调节蛋白有补体受体 1、H 因子、衰变加速因子、I 因子、膜辅助蛋白等。P 因子对旁路激活途径起正调节作用。

(三)末端通路的调节

多种补体调节蛋白还可以对末端通路发挥调节作用,从而保护自身正常细胞不被补体溶解。这些因子主要包括同源限制因子(homologous restriction factor,HRF)、膜反应性溶解抑制物(membrane inhibitor of reactive lysis,MIRL)、S蛋白、群集素(SP40/40)等。

第四节　补体系统的生物学功能

补体系统是执行非特异性免疫应答的分子,同时也参与特异性免疫反应。补体激活过程中产生的裂解片段,通过与细胞膜相应受体结合而介导多种生物学功能。

一、细胞毒作用

补体系统被激活以后,通过在靶细胞表面形成MAC,从而使细胞内外渗透压失衡,导致靶细胞溶解。补体的溶菌作用是机体抵抗细菌、病毒及寄生虫等病原微生物的感染的重要防御机制。补体活化产生的溶解细胞作用也参与机体抗肿瘤免疫效应,但在某些病理情况下补体系统可引起机体自身细胞溶解,导致组织损伤与疾病,如血型不符输血后的溶血反应等。

案例引导

张某,男性,65岁,因"轻度脑血栓、高血压、贫血"入院,入院后以输液治疗脑血栓为主,期间患者贫血严重,血红蛋白仅为45 g/L,给患者准备输入500 mL血液,输血期间,患者身体发热、寒战、恶心、呕吐、脸色苍白、烦躁不安、呼吸急迫,随后患者出现身体僵硬,不能说话。医生检查后发现患者瞳孔放大,没有脉搏,心跳停止,立即进行抢救,患者最后因抢救无效死亡。

提问:1. 患者最有可能的死亡原因是什么? 解释发生的主要机制。

　　　2. 如何防范此类事件再次发生?

案例引导
问题解析

二、调理作用

补体激活过程中产生的C3b、C4b、iC3b称为调理素,它们与细菌或其他颗粒性物质结合,可促进吞噬细胞的吞噬功能,称为补体的调理作用。C3b、C4b的氨基端与靶细胞结合,羧基端与带有相应受体的吞噬细胞结合,在靶细胞和吞噬细胞间起桥梁作用,从而促进吞噬细胞对靶细胞的吞噬(图5-8),这种调理作用是机体抗感染的重要机制之一。

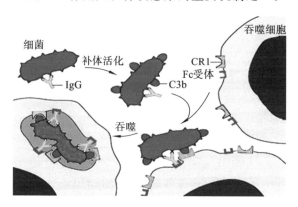

图 5-8　补体的调理作用示意图

三、清除免疫复合物作用

抗原抗体在体内结合形成中等大小的免疫复合物,可以通过活化补体片段将其清除。其作用机制为 C3b、C4b 与免疫复合物结合,同时黏附于具有相应受体的红细胞、血小板表面形成较大的复合物,该复合物通过血液被运送至肝脏和脾脏,被巨噬细胞吞噬清除,此作用又称为免疫黏附作用(图 5-9)。另外,补体被抗原-抗体复合物激活后能与抗体分子 Fc 段结合,使其空间构象发生改变,导致中等大小免疫复合物无法形成或使免疫复合物发生离解而清除。

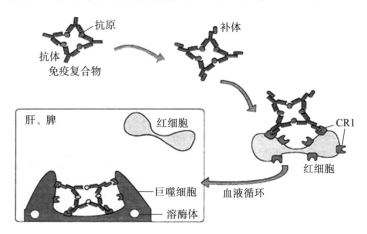

图 5-9 补体介导的免疫黏附作用示意图

四、炎症介质作用

补体活化过程中产生多种具有炎症介质作用的片段,如 C2a、C3a、C4a 和 C5a 等。

1. 过敏毒素作用　补体片段 C3a、C4a 和 C5a 又称为过敏毒素,它们能与肥大细胞或嗜碱性粒细胞表面相应受体结合,从而触发上述靶细胞脱颗粒,释放组胺等血管活性介质,引起血管扩张、毛细血管通透性增强、平滑肌收缩和支气管痉挛等炎症反应。

2. 趋化作用　C3a 和 C5a 具有趋化作用,吸引具有相应受体的中性粒细胞向炎症部位聚集,加强对病原微生物的吞噬和杀伤,同时增强机体炎症反应(图 5-10)。

3. 激肽样作用　C2a 具有激肽样作用,可使小血管扩张、通透性增强,引起炎症充血和水肿。

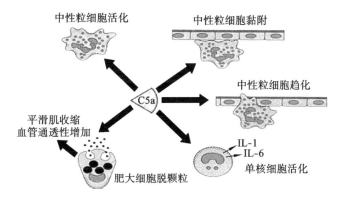

图 5-10 补体 C5a 片段的炎症介质作用示意图

五、免疫调节作用

补体系统作为固有免疫的重要组分,是连接固有免疫和适应性免疫的桥梁,也参与适应性免疫应答过程。补体对免疫应答的各个环节都具有免疫调节作用。C3 参与捕捉、固定抗原,使抗原容易被 APC 处理和提呈。补体成分可与多种免疫细胞相互作用,调节免疫细胞的增殖和分化,如 C3b 与 B 细胞表面的受体结合,可使 B 细胞增殖、分化。

补体各成分及其片段的生物学功能,见表 5-3。

表 5-3　补体成分的主要生物学功能

补体成分	主要功能	作用机制
C1～C9	溶菌、溶细胞	通过激活补体各途径,形成 MAC
C3b、C4b、iC3b	调理作用	抗原-抗体复合物,通过 C3b、C4b、iC3b 结合于吞噬细胞的相应受体上,促进吞噬细胞吞噬抗原
C3b、C4b	免疫黏附作用	抗原-抗体复合物,通过 C3b、C4b 黏附于具有相应受体的红细胞或血小板上,形成较大的聚合物,使之易吞噬
C3a、C4a 和 C5a	过敏毒素作用	过敏毒素与肥大细胞和嗜碱性粒细胞表面相应受体结合,促使其释放组胺等血管活性介质
C3a 和 C5a	趋化作用	吸引具有相应受体的中性粒细胞向炎症部位聚集,加强对病原微生物的吞噬
C2a	激肽作用	可使小血管扩张、通透性增强,引起炎症充血和水肿
C3b	免疫调节作用	对抗原提呈细胞处理提呈抗原,B 细胞的活化、增殖、分化及杀伤细胞效应功能等有一定的调节作用

第五节　补体系统异常与疾病

在正常情况下,补体系统被适时适度激活后可发挥多种对机体有益的生物学功能,并受到机体精密的调控。在某些特殊情况下,如遗传缺陷、功能障碍或补体过度活化等,也可能造成机体发生某些疾病。

一、遗传性补体缺陷相关的疾病

在临床上可以见到一些补体先天性缺陷的患者,除了 C2 缺陷相对常见外,其他补体成分的缺陷均比较少见。补体先天性缺陷患者的两大临床表现是反复感染和自身免疫病,这也从反面证实了补体在抗感染免疫和免疫调节方面的重要意义。补体缺陷与临床常见疾病之间的关系见表 5-4。

表 5-4　补体缺陷与临床疾病

	主要相关的缺陷补体成分	次要相关的缺陷补体成分
遗传性血管神经性水肿	C1INH	
严重顽固性皮肤损害	C1q	
反复发作性细菌感染	C3、I 因子	C1r、C1q
免疫复合物性血管炎	C1q、C1r、C4、C2	C3、C5
反复发作性革兰阳性球菌感染	C5、C6、C7、C8	
系统性红斑狼疮	CR1	

二、补体与感染性疾病

某些情况下,病原微生物可借助补体受体入侵细胞,主要机制有:①C3b、iC3b、C4b 等补体片段可以与微生物结合,使其通过 CR1、CR2 进入细胞,在细胞间扩散;②某些病原微生物能以补体受体或补体调节蛋白作为其受体而入侵细胞,如 EB 病毒以 CR2 为受体,麻疹病毒以 MCP 为受体,柯萨奇病毒和大肠杆菌以 DAF 为受体等;③某些微生物感染细胞后,可产生类似 CD59 样的调节蛋白,有效抑制补体的活化及溶解效应,从而对抗机体的免疫防御功能。

三、补体与炎症性疾病

补体的异常激活参与炎症性疾病的发生与发展。炎症因子 C3a、C5a 等可激活单核巨噬细胞、内皮细胞和血小板并释放炎症介质和细胞因子,这些片段在促进炎症反应中起重要作用,因而在一些炎症性疾病中,补体起重要的病理作用,包括自身免疫病、心血管疾病、感染过程中的炎症性组织损伤、超急性移植排斥等。

知识链接

小结

补体是存在于人和动物血清、组织液和某些细胞膜表面的一组经活化后具有酶活性的蛋白质,补体并非单一成分,它是由 30 多种可溶性蛋白质与膜结合蛋白组成的,故称为补体系统。补体系统的组成包括补体的固有成分、补体调节蛋白和补体受体三类。

补体成分均为糖蛋白,大多数为 β 球蛋白,少数是 α 或 γ 球蛋白。血清补体总量相对稳定,占血清球蛋白总量的 6% 左右,在血清中补体 C3 的含量最高。补体性质很不稳定,能使蛋白质变性的多种理化因素,均可破坏补体活性,56 ℃作用 30 min 可使补体失活。补体具有连锁反应性,只有前面的补体成分激活以后,后面的补体成分才能接连激活。

补体成分一般以酶原的形式存在,在某些激活物作用下,可以通过经典激活途径、旁路激活途径和 MBL 激活途径活化,最终在靶细胞膜上形成攻膜复合物,导致靶细胞的溶解破裂。旁路激活途径在感染的初期发挥作用,MBL 激活途径在感染的早期发挥作用,经典激活途径在感染的中、晚期发挥作用。补体具有多种生物学作用,如细胞毒作用、调理作用、清除免疫复合物作用、炎症介质作用和免疫调节作用等。

补体活化受到多种机制的调控,保证补体活化适度有序,从而产生对机体有益的免疫防御。补体的调控机制包括补体活化的自身衰变调节及体内各种调节因子的作用。其使补体激活与抑制处于精准的平衡状态,从而既防止补体对自身组织造成损伤,又能有效杀灭病原微生物。但在某些特殊情况下,如遗传缺陷、功能障碍或补体过度活化等,也可能造成机体发生某些疾病。

能力检测

能力检测答案

1. 下列激活补体能力最强的免疫球蛋白是( )。

A. IgG   B. IgE   C. IgA   D. SIgA   E. IgM

2. 下列哪种成分是经典激活途径的 C3 转化酶?( )

A. $\overline{C4b2b}$ B. $\overline{C567}$ C. $\overline{C3bBb}$ D. $\overline{C3bBb3b}$ E. IC

3. 补体经典激活途径与旁路激活途径的共同点是( )。

A. 参与的补体成分相同   B. C5 转化酶相同

C. C3 转化酶的组成相同   D. 激活物质相同

E. 攻膜复合物的形成及其溶解细胞效应相同

4. 参与细胞毒作用和溶菌作用的成分是( )。

A. C3b、C5b   B. 攻膜复合物   C. C42

D. C567　　　　　　　　　E. C423

5. 参与经典激活途径作用的补体成分是（　　）。

A. C5～C9　　　B. C3　　　C. C1～C9　　　D. C1～C4　　　E. C1、C2、C4

6. 旁路激活途径的补体成分不包括（　　）。

A. C3　　　　　B. I 因子　　　C. D 因子　　　D. B 因子　　　E. C5

7. MBL 激活途径和经典激活途径不同的是（　　）。

A. 激活物　　　　　　　　　B. C3 转化酶　　　　　　　　C. C5 转化酶

D. MAC　　　　　　　　　　E. 作用效果

8. 多数补体分子属于（　　）。

A. α 球蛋白　　　　　　　　B. β 球蛋白　　　　　　　　C. γ 球蛋白

D. 白蛋白　　　　　　　　　E. 脂蛋白

9. 补体裂解产物中具有激肽样作用的是（　　）。

A. C2a　　　　　B. C4a　　　C. C3a　　　D. C3b　　　E. C5b

10. 灭活 C3b 的补体调节因子是（　　）。

A. I 因子　　　B. C4bp　　　C. C8bp　　　D. S 蛋白　　　E. DAF

11. 补体系统各成分中,相对分子质量最大的是（　　）。

A. C1　　　　　B. C2　　　C. C3　　　D. C4bp　　　E. D 因子

12. 下列补体固有成分中含量最高的是（　　）。

A. C3　　　　　B. C4　　　C. C1q　　　D. C2　　　E. C5

（石金舟）

第六章　细胞因子

细胞因子(cytokine,CK)是由免疫细胞或非免疫细胞合成并分泌的小分子蛋白质或多肽。它们在细胞之间传递信息,调节细胞的生理过程,提高机体的免疫力,在异常情况下也有可能引起发热、炎症、休克等病理过程。以细胞因子为靶点的生物制剂在肿瘤、自身免疫病、免疫缺陷、感染等治疗方面具有临床应用价值。

第一节　细胞因子及其受体概述

一、细胞因子来源和分布

细胞因子可由体内多种细胞产生:①免疫细胞,如 T/B 细胞、NK 细胞、单核巨噬细胞,是细胞因子的主要来源;②非免疫细胞,如表皮细胞、血管内皮细胞及成纤维细胞;③某些肿瘤细胞,如白血病、骨髓瘤、淋巴瘤细胞以及其他某些实体瘤细胞。各类细胞因子间也可相互诱生。

细胞因子通常以可溶性蛋白的形式存在于体液和组织间质中,某些细胞因子(如 TNF-α)也可以跨膜分子的形式,表达于产生细胞的表面。

二、细胞因子分类和命名

自从 1957 年发现干扰素(interferon,IFN)以来,又陆续发现 200 余种细胞因子。根据细胞因子的主要功能可分为白细胞介素、干扰素、肿瘤坏死因子、集落刺激因子、生长因子和趋化因子六类。

1. 白细胞介素　白细胞介素(interleukin,IL)最初是指由白细胞产生又在白细胞间发挥作用的细胞因子,虽然后来发现白细胞介素可由其他细胞产生,但这一名称仍被广泛使用着。目前已经命名的白细胞介素有 38 种(IL-1~IL-38)。白细胞介素的主要作用是调节机体免疫应答、介导炎症反应和刺激造血功能。

2. 干扰素　干扰素(interferon,IFN)是最先发现的细胞因子,因其具有干扰病毒感染和复制的能力故称干扰素。根据来源和理化性质,可将干扰素分为 α、β 和 γ 三种类型。IFN-α 主要由浆细胞样树突状细胞、淋巴细胞和单核巨噬细胞产生,IFN-β 主要由成纤维细胞和病毒感染的细胞产生。IFN-α 和 IFN-β 又称为 I 型干扰素,以抗病毒、抗肿瘤作用为主,也具有免疫调节的作用。IFN-γ 主要由活化的 T 细胞和 NK 细胞产生,也称为 II 型干扰素,以免疫调节为主,同时具有抗肿瘤和抗感染作用。干扰素已被应用于临床某些疾病的治疗。

3. 肿瘤坏死因子　肿瘤坏死因子(tumor necrosis factor,TNF)是 Garwell 等在 1975 年发现的一种能使肿瘤组织坏死的物质。肿瘤坏死因子分为 TNF-α 和 TNF-β 两种,前者主要由活化的单核巨噬细胞产生,活化的 NK 细胞和肥大细胞、抗原刺激的 T 细胞也分泌 TNF-α,后者主要由活化的 T 细胞产生,又称为淋巴毒素(lymphotoxin,LT)。具有生物学活性的 TNF-α/β 为同源三聚体分子。TNF 家族目前已经发现 TRAL(TNF related apoptosis-inducing ligand)、CD40L、FasL 等 30 余种细胞因子。TNF 家族成员在杀伤靶细胞和诱导细胞凋亡、调节免疫应答等过程中发挥重要作用。

4. 集落刺激因子 集落刺激因子(colony-stimulating factor,CSF)是指能够刺激多能造血干细胞和不同发育分化阶段的造血干细胞进行增殖分化,并在半固体培养基中形成相应细胞集落的细胞因子。目前发现的集落刺激因子有粒细胞-巨噬细胞集落刺激因子(granulocyte-macrophage colony stimulating factor,GM-CSF)、巨噬细胞集落刺激因子(macrophage colony stimulating factor,M-CSF)、粒细胞集落刺激因子(granulocyte colony stimulating factor,G-CSF)。此外,红细胞生成素(erythropoietin,EPO)、干细胞因子(stem cell factor,SCF)和血小板生成素(thrombopoietin,TPO),也是重要的造血刺激因子。各种集落刺激因子的特性见表6-1。

表6-1 集落刺激因子的特性

集落刺激因子	相对分子质量	细胞来源	作用细胞	主要功能
IL-3	20000~26000	T细胞	未成熟组细胞	促进靶细胞的生长和分化
IL-7	25000	成纤维细胞 骨髓基质细胞	未成熟组细胞	促进淋巴细胞的生长和分化
GM-CSF	22000	T细胞、内皮细胞 单核巨噬细胞 成纤维细胞	未成熟组细胞 定向祖细胞 单核巨噬细胞	促进靶细胞的活化、生长和分化,促进粒细胞和单核巨噬细胞的分化
M-CSF	40000	单核巨噬细胞 内皮细胞 成纤维细胞	定向祖细胞	促进单核巨噬细胞分化
G-CSF	19000	单核巨噬细胞 内皮细胞 成纤维细胞	定向祖细胞	促进粒细胞分化

5. 生长因子 生长因子(growth factor,GF)泛指一类具有刺激细胞生长作用的细胞因子,包括转化生长因子-β(transforming growth factor-β,TGF-β)、表皮生长因子(epidermal growth factor,EGF)、血管内皮细胞生长因子(vascular endothelial growth factor,VEGF)、成纤维细胞生长因子(fibroblast growth factor,FGF)、神经生长因子(nerve growth factor,NGF)、血小板源性生长因子(platelet-derived growth factor,PDGF)等。其中,TGF-β是一种对免疫细胞具有负向调节作用的细胞因子,可抑制多种免疫细胞的增殖、分化和其他生物学效应。

6. 趋化因子 趋化因子(chemokine)是一个蛋白质家族,此家族由十余种相对分子质量多为8000~10000,结构有较大同源性的蛋白组成。这些蛋白在氨基端多含有一或两个半胱氨酸。根据半胱氨酸的排列方式,将趋化因子又分为亚家族。两个半胱氨酸按Cys-X-Cys(半胱氨酸-任一氨基酸-半胱氨酸)方式排列的趋化因子属α亚家族,也称CXC趋化因子;以Cys-Cys方式排列的趋化因子属β亚家族,也称CC趋化因子。近年来,又发现了氨基端只有一个半胱氨酸(Cys)的趋化因子,这种因子被命名为γ亚家族趋化因子,也称C趋化因子。趋化因子主要由白细胞与造血微环境中的基质细胞分泌,可结合在内皮细胞的表面,具有对中性粒细胞、单核细胞、淋巴细胞、嗜酸性粒细胞和嗜碱性粒细胞的趋化和激活活性。例如:IL-8是典型α亚家族系的代表,对中性粒细胞有趋化作用;单核细胞趋化蛋白-1(monocyte chemotactic protein-1,MCP-1)是β亚家族的代表,可趋化单核细胞;淋巴细胞趋化蛋白是γ亚家族的代表,对淋巴细胞有趋化作用。

三、细胞因子受体

细胞因子通过与靶细胞表面的相应细胞因子受体结合来启动细胞内的信号转导途径,从而调节细胞的功能。在细胞因子名称后面加 R(receptor)通常是表示细胞因子受体的名称,如 TNFR(TNF 受体)、IL-1R(IL-1 受体)等,细胞因子受体均为跨膜分子,具有一般膜受体的特性,由胞质区、跨膜区和胞膜外区组成。

1. 细胞因子受体的种类 根据结构特点细胞因子受体被分为以下五个家族。

(1) I 类细胞因子受体家族(class I cytokine receptor family):也称血细胞生成素受体家族(hematopoietin receptor family),此类受体的胞外区有 Trp-Ser-X-Trp-Ser(WSXWS)基序和保守的半胱氨酸,包括 IL-2～IL-7、IL-9、IL-11、IL-12、IL-13、IL-15、IL-21、GM-CSF、G-CSF等细胞因子受体。

(2) II 类细胞因子受体家族(class II cytokine receptor family):此类受体的胞膜外区无 WSXWS 基序但有保守的半胱氨酸,包括 IL-10 家族细胞因子的受体以及 IFN-α、IFN-β、IFN-γ 家族。

(3) 肿瘤坏死因子受体超家族(tumor necrosis factor receptor superfamily,TNFRSF):这类受体多以同源三聚体发挥作用,其胞膜外区含有数个富含半胱氨酸的结构域。包括 TNF-α、LT、CD40L、FasL、NGF 等。

(4) 免疫球蛋白超家族受体(Ig superfamily receptor,IgSFR):此类受体在结构上与免疫球蛋白的 C 区或 V 区相似,即具有多个 IgSF 结构域。IL-1、IL-18、M-CSF、SCF 等细胞因子受体属于该类受体。

(5) 趋化因子受体家族(chemokine receptor family):趋化因子受体均为 7 次跨膜的 G-蛋白偶联受体。在趋化因子亚家族名称后缀以 R(receptor),再按受体被发现的顺序缀以阿拉伯数字进一步区分是趋化因子受体命名的规则,例如,共有 5 种与 CXCL 趋化因子结合的受体,分别命名为 CXCR1～CXCR5。CCL 趋化因子受体共有 9 种,分别命名为 CCR1～CCR9。HIV 感染巨噬细胞和某些记忆 T 细胞的辅助受体是 CCR5,它的小分子拮抗肽可抑制 HIV 感染这些细胞。CCR5 的编码基因为多态性基因。携带缺少了 32 个碱基的 CCR5 等位基因的纯合子个体,其 CCR5 不能辅助 HIV 感染,即使多次接触 HIV 也不会发生 AIDS。

2. 细胞因子受体共有链 大多数细胞因子受体家族成员由 2 条(或 3 条)多肽链构成,其中 1 条或 2 条多肽链称为细胞因子结合亚单位,作用是特异性结合细胞因子;另一条多肽链称为信号转导亚单位,作用是转导信号,结合亚单位构成低亲和力受体,信号转导亚单位与结合亚单位共同构成高亲和力受体并转导信号,但一般不能单独与细胞因子结合。在细胞因子受体中,共用的信号转导亚单位称为细胞因子受体共有链(common chain),例如,IL-2、IL-4、IL-7、IL-9、IL-15 和 IL-21 受体中有相同的信号转导亚单位 γ 链(common γ chain),它们因具有受体供应链而共享信号转导通路,这部分解释了为什么具有受体共有链的细胞因子会有相似的生物学功能。

3. 可溶性细胞因子受体和细胞因子受体拮抗剂

(1) 可溶性细胞因子受体:大多数细胞因子受体除了膜型受体外,还存在着可溶形式。可溶性细胞因子受体可结合细胞因子,与相应的膜型受体竞争结合配体而起到抑制细胞因子功能的作用。某些疾病的诊断及病程发展和转归的监测可依赖于检测某些可溶性细胞因子的水平。

(2) 细胞因子受体拮抗剂:有些细胞因子的受体存在天然拮抗剂,如由单核巨噬细胞产生的 IL-1 受体拮抗剂(IL-1Ra),是与 IL-1 有一定同源性的多肽,可以竞争结合 IL-1 受体来抑制 IL-1 的生物学活性。某些病毒可产生细胞因子结合蛋白,抑制细胞因子与相应受体的结合从而干扰机体正常的免疫功能。人工制备的受体拮抗剂或细胞因子结合物可用于治疗一些因细胞因子水平过高引起的相关疾病。

第二节 细胞因子的共同特点

细胞因子可由多种细胞产生,种类很多,在许多方面具有共同特点。

一、细胞因子的理化特性

细胞因子多为相对分子质量较小的分泌型蛋白,绝大多数为糖蛋白。多数细胞因子以单体形式存在,少数为二聚体(如 IL-5、IL-12、M-CSF 等)或三聚体(TNF-α)。

二、细胞因子的产生和分泌特点

淋巴因子(lymphokine)主要由淋巴细胞产生,包括 T 细胞、B 细胞和 NK 细胞等。重要的淋巴因子有 IL-2、IL-3、IL-4、IL-5、IL-6、IL-9、IL-10、IL-12、IL-13、IL-14、IFN-γ、TNF-β、GM-CSF和神经白细胞素等。单核因子(monokine)主要由巨噬细胞或单核细胞产生,如 IL-1、IL-6、IL-8、TNF-α、G-CSF 和 M-CSF 等。非淋巴细胞、非单核巨噬细胞产生的细胞因子,主要由骨髓和胸腺中的基质细胞、成纤维细胞、血管内皮细胞等细胞产生,如 EPO、IL-7、IL-11、SCF、内皮细胞源性 IL-8 和 IFN-β 等。

天然的细胞因子由抗原、丝裂原或其他刺激物所活化的细胞分泌,通过旁分泌(paracrine)、自分泌(autocrine)或内分泌(endocrine)的方式发挥作用。若某种细胞因子作用的靶细胞(细胞因子作用的细胞)也是其产生细胞,则该细胞因子对靶细胞表现出的生物学作用方式称为自分泌,如 T 细胞产生的 IL-2 可刺激 T 细胞本身生长。若某种细胞产生的细胞因子主要作用于邻近的细胞,则该细胞因子对靶细胞表现出的生物学作用方式称为旁分泌,如树突状细胞产生的 IL-12 促进 T 细胞增殖及分化。少数细胞因子如 TNF-α、IL-1 在体液中浓度很高时通过血流作用于远处的靶细胞,表现为内分泌方式。

三、细胞因子的作用特点

细胞因子通常具有多效性、重叠性、协同性、拮抗性和网络性。①多效性:一种细胞因子可作用于多种靶细胞,产生多种生物学效应,如干扰素可激活巨噬细胞,也可上调有核细胞表达 MHC I 类分子。②重叠性:几种不同的细胞因子作用于同一种靶细胞,产生相同或相似的生物学效应,如 IL-2 和 IL-4 均可刺激 B 细胞增殖。③协同性:一种细胞因子可增强另一种细胞因子的功能,表现为协同性,如 IL-5 可增强 IL-4 诱导 B 细胞分泌的抗体类别向 IgE 转换。④拮抗性:不同的细胞因子对同一种靶细胞产生相反的作用,如 IL-4 可抑制 Th0 细胞向 Th1 细胞的分化,而 IFN-γ 则刺激 Th0 细胞向 Th1 细胞分化。⑤网络性:众多细胞因子在机体内相互抑制或相互促进,形成十分复杂的细胞因子调节网络,对免疫应答进行调节,维持免疫系统的平衡。例如,Th 细胞可产生众多的细胞因子,是调节免疫应答的主要细胞,其核心作用主要就是通过复杂的细胞因子调节网络实现的。

第三节　细胞因子的生物学作用

一、参与固有免疫应答

参与固有免疫应答的细胞主要有树突状细胞、单核巨噬细胞、中性粒细胞、NK细胞、NKT细胞、γδT细胞、B1细胞以及嗜酸性粒细胞和嗜碱性粒细胞等。细胞因子对这些细胞的发育、分化以及效应功能有多种重要的调节作用,如IL-2、IL-12等可促进NK细胞对病毒感染细胞的杀伤活性;IL-1、TNF等可激活单核巨噬细胞,增强其吞噬和杀伤功能。某些细胞因子可直接发挥效应,如:TNF可直接杀伤肿瘤细胞;干扰素可抑制病毒复制。

二、参与适应性免疫应答

细胞因子精细调节参与适应性免疫应答的免疫细胞的活化、增殖、分化和效应阶段。

1. 参与免疫细胞的活化、增殖　有多种细胞因子可刺激免疫活性细胞的增殖,如IL-2和IL-15刺激T细胞的增殖,IL-4、IL-6和IL-13刺激B细胞增殖,也有多种细胞因子刺激免疫活性细胞的分化,如IL-12促进未致敏的$CD4^+$T细胞分化成Th1细胞,IL-4促进未致敏的$CD4^+$T细胞分化成Th2细胞。B细胞在分化过程中发生的Ig类别转换也是在细胞因子的作用下实现的,如:IL-4刺激B细胞产生IgE;TGF-β刺激B细胞产生IgA。从这个意义上讲,细胞因子调节了B细胞产生的免疫球蛋白的类别使其介导不同的效应功能。有些细胞因子如TGF-β在一定条件下也可表现免疫抑制活性。它除可抑制巨噬细胞的激活外,还可抑制细胞毒性T细胞(CTL)的成熟。分泌TGF-β的T细胞表现为抑制性T细胞的功能。某些肿瘤细胞因分泌大量的TGF-β而逃避机体免疫系统的攻击。此外,IL-10也是巨噬细胞的抑制因子。

2. 参与免疫应答的效应阶段　多种细胞因子刺激免疫细胞对抗原性物质进行清除。IFN-γ是一种重要的巨噬细胞激活因子(macrophage activating factor,MAF),它能激活单个核吞噬细胞杀灭尤其是胞内感染的病原体等微生物。IFN-γ激活细胞毒性T细胞(cytotoxic lymphocyte,CTL),刺激有核细胞表达MHC Ⅰ类分子,从而促进其杀伤感染胞内病原体(如病毒)的细胞。IL-2刺激CTL的增殖与分化并杀灭微生物尤其是胞内病原体。

三、刺激造血

在免疫应答和炎症反应过程中,血小板、红细胞和白细胞不断被消耗,因此机体需不断从分化成熟的骨髓造血干细胞中补充这些血细胞。由骨髓基质细胞和T细胞等产生刺激造血的细胞因子调控着血细胞的生成和补充。巨噬细胞集落刺激因子(M-CSF)、粒细胞集落刺激因子(G-CSF)和粒细胞-巨噬细胞集落刺激因子(GM-CSF)刺激骨髓生成各类髓样细胞。GM-CSF是树突状细胞的分化因子。IL-7刺激未成熟T细胞前体细胞的增殖与分化。红细胞生成素(EPO)刺激红细胞的生成。IL-6、IL-11和血小板生成素(TPO)均可刺激骨髓巨核细胞的分化、成熟和血小板的产生。

> **案例引导**

患者,男,51岁,30年吸烟史,因咳血和胸痛入院。血常规:血红蛋白为11.8 g/L,白细胞为$11×10^6$/mL,中性粒细胞百分比为83%,淋巴细胞百分比为14%。癌胚抗原CEA为24 μg/mL,经胸部CT、支气管电镜检查和病理活检确诊为肺癌。行右下肺叶切除和淋巴结清

案例引导
问题解析

扫。患者术后21天后进入化疗阶段,化疗中使用顺铂和多西他赛等药物。10天后出现恶心、呕吐、心悸、腹胀、精神萎靡等反应。查体:巩膜无黄染,腹部无压痛,胸部无异常,口腔见少许霉斑生长。相应处理后消化道症状缓解。查血常规,血红蛋白为13 g/L,白细胞为$0.8×10^6$/mL,中性粒细胞占76%,淋巴细胞占18%,血小板正常。诊断为化疗后白细胞减少症。注射多种CSF,升高白细胞进行治疗。

问题:1. 该患者白细胞减少的原因是什么?

2. 用什么进行治疗?

四、诱导细胞凋亡和直接杀伤靶细胞

在肿瘤坏死因子超家族(TNFSF)中,有几种细胞因子可诱导细胞凋亡或直接杀伤靶细胞。如TNF-α可直接杀伤肿瘤细胞或病毒感染细胞。活化T细胞和NK细胞表达的FasL可通过可溶型或膜型形式结合靶细胞上的Fas,诱导其凋亡。

五、促进创伤的修复

多种细胞因子在组织损伤修复中扮演重要角色。如:TGF-β可通过刺激成纤维细胞和成骨细胞促进损伤组织的修复;FGF促进多种细胞的增殖,有利于慢性软组织溃疡的愈合;VEGF可促进血管和淋巴管的生成。

第四节 细胞因子与临床

细胞因子的作用具有双重性。在生理条件下,通过发挥免疫调节、刺激造血、促进炎症反应及诱导细胞凋亡等多种生物学效应,产生对机体有利的作用;而在某些条件下,又可促进或导致某些疾病的发生,介导对机体有害的免疫应答。细胞因子的水平在疾病的发展过程中可发生变化,因此细胞因子可作为临床疾病的辅助诊断指标之一。

一、细胞因子及其受体与临床疾病

正常情况下,细胞因子表达和分泌受机体严格的调控,在病理状态下,细胞因子会出现异常性表达,表现为细胞因子及其受体的缺陷,细胞因子表达过高,以及可溶性细胞受体的水平增加等。

在发生炎症、自身免疫病、变态反应、休克等疾病时,某些细胞因子的表达量可成百上千倍地增加,如:在类风湿性关节炎、强直性脊柱炎、银屑病患者体内均可检测到过高水平的TNF-α;多种趋化因子可促进类风湿性关节炎、肺炎、哮喘和过敏性鼻炎的发生和发展;风湿性关节炎的滑膜液中可发现IL-1、IL-6、IL-8水平明显高于正常人。这些细胞因子均可促进炎症过程,使病情加重。

细胞膜表面的细胞因子受体可脱落下来,成为可溶性细胞因子受体,存在于体液和血清中,在某些疾病条件下,出现可溶性细胞因子受体的水平升高。这类分子可能结合细胞因子,使其不再与膜表面的细胞因子受体结合,因而封闭了细胞因子的功能。例如先天性的性联重度联合免疫缺陷病患者,表现为体液免疫和细胞免疫的双重缺陷,出生后必须在无菌罩中生活,往往在幼儿期因感染而夭折。现已发现这种患者的IL-2受体γ链缺陷,由此导致IL-2、IL-4和IL-7的功能障碍,使免疫功能严重受损。细胞因子的继发性缺陷往往发生在感染、肿瘤等疾病以后,如人类免疫缺陷病毒(HIV)感染并破坏Th细胞后,可导致Th细胞产生的各

知识链接

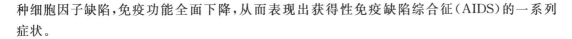

种细胞因子缺陷,免疫功能全面下降,从而表现出获得性免疫缺陷综合征(AIDS)的一系列症状。

二、细胞因子与临床疾病的治疗

采用现代生物技术研制开发的重组细胞因子、细胞因子抗体和细胞因子受体拮抗蛋白已获得了广泛的临床应用,同时也创造了十分巨大的商业价值。

1. 细胞因子补充疗法 目前,利用基因工程技术生产的重组细胞因子作为生物应答调节剂(biological response modifier,BRM)在治疗肿瘤、造血障碍、感染等方面已产生良好的疗效,成为新一代的药物。重组细胞因子作为药物具有很多优越之处。例如,细胞因子为人体自身成分,可调节机体的生理过程和提高免疫功能,很低剂量即可发挥作用,因而副作用小,疗效显著,是一种全新的生物制剂,已成为某些疑难病症必不可少的治疗手段。又如,最早用于临床的干扰素α在治疗白血病和病毒感染中有显著疗效。目前在国际上已批准生产的细胞因子药物还包括 EPO、干扰素γ、GM-CSF、G-CSF、IL-2 等。这些细胞因子的主要适应证包括肿瘤、感染(如肝炎、AIDS)、造血功能障碍、创伤、炎症等。已批准上市的重组细胞因子药物见表6-2。

表 6-2 已批准上市的重组细胞因子药物

细胞因子	适应证
IFN-α	白血病、Kaposi 肉瘤、乙型病毒性肝炎、恶性肿瘤、AIDS
IFN-β	多发性硬化症
IFN-γ	慢性肉芽肿、生殖器疣、过敏性皮炎、类风湿性关节炎
IL-2	癌症、免疫缺陷病,疫苗佐剂
IL-11	放、化疗所致血小板减少症
G-CSF	自体骨髓移植、化疗导致的粒细胞减少症、再生障碍性贫血
GM-CSF	自体骨髓移植、化疗导致的粒细胞减少症、再生障碍性贫血
SCF	与 G-CSF 联合应用于外周血干细胞移植
EGF	外用药治疗烧伤、口腔溃疡
bFGF	外用药治疗烧伤、外周神经炎
EPO	慢性肾衰竭导致的贫血、癌症或癌症化疗导致的贫血、失血后贫血

2. 细胞因子拮抗疗法 用细胞因子受体、细胞因子受体拮抗剂或抗细胞因子抗体治疗疾病(表6-3)。例如:应用抗 IL-2R 抗体防治移植排斥反应;应用抗 TNF 抗体治疗类风湿性关节炎。

表 6-3 细胞因子/受体相关制剂的临床应用

名称	适应证
sTNFRⅡ-Fc 和抗 TNF-αmAb	类风湿性关节炎、节段性回肠炎、银屑病性关节炎
CD25mAb	预防肾移植引起的急性排斥反应
抗 EGFR mAb	转移性直肠结肠癌、头颈部肿瘤
抗 VEGF mAb	转移性结肠癌、年龄相关的黄斑病变

小结

细胞因子是一类由多种细胞经活化后分泌的具有多种生物学活性的小分子多肽或蛋白，通过结合相应受体影响自身及其他细胞的行为，在免疫细胞的分化发育、免疫应答、免疫调节中扮演重要的角色。众多细胞因子在机体内相互制约或相互促进，形成十分复杂的细胞因子调节网络，既可调节许多重要生理功能，又可参与多种病理损伤。在肿瘤、自身免疫病、免疫缺陷病、感染等治疗方面，以细胞因子为靶点的生物制剂具有重要的临床应用价值。

能力检测答案

能力检测

1. 以下关于细胞因子的叙述，哪项是错误的？（　　　）

A. 是一组小分子的蛋白质　　　　　　　　　B. 需其他物质刺激才能产生

C. 其作用具有特异性　　　　　　　　　　　D. 可以作用于自身细胞

E. 微量即起作用

2. 下列哪种免疫分子的作用具有特异性？（　　　）

A. Ab　　　　　B. IL-1　　　　C. 补体　　　　　D. IFN　　　　E. TNF

3. 关于干扰素的作用，下列哪项是正确的？（　　　）

A. 由活化 T 细胞产生　　　　　　　　　　B. 以三聚体存在

C. 由感染的病毒合成　　　　　　　　　　D. 具有抗病毒和免疫调节作用

E. 以上都不是

4. 促进造血干细胞增殖分化的细胞因子是（　　　）。

A. IL　　　　　B. TNF　　　　C. IFN　　　　　D. TGF　　　　E. CSF

5. 下列哪类细胞不能分泌细胞因子？（　　　）

A. T 细胞　　　　　　　　B. B 细胞　　　　　　　　C. 浆细胞

D. 单核细胞　　　　　　　E. 成纤维细胞

6. 细胞因子不包括（　　　）。

A. 淋巴毒素　　　　　　　B. 过敏毒素　　　　　　　C. IL-2

D. 集落刺激因子　　　　　E. 干扰素

7. 关于细胞因子的效应作用，下列哪项是错误的？（　　　）

A. 以非特异性方式发挥作用　　　　　　　B. 无 MHC 限制性

C. 生物学效应极强　　　　　　　　　　　D. 在体内持续时间很长

E. 作用具有多向性

8. 关于细胞因子的叙述，下列哪项是错误的？（　　　）

A. 由细胞合成和分泌的生物活性物质

B. 能调节多种细胞生理功能

C. 在免疫系统中起着非常重要的调控作用

D. 无论在什么情况下对机体都是有利的

E. 细胞因子包括 IL、IFN、CSF、TNF 和趋化因子

9. 主要作用于中性粒细胞的趋化因子属于（　　　）。

A. CC 亚族　　　B. CXC 亚族　　　C. C 亚族　　　D. CX3C 亚族　　　E. 以上都不是

（谷　娟）

第七章 白细胞分化抗原和黏附分子

免疫系统中细胞间的相互作用是免疫应答的基础。细胞间的相互作用包括细胞间的直接接触和(或)通过分泌细胞因子等其他生物活性分子的介导起作用。细胞表面的功能分子包括多种抗原、受体和黏附分子等,有些细胞表面的功能分子与细胞特定的形态、功能和发育阶段密切相关,又称为细胞表面标志(cell surface marker)。

第一节 白细胞分化抗原

一、白细胞分化抗原的概念

白细胞分化抗原(leukocyte differentiation antigen)是指造血干细胞在分化为不同谱系(lineage)、分化的不同阶段,以及细胞活化过程中,出现或消失的细胞表面分子。白细胞分化抗原除表达在白细胞外,还表达在红细胞、巨噬细胞、血小板等其他血液细胞表面,以及广泛分布于血管内皮细胞、成纤维细胞、上皮细胞、神经内分泌细胞等细胞表面。白细胞分化抗原大多是蛋白或糖蛋白,含胞膜外区、跨膜区和胞质区。有些白细胞分化抗原是经糖基磷脂酰肌醇(glycosyl-phosphatidylinositol,GPI)连接方式,锚定在细胞膜上;少数白细胞分化抗原是碳水化合物,极少数是分泌型蛋白。

根据胞膜外区的不同结构特点,白细胞分化抗原可分为不同的家族和超家族。主要有免疫球蛋白超家族、细胞因子受体超家族、C 型凝集素受体超家族、整合素家族、选择素家族、肿瘤坏死因子超家族及肿瘤坏死因子受体超家族等。

分化群(cluster of differentiation,CD)的概念:分化群是应用以单克隆抗体鉴定为主的方法,将来自不同实验室的单克隆抗体所识别的同一分化抗原归为同一个分化群(CD)的命名体系。人 CD 的编号已从 CD1 命名至 CD371,可大致分为 14 个组(表 7-1)。

表 7-1 人 CD 分组

分组	CD 分子
T 细胞	CD2、CD3、CD4、CD8、CD28、CD152(CTLA-4)、CD154(CD40L)、CD272(BTLA)、CD278(ICOS)、CD294(CRTH2)
B 细胞	CD19、CD20、CD21、CD40、CD79a(Igα)、CD79b(Igβ)、CD80(B7-1)、CD86(B7-2)、CD267、CD268、CD269、CD307
髓样细胞	CD14、CD35(CR1)、CD64、CD256、CD257、CD312
血小板	CD36、CD41、CD42、CD51、CD61、CD62P(P-选择素)
NK 细胞	CD16(FcγRⅢ)、CD56、CD94、CD158(KIR)、CD161、CD314、CD335、CD336、CD337
非谱系	CD30、CD32(FcγRⅡ)、CD45RA、CD45RO、CD46(MCP)、CD55(DAF)、CD59、CD252、CD279(PD-1)、CD281~CD284(TLR1~TLR4)、CD289、CD305、CD306、CD319、CD352、CD354、CD356

续表

分组	CD分子
黏附分子	CD11a～CD11c、CD15、CD15s(sLe^x)、CD18、CD29、CD49a～CD49f、CD54(ICAM-1)、CD62E(E-选择素)、CD62L(L-选择素)、CD324、CD325、CD326
细胞因子/趋化因子受体	CD25(IL-2Rα)、CD95(Fas)、CD116～CDw137、CD178(FasL)、CD183、CD184、CD195(CCR5)、CD261～CD264、CD359、CD360(IL-21R)
内皮细胞	CD105、CD106(VCAM-1)、CD140(PDGFR)、CD144(VE钙黏蛋白)、CD299、CD309(VEGFR2)、CD321、CD322
碳水化合物结构	CD15s(sLe^x)、CD60a～CD60c、CD75、CDw327～CDw329
树突状细胞	CD85(ILT/LIR)、CD273、CD274～CD276(B7H1～B7H3)、CD302、CD303、CD304
干细胞/祖细胞	CD34、CD117(CSF受体)、CD133、CD243
基质细胞	CD292、CD293、CD331～CD334(FGFR1～FGFR4)、CD339
红细胞	CD233～CD242(多种血型抗原和血型糖蛋白)

注:①CD分子14个组划分的特异性是相对的,许多CD分子的细胞分布实际上更为广泛。此外,有的CD分子可从不同分类角度归入不同组,如表中某些属于T细胞、B细胞、髓样细胞或NK细胞组的CD分子实际上也是黏附分子。②表中某些CD分子后括号中列出了相应的分子名称,以便联系书中相应的章节的内容。

二、白细胞分化抗原的主要功能

白细胞分化抗原按其功能可分为受体、协同刺激分子和细胞黏附分子(CAM)等。其中受体包括:T细胞受体(TCR)、B细胞受体(BCR)、NK细胞受体、模式识别受体(PRR)、Ig Fc受体(FcR)、补体受体(CR)、各种细胞因子的受体、死亡受体等。

TCR与CD3形成复合物,主要分布在T细胞表面,主要功能是特异性识别由MHC分子提呈的抗原肽;BCR与CD79a和CD79b形成复合物,主要分布在B细胞表面,参与对抗原的特异性识别;NK细胞受体主要分布在NK细胞的表面,激活或抑制NK细胞对靶细胞的杀伤活性;PRR主要分布在吞噬细胞表面,识别病原体表面的病原相关分子模式,参与固有免疫应答;FcR主要分布在吞噬细胞、树突状细胞、NK细胞、B细胞等细胞的表面,结合相应的Ig的Fc段,参与吞噬、杀伤、超敏反应以及免疫调节等;CR主要分布在吞噬细胞表面,特异性结合相应的补体,具有调理吞噬、免疫调节和抗感染等功能;细胞因子受体能特异性结合识别相应的细胞因子,参与细胞的生长、分化、趋化以及造血等;死亡受体的主要功能是参与诱导细胞的凋亡。协同刺激分子和细胞黏附分子的主要功能是参与调节T、B细胞的活化和信号转导等。上述各种白细胞分化抗原在本书的相关章节中会做重点介绍。

第二节 黏 附 分 子

一、黏附分子的种类与特征

细胞黏附分子(cell adhesion molecule,CAM)是众多介导细胞间或细胞与细胞外基质(extra cellular matrix,ECM)间相互接触和结合的分子的统称。黏附分子之间以受体-配体结合的形式发挥作用,使细胞与细胞间、细胞与基质间发生黏附,参与细胞的识别、细胞的信号转导、细胞的活化、细胞的增殖与分化、细胞的伸展与迁移等,是机体免疫应答、炎症、凝血、肿瘤转移以及创伤修复等一系列生理和病理过程的分子基础。黏附分子与CD分子的分类角度不同，黏附分子属于CD分子，黏附分子是以黏附功能来归类，大部分黏附分子已有CD的编号，但也有部分黏附分子尚无CD编号。

黏附分子根据其结构特点可分为整合素家族、选择素家族、免疫球蛋白超家族、钙黏蛋白家族、黏蛋白样血管地址素等，此外还有一些尚未归类的黏附分子。本章主要介绍整合素家族、免疫球蛋白超家族、选择素家族。

（一）整合素家族

整合素家族（integrin family）的黏附分子主要是介导细胞与细胞外基质的黏附，使细胞附着形成整体（integration）而得名。整合素分子在体内分布非常广泛，一种整合素可分布于多种细胞，同一种细胞也往往表达多种整合素。整合素分子表达水平随着细胞的生长和分化状态发生改变。

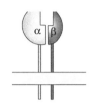

图7-1　整合素分子的基本结构示意图

整合素分子是由α、β两条链（或称亚单位）经非共价连接形成的异源二聚体。α、β链共同组成识别配体的结合点（图7-1）。整合素家族中至少有18种α亚单位和8种β亚单位，以β亚单位的不同将整合素家族分为8个组（β1～β8组），共有24个成员，同一组不同成员β链均相同，α链不同。大部分α链只结合一种β链，有的结合两种或两种以上的β链。表7-2列举了整合素家族中β1、β2、β3三个组的结构、分布、相应配体和主要功能，其中β1组有12个成员，β2组有4个成员，β3组有2个成员。

表 7-2　整合素 β1、β2、β3 三个组中某些成员的主要特征

分组	成员举例	α/β亚单位相对分子质量（CD编号）	亚单位结构	分布	配体	主要功能
VLA组（β1组）	VLA-4	150000/130000（CD49d/CD29）	α4β1	L、Thy细胞、M、Eos、肌细胞	FN、VCAM-1、MadCAM-1、OPN	参与免疫细胞黏附，为T细胞活化提供协同刺激信号
白细胞黏附受体组（β2组）	LFA-1	180000/95000（CD11a/CD18）	αLβ2	L、My	ICAM-1(2,3)、JAM-1(2,3)	为T细胞活化提供协同刺激信号，参与淋巴细胞再循环和炎症
	Mac-1（CR3）	190000/95000（CD11b/CD18）	αMβ2	My、L、NK细胞	iC3b、Fg、ICAM-1、JAM-3	参与免疫细胞黏附、炎症和调理吞噬
血小板糖蛋白组（β3组）	gpⅡbⅢa	(125000＋22000)/105000（CD41/CD61）	αⅡbβ3	PLT、En、Mac、PMN	Fg、FN、vWF、TSP、VN	血小板活化和凝集

注：En，内皮细胞；Eos，嗜酸性粒细胞；L，淋巴细胞；M，单核细胞；Mac，巨噬细胞；My，髓样细胞；NK细胞，自然杀伤细胞；PLT，血小板；PMN，多形核白细胞；Thy细胞，胸腺细胞；Fg(fibrinogen)，血纤蛋白原；FN，纤连蛋白；ICAM-1(2,3)(intercellular adhesion molecule-1,2,3)，细胞间黏附分子-1(2,3)；JAM-1(2,3)(junctional adhesion molecule-1,2,3)，连接黏附分子-1(2,3)；LFA-1(lymphocyte function associated antigen-1)，淋巴细胞功能相关抗原-1；MadCAM-1(mucosal addressin cell adhesion molecule-1)，黏膜地址素细胞黏附分子-1；OPN(osteopontin)，骨桥蛋白；TSP(thrombospondin)，血小板反应蛋白；VCAM-1(vascular cell adhesion molecule-1)，血管细胞黏附分子-1；VLA(very lateAppearingAntigen)，迟现抗原；VN(vitronectin)，玻连蛋白；vWF(von Willebrand factor)，冯·维勒布兰德因子。

（二）免疫球蛋白超家族

免疫球蛋白超家族(immunoglobulin superfamily,IgSF)是指具有免疫球蛋白 V 区样和 C 区样结构域的黏附分子的统称。属于 IgSF 成员的黏附分子种类繁多,分布广泛,功能多样。它们参与多种免疫细胞的黏附,参与淋巴细胞的抗原识别,参与免疫细胞之间的相互作用,可为免疫细胞的应答提供活化和抑制信号。

主要的 IgSF 黏附分子的分布和功能在本书其他章节有相应的介绍。表 7-3 列举了参与 APC 与 T 细胞相互识别、相互作用的主要 IgSF 黏附分子的种类、分布、配体及主要功能。

表 7-3　一些重要 IgSF 黏附分子的种类、分布、配体及主要功能

IgSF 黏附分子	主要分布细胞	配体	功能
LFA2(CD2)	T 细胞、Thy 细胞、NK 细胞	LFA3(IgSF)	T 细胞活化
LFA-3(CD58)	广泛	LFA-2(IgSF)	细胞黏附
CD4	Th 细胞、Thy 细胞	MHC Ⅱ (IgSF)	Th 细胞辅助受体,HIV 受体
CD8	CTL、Thy 细胞	MHC Ⅰ (IgSF)	CTL 辅助受体
CD28	Tsub	B7-1、B7-2(IgSF)	提供 T 细胞协同刺激信号
CTLA-4(CD152)	Tac 细胞	B7-1、B7-2(IgSF)	抑制 T 细胞活化的信号
B7-1(CD80)	APC	CD28、CTLA-4(IgSF)	提供 T 细胞协同刺激或抑制信号
B7-2(CD86)	APC	CD28、CTLA-4(IgSF)	提供 T 细胞协同刺激或抑制信号
ICAM-1(CD54)	广泛	LFA-1、Mac-1(整合素)	细胞间黏附;鼻病毒受体
ICOS(CD278)	Tac 细胞、Tfh 细胞	ICOSL(CD275)	促进体液免疫应答;促进 T 细胞分泌细胞因子
PD-1(CD279)	Tac 细胞、B 细胞、Mac 细胞	PD-L1(CD274)、PD-L2(CD273)	抑制 T、B 细胞的增殖、分化和效应功能;维持免疫耐受

注:APC,抗原提呈细胞;CTL,杀伤性 T 细胞;ICAM,细胞间黏附分子;ICOS,可诱导共刺激分子;LFA,淋巴细胞功能相关抗原;Mac 细胞,活化单核细胞(巨噬细胞);NK 细胞,自然杀伤细胞;Tac 细胞,活化 T 细胞;Tfh 细胞,滤泡辅助性 T 细胞;Th 细胞,辅助性 T 细胞;Thy 细胞,胸腺细胞;Tsub,T 细胞亚群。

（三）选择素家族

选择素家族(selectin family)成员有 L-选择素(CD62L)、P-选择素(CD62P)、E-选择素(CD62E),在白细胞与内皮细胞黏附、炎症发生,以及淋巴细胞归巢中发挥重要作用。L-选择素、P-选择素、E-选择素三个成员中的字母 L、P 和 E 分别表示这三种选择素最初发现分别表达于白细胞、血小板和血管内皮细胞上。三种选择素的分布、配体和主要功能见表 7-4。

表 7-4　选择素的种类、分布、配体及主要功能

选择素	分布	配体	功能
L-选择素(CD62L)	白细胞(活化后下调)	CD15s(sLe^x)、外周淋巴结 HEV 上 CD34 和 GlyCAM-1	参与白细胞与内皮细胞的黏附;参与炎症、淋巴细胞归巢到外周淋巴结
P-选择素(CD62P)	血小板、巨噬细胞、活化内皮细胞	CD15s(sLe^x)、CD15、PSGL-1	参与白细胞与内皮细胞的黏附;参与炎症黏附
E-选择素(CD62E)	活化内皮细胞	CD15s(sLe^x)、CLA、PSGL-1、ESL-1	参与白细胞与内皮细胞的黏附;参与炎症黏附

注:CLA,皮肤淋巴细胞相关抗原;ESL-1,E-选择素配体-1 蛋白;GlyCAM-1,人糖基化依赖的细胞黏附分子-1;PSGL-1,P-选择素糖蛋白配体-1;sLe^x,唾液酸化的路易斯寡糖^x。

选择素均为跨膜分子,家族各成员胞膜外区结构相似(图 7-2),均由 C 型凝集素(CL)样结构域、表皮生长因子(EGF)样结构域和补体调节蛋白(CCP)结构域组成。其中 CL 样结构域可结合某些碳水化合物,是选择素结合配体的部位。其胞质区可能与细胞骨架相连。与大多数黏附素分子所结合的配体不同的是,选择素识别结合的是一些寡糖基团,主要是唾液酸化的路易斯寡糖(sialyl-Lewis^x,sLe^x)或类似结构分子,这些配体主要表达于白细胞、内皮细胞和某些肿瘤细胞表面。

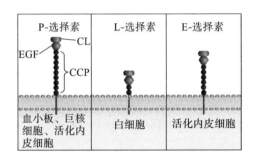

图 7-2　选择素家族黏附分子基本结构示意图

二、黏附分子的功能

(一)参与免疫细胞之间的识别、相互作用和活化

黏附分子作为免疫细胞识别的共受体(co-receptor)和辅助受体提供细胞之间相互识别的协同刺激信号。

例如,T 细胞的 TCR 在识别 APC 的 MHC Ⅰ/MHC Ⅱ 分子提呈的抗原肽时,共受体 CD4/CD8 与 MHC Ⅰ/MHC Ⅱ 分子结合,加固和共同提供 T 细胞活化的第一信号。T 细胞在接受抗原刺激(第一信号)的同时,还必须有共刺激分子提供辅助活化信号(第二信号)才能被完全活化。T 细胞和 APC 相互识别时最为常见地提供辅助活化信号的黏附分子有:CD28/CD80 或 CD86、CD2/CD58、LFA-1/ICAM-1 等。如果 APC 不表达 CD80 或 CD86,T 细胞则缺乏由 CD28 与 CD80 或 CD86 相互作用所提供的辅助活化信号,接受 MHC 提呈的抗原肽刺激的 T 细胞就会处于免疫应答失能状态。

有些黏附分子对免疫细胞的相互作用和活化、增殖和分化提供负调节作用。例如,活化 T 细胞表面的 CTLA-4(CD152)与 APC 表面的 CD80 或 CD86 相互结合作用后,则对已活化的 T 细胞产生抑制作用,降低免疫应答的水平以维持免疫平衡状态。

(二)参与炎症过程中白细胞与血管内皮细胞的黏附和渗出

不同黏附分子及其相应配体的表达水平和两者的结合力水平是介导炎症不同阶段的重要分子基础。以中性粒细胞为例,在炎症发生初期,中性粒细胞表面的 sLe^x 与内皮细胞表面炎症介质所诱导表达的 E-选择素的结合,介导了中性粒细胞沿血管壁的滚动和最初的结合(arrest);随后,中性粒细胞表面的 IL-8 受体结合内皮细胞表面的膜型 IL-8,刺激中性粒细胞表面 LFA-1 和 Mac-1 等整合素分子的表达上调和活化,增加了与内皮细胞表面由促炎性细胞因子诱导表达的 ICAM-1 结合的亲和力,对于中性粒细胞与内皮细胞的黏附和穿出血管内皮细胞到达炎症部位发挥了关键的作用。

(三)参与淋巴细胞归巢

淋巴细胞归巢(lymphocyte homing)是指淋巴细胞的定向迁移,包括淋巴细胞再循环和淋巴细胞向炎症部位(如皮肤、肠道黏膜和关节滑膜等)的迁移。其分子基础是淋巴细胞表面表达的黏附分子即淋巴细胞归巢受体(lymphocyte homing receptor,LHR)与内皮细胞表面相应的血管地址素(vascular addressin)结合。

第三节　白细胞分化抗原和黏附分子的临床应用

白细胞分化抗原和黏附分子在人体的正常生理功能和疾病过程中具有十分重要的作用。白细胞分化抗原和黏附分子及其相应的单克隆抗体(mAb)在临床免疫学中已得到了十分广泛的应用,本书后续相关章节将有详细的阐述。此处仅就其相关疾病的发病机制、诊断、预防和治疗中的应用举例进行介绍。

一、应用 CD 单克隆抗体阐明疾病的发病机制

CD4 分子胞膜外区是人类免疫缺陷病毒(human immunodeficiency virus,HIV)包膜外糖蛋白刺突 gp120 的识别部位。HIV 感染 CD4 阳性细胞后,选择性地使 CD4 阳性细胞主要是 CD4$^+$T 细胞数量锐减和功能减弱。而 CD4$^+$T 细胞是人体内最重要的免疫细胞,因此 HIV 感染后临床上最明显的表现是获得性免疫缺陷综合征(acquired immunodeficiency syndrom,AIDS),即艾滋病。

另外,CD18(β2 整合素)基因缺陷导致 LFA-1、Mac-1 等整合素分子功能不全,使白细胞不能黏附和穿过血管内皮细胞,引起严重的免疫缺陷病,称为白细胞黏附缺陷症(leukocyte adhesion deficiency,LAD)。

二、应用 CD 单克隆抗体进行疾病的免疫诊断

通过检测 HIV 感染者外周血 CD4 阳性细胞的绝对数目,可辅助诊断和判断 HIV 感染者的发病情况及药物疗效。正常人外周血 CD4$^+$T 细胞绝对数在每微升 500 个以上,当 HIV 感染者 CD4$^+$T 细胞绝对数降至每微升 200 个以下时,则为疾病恶化的先兆。

此外,CD 单克隆抗体为白血病、淋巴瘤的免疫分型提供了精确的手段,应用单克隆抗体免疫学检测技术,可进行白血病和淋巴瘤的常规免疫学分型,为尽早采取正确的治疗措施提供依据。

三、应用 CD 单克隆抗体进行疾病的预防和治疗

截至目前,批准用于临床的治疗性抗体中,有近 2/3 是抗 CD 分子的单克隆抗体。抗 CD3、CD25 等单克隆抗体作为免疫抑制剂在临床上用于防治移植排斥反应,疗效明显。体内注射一定剂量的抗 CD3 单克隆抗体后,抗 CD3 单克隆抗体与 T 细胞结合,通过活化补体溶解 T 细胞,抑制机体的细胞免疫功能,也用于防治移植排斥反应。抗 CD20 单克隆抗体用来靶向治疗来源于 B 细胞的非霍奇金淋巴瘤(non-Hodgkin lymphoma,NHL)有明显疗效。

案例引导

案例引导
问题解析

患者,女性,39 岁,农民。1995 年前后因生活所迫在血贩子处卖血 3 次,1998 年 6 月出现发热、乏力、肌肉痛、关节痛、咽痛、腹泻、全身不适等类似感冒样症状,未予任何治疗。3 周后,因症状无改善到医院检查,诊断为流感,经治疗后症状缓解。

2000 年 10 月,又出现发热、乏力、全身肌肉关节疼痛,伴严重腹泻。同时颈部、腋下、枕部

NOTE

以及腹股沟出现肿大的淋巴结。1个月后症状加重,皮肤表面出现大面积皮疹,痒感重,腋下和腹股沟出现脓疱疮,口腔黏膜溃烂,出现呼吸困难、咳嗽,偶尔咯血。食欲下降、体重明显减轻。家属反映患者经常头痛,近1年来变得寡言少语。

一般检查:精神萎靡,表情呆板。体温38.6 ℃,心率90次/分。

体格检查:皮肤表面有紫红色丘疹;腋下和腹股沟皮肤破溃;右足有足癣,趾甲全部脱落,足背可见多发性紫黑色隆起;颈部、腋下、枕部以及腹股沟淋巴结肿大,但肿大的淋巴结不融合,质硬,无压痛,心律齐,左肺呼吸音粗,可闻及水泡音,右肺呼吸音减低;肝肋下3 cm,脾肋下5 cm;移动性浊音阴性。

实验室检查:

1. 抗HIV抗体阳性,并经确诊试验证实。

2. 外周血$CD4^+T$细胞总数小于每微升250个;$CD4^+T$细胞/$CD8^+T$细胞值小于1。

3. 血常规:白细胞$2.5×10^9/L$,红细胞$3.0×10^{12}/L$,血红蛋白7.0 g/dL。

4. β_2微球蛋白水平增高。

5. 淋巴结组织活检发现淋巴结萎缩变小,淋巴细胞几乎完全消失;肺组织、足背皮肤组织病理试验结果为卡波西(Kaposi)肉瘤改变。

辅助检查:胸片显示右肺多发的结节状、边界不规则的病灶,纵隔增宽,可见胸腔积液;气管镜检查发现气管内病损。

问题:1. 简述艾滋病发病的特点。

2. 艾滋病患者外周血$CD4^+T$细胞总数减少及$CD4^+T$细胞/$CD8^+T$细胞值小于1的原因?

小结

白细胞分化抗原和黏附分子是免疫细胞的重要的表面标志,可由分化群(CD)加以编号、命名。白细胞分化抗原可分为不同的家族和超家族,主要有免疫球蛋白超家族、细胞因子受体超家族、C型凝集素受体超家族、整合素家族、选择素家族、肿瘤坏死因子超家族及肿瘤坏死因子受体超家族等。按其功能主要分为受体、共刺激分子以及黏附分子等。

黏附分子根据其结构特点可分为整合素家族、选择素家族、免疫球蛋白超家族、钙黏蛋白家族、黏蛋白样血管地址素等。广泛参与免疫细胞间的相互作用、炎症发生过程中的细胞黏附、淋巴细胞归巢等过程。

白细胞分化抗原及其单克隆抗体在阐明疾病的发病机制以及疾病的诊断、预防和治疗中有着广泛的应用。

能力检测

能力检测答案

1. 白细胞分化抗原是指( )。

A.白细胞分化过程中出现的各种膜分子

B.T细胞分化过程中出现的各种膜分子

C.B细胞分化过程中出现的各种膜分子

D.血细胞在分化成熟为不同谱系、不同阶段及活化过程中出现或消失的细胞表面标记

E.淋巴细胞分化过程中出现的各种膜分子

2. 在TCR识别抗原的信号转导过程中起关键作用的CD分子是( )。

A.CD2　　　　B.CD3　　　　C.CD4　　　　D.CD8　　　　E.CD28

3. CD4 分子主要表达在哪种细胞上？（　　）

A. Th 细胞 　　　　　　　　B. CTL 　　　　　　　　C. NK 细胞

D. B 细胞 　　　　　　　　E. 中性粒细胞

4. 下列哪项不是黏附分子的作用？（　　）

A. 参与淋巴细胞归巢 　　　B. 参与免疫应答 　　　C. 参与炎症的形成

D. 参与补体系统的激活 　　E. 参与血栓的形成

5. CD8 分子主要表达在哪种细胞上？（　　）

A. 单核细胞 　　　　　　　B. Mφ 细胞 　　　　　　C. Th 细胞

D. Tc 细胞 　　　　　　　　E. B 细胞

6. CD28 分子和 CTLA-4 的共同配体是（　　）。

A. LFA-1 　　B. LFA-2 　　C. B7-1/B7-2 　　D. Igα/Igβ 　　E. ICAM-1

7. FcεRⅠ的特点是（　　）。

A. 属低亲和力受体 　　　　　　　　　B. 为单链跨膜蛋白

C. 表达于肥大细胞与嗜碱性粒细胞上 　　D. 为 EB 病毒受体

E. 表达于 T、B 细胞上

8. CD28 分子主要表达在哪种细胞上？（　　）

A. T 细胞 　　　　　　　　B. 单核细胞 　　　　　　C. NK 细胞

D. Mφ 细胞 　　　　　　　E. 肥大细胞

9. 人类免疫缺陷病毒（HIV）的受体是（　　）。

A. CD2 　　B. CD3 　　C. CD4 　　D. CD8 　　E. CD28

10. 关于 CD8 分子的叙述，下列哪项是正确的？（　　）

A. 属于 IgSF 黏附分子，能与 MHCⅠ类分子结合

B. 主要分布在 Th 细胞上

C. 能传递 TCR 识别抗原的信号

D. 其配体是 CD58（LFA-3）

E. 分布于所有的 T 细胞上

11. 在 BCR 识别抗原的信号转导过程中，起关键作用的 CD 分子是（　　）。

A. CD16 　　　　　　　　　B. CD32 　　　　　　　　C. CD64

D. CD80/CD86 　　　　　　E. CD79a/CD79b

12. 下列哪类膜分子属于 CD 分子？（　　）

A. TCR 　　B. BCR 　　C. FcγR 　　D. mIg 　　E. MHC 分子

13. B 细胞不表达以下哪种 CD 分子？（　　）

A. CD19 　　　　　　　　　B. CD40L 　　　　　　　C. CD79a/CD79b

D. CD80/CD86 　　　　　　E. CD40

14. 选择素分子与配体结合的部位是（　　）。

A. C 型凝集素（CL）样结构域 　　　　　B. 表皮生长因子（EGF）样结构域

C. 补体调节蛋白（CCP）结构域 　　　　D. 跨膜区

E. 胞浆区

15. 选择素分子识别的配体主要是（　　）。

A. CD21 　　　　　　　　　B. CD31 　　　　　　　　C. 钙黏蛋白

D. CD15s（sLe^x） 　　　　　E. CD44

16. 介导血流中的白细胞与血管内皮细胞初始黏附的是（　　）。

A. 整合素家族 　　　　　　B. IgSF 　　　　　　　　C. 选择素家族

NOTE

D. 钙黏蛋白家族　　　　　　　E. Ⅰ型细胞因子受体家族

17. E-选择素主要表达在哪种细胞上?(　　)

A. 中性粒细胞　　　　　　　B. 红细胞　　　　　　　　C. 单核细胞

D. 淋巴细胞　　　　　　　　E. 活化内皮细胞

18. 钙黏蛋白家族的主要作用是(　　)。

A. 介导同型细胞间的黏附　　　　　　B. 介导细胞与 ECM 的黏附

C. 介导炎症细胞渗出过程　　　　　　D. 介导免疫细胞的相互识别

E. 介导血小板的黏附与聚集

19. gpⅡbⅢa 基因缺陷与下列哪种疾病有关?(　　)

A. 白细胞黏附缺陷症　　　　　B. AIDS　　　　　　　　C. 移植排斥反应

D. 支气管哮喘　　　　　　　　E. Glanzmann 血小板无力症

20. 既作为淋巴细胞归巢受体,又与肿瘤转移有关的是(　　)。

A. CD2　　　　　B. CD3　　　　　C. CD16　　　　　D. CD32　　　　　E. CD44

（周智东）

第八章 主要组织相容性复合体及其编码的分子

20世纪初已发现,同一种属不同个体间进行组织器官移植会发生排斥反应。后来证明,移植排斥反应的本质是受者对供者组织细胞所表达的抗原产生免疫应答。若供、受者间组织细胞抗原相同,移植物不被排斥,即供、受者间组织相容;反之,移植物则被受者排斥,即供、受者间组织不相容。这些决定组织是否相容的抗原被称为组织相容性抗原(histocompatibility antigen)。其中可诱导迅速而强烈排斥反应的抗原称为主要组织相容性抗原(major histocompatibility antigen,MHA);引起缓慢且较弱排斥反应的抗原称为次要组织相容性抗原(minor histocompatibility antigen,mHA)。

在哺乳动物,编码主要组织相容性抗原的基因位于同一染色体上,是一组紧密连锁的基因群,称为主要组织相容性复合体(major histocompatibility complex,MHC)。现代免疫学理论认为,MHC抗原的功能和生物学意义远超越移植免疫范畴,是参与免疫细胞发育、抗原提呈及T细胞激活的关键成分,并在免疫应答的遗传调控中起重要作用。哺乳动物都有MHC:小鼠的MHC称为H-2基因复合体;人的MHC称为人类白细胞抗原(human leukocyte antigen,HLA)基因复合体。本章主要介绍人的MHC即HLA基因复合体及其编码产物HLA分子。

知识链接

第一节 MHC及其遗传特征

一、MHC的基因组成及定位

MHC结构十分复杂,显示多基因性和多态性。多基因性指基因复合体由多个紧密相邻的基因座位组成,编码产物具有相同或相似的功能。组成MHC的各种基因传统上分为Ⅰ类、Ⅱ类和Ⅲ类。由于大量非经典MHC基因的发现,目前主要以两种类型加以概括:一是经典的MHCⅠ类和MHCⅡ类基因,它们的产物具有抗原提呈功能,显示极为丰富的多态性,直接参与T细胞的激活和分化,参与调控适应性免疫应答;二是免疫功能相关基因,包括传统的Ⅲ类基因,以及除经典的MHCⅠ类和MHCⅡ类基因之外新近确认的多种基因,它们或参与调控固有免疫应答,或参与抗原加工,不显示或仅显示有限的多态性。

人的MHC,即HLA基因复合体位于第6号染色体短臂,长度约4 cM(centimorgan,cM),全长约3600 kb,占人基因组的1/3000,已经鉴定出200余个基因座,正式命名的等位基因278个,是最复杂的人类基因群。这些基因按其产物的功能被分为三群,即经典的HLA基因、免疫功能相关基因以及免疫无关基因。按照HLA基因座位的定位和特点,可将其分为3个基因区(图8-1):①Ⅰ类基因区,位于HLA基因复合体远离着丝点一端,含有122个基因座位。②Ⅱ类基因区,位于HLA基因复合体近着丝点一端,含有34个基因座位。③Ⅲ类基因区,位于上述二者之间,含62个基因座位,包括编码某些补体(C2、C4、Bf)、细胞因子(TNF-α、LT)、热休克蛋白70等产物的基因,以及参与调节NF-κB活性的I-κB基因等。

(一)经典的HLA基因

经典的HLA基因,指其编码产物直接参与抗原提呈并决定个体组织相容性的HLA基

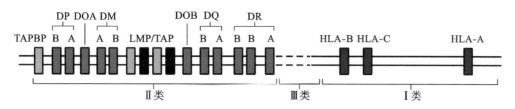

图 8-1 HLA 基因结构示意图

因。本章除特别注明外,一般所指即为经典的 HLA 基因。

1. 经典的 HLA Ⅰ类基因 位于Ⅰ类基因区的 HLA-A、HLA-B、HLA-C 基因属经典的 HLA Ⅰ类基因,又称 HLA Ⅰa 基因,它们仅编码Ⅰ类分子异二聚体中的重链,主要参与提呈内源性抗原,其产物的组织分布极为广泛,且具有高度多态性。

2. 经典的 HLA Ⅱ类基因 位于Ⅱ类基因区的 HLA-DR、HLA-DP、HLA-DQ 基因属经典 HLA Ⅱ类基因,分别编码相对分子质量相近的 HLA Ⅱ类分子的 α 链和 β 链,形成 α/β 异二聚体蛋白(DPα/DPβ、DQα/DQβ 和 DRα/DRβ)。其功能类似于经典的 HLA Ⅰ类分子,主要参与提呈外源性抗原和免疫调控。

(二)免疫功能相关基因

免疫功能相关基因(immune function-related genes)分布于 HLA 基因复合体的Ⅰ类和Ⅱ类基因区内以及Ⅲ类基因区(图 8-1),通常不显示或仅显示有限的多态性。除了非经典性Ⅰ类分子和 MHC Ⅰ类链相关分子(MHC class Ⅰ chain-related,MIC)分子,基因产物一般不能和抗原肽形成复合物,故不参与抗原提呈,但它们或参与抗原加工,或在固有免疫和免疫调节中发挥作用。

1. 血清补体成分的编码基因 此类基因属经典的 HLA Ⅲ类基因,位于 HLA 基因复合体中部的Ⅲ类基因区。所表达的产物为 C4B、C4A、Bf 和 C2 等补体组分。

2. 抗原加工提呈相关基因

(1)蛋白酶体 β 亚单位(proteasome subunit beta type,PSMB)基因:包括 PSMB8 和 PSMB9(旧称 LMP2 和 LMP7),编码胞质溶胶中蛋白酶体的 β 亚单位。

(2)抗原加工相关转运物(transporters associated with antigen processing,TAP)基因:TAP 是内质网膜上的一个异二聚体分子,分别由 TAP1 和 TAP2 两个座位基因编码。TAP 参与对内源性抗原肽的转运,使其从胞质溶胶进入内质网腔,并与 MHC Ⅰ类分子结合。

(3)HLA-DM 基因:包括 DMA 和 DMB 座位,其产物参与 APC 对外源性抗原的加工提呈,帮助溶酶体中的抗原片段进入 MHC Ⅱ类分子的抗原结合槽。

(4)HLA-DO 基因:包括 DOA 和 DOB 两个座位,分别编码 DO 分子的 α 链和 β 链。DO 分子是 HLA-DM 行使功能的调节蛋白。

(5)TAP 相关蛋白基因:其产物称 tapasin 即 TAP 相关蛋白(TAP-associated protein),对Ⅰ类分子在内质网中的装配起作用,参与内源性抗原的加工和提呈。上述免疫功能相关基因全部坐落在 HLA 系统的Ⅱ类基因区。

3. 非经典的Ⅰ类基因 非经典的Ⅰ类基因又称 HLA Ⅰb,即 b 型Ⅰ类基因,包括 HLA-E、HLA-F、HLA-G 等。与之相对应,经典的Ⅰ类基因也可称为 a 型Ⅰ类基因,简称 HLA Ⅰa。HLA Ⅰb 中目前研究得较多的有下列两类基因。

(1)HLA-E:产物由重链(α 链)和 $\beta_2 m$ 组成,已检出 11 种等位基因。HLA-E 分子表达于各种组织细胞,在羊膜和滋养层细胞表面高表达。其抗原结合槽具有高度的疏水性,能结合来自 HLA Ⅰa 和一些 HLA-G 分子信号肽的肽段,形成复合物。HLA-E 分子是 NK 细胞表面 C 型凝集素受体家族(CD94/NKG2)的专一性配体。由于其与杀伤抑制受体结合的亲和力明显高于与杀伤活化受体结合的亲和力,因此抑制 NK 细胞对自身细胞的杀伤作用。

（2）HLA-G:结构和经典性的 HLA-A2 基因高度同源。HLA-G 分子主要分布于母胎界面绒毛外滋养层细胞,在母胎耐受中发挥功能。其专一性受体属于杀伤细胞免疫球蛋白样受体家族中的成员。

4. 炎症相关基因　在 HLA Ⅲ类基因区靠Ⅰ类基因一侧,新近检出多个免疫功能相关基因,多数和炎症反应有关,分属以下四个家族:

（1）肿瘤坏死因子基因家族:包括 TNF、LTA 和 LTB 三个座位,相应的产物 TNF-α、LT-α 和 LT-β 参与炎症、抗病毒和抗肿瘤免疫应答。

（2）转录调节基因或类转录因子基因家族:包括参与调节 DNA 结合蛋白 NF-κB 活性的类Ⅰ-κB（ⅠκBL）基因;还有 B144 基因、锌指基因 ZNF173 和 ZNF178 等（ZNF173 定位于Ⅰ类基因区）。

（3）MHC Ⅰ类链相关分子（MHC class Ⅰ chain-related,MIC）基因家族:该家族基因位于 HLA Ⅰ类基因区,其中仅 MICA 和 MICB 可编码功能性产物,MICC、MICD、MICE 为假基因。由于 MIC 是 NK 细胞活化受体 NKG2D 的主要配体,正常情况下 MIC 主要表达于胃肠上皮细胞、内皮细胞和纤维原细胞表面,在 T、B 细胞中不表达。在人体固有免疫和适应性免疫反应中,以及在感染性疾病、肿瘤疾病、自身免疫病和器官移植后免疫排斥反应发病机制中均起着重要的作用。

（4）热休克蛋白基因家族:包括 HSP70 基因,其产物参与炎症和应激反应,并作为分子伴侣在内源性抗原的加工提呈中发挥作用。

二、HLA 基因复合体的遗传特点

（一）HLA 的多态性

HLA 基因复合体是迄今已知人体最复杂的基因复合体,有高度的多态性。遗传学上,位于同源染色体上对应位置的基因称为等位基因（allele）。多态性（polymorphism）指在随机婚配的人群中,同一基因座位以稳定频率（>1%）出现 2 种或 2 种以上等位基因的现象。对个体而言,染色体上的任一基因座位只能有两个等位基因,分别来自父母双方的同源染色体。MHC 的多态性是对群体而言,指在随机婚配的群体中,染色体上的同一基因座位有两个以上的等位基因,可编码两种以上的产物。

MHC 的多态性和多基因性是从不同的角度反映 MHC 复合体的高度多样性:多基因性指同一个体内 MHC 复合体在基因座数量和结构上的多样性;多态性则指在群体中,MHC 复合体上各基因座位的等位基因及其产物在数量上构成的多样性,从而保证群体可提呈各种不同抗原。

1. 多态性现象的表现　由于 MHC 复合体的多数基因座位上存在复等位基因（mutiple allele）以及等位基因为共显性表达所致。

（1）复等位基因众多:群体中位于同一基因座位的不同基因系列称为复等位基因。HLA Ⅰ类和Ⅱ类基因座（尤其是经典的 HLA 基因座）均存在为数众多的复等位基因,使 HLA 基因复合体成为多态性程度最高的人类基因复合体。经典的 HLA 基因以及部分与免疫应答密切相关的非经典的 HLA 基因都存在或多或少的复等位基因数目（表 8-1）,其中等位基因数量最多的座位是 HLA-B（3590 个）。因此,尽管每个个体的每个等位基因的种类只能是一种,但是人群中不同的 HLA 基因座位上存在的等位基因的不同组合构成了人群中数量极其庞大的不同的 HLA 基因复合体。

表 8-1 HLA 区域内主要基因的等位基因数(截至 2014 年 7 月)

名称	等位基因数目	名称	等位基因数目	名称	等位基因数目
HLA-A	2884	HLA-DRA	7	MICA	100
HLA-B	3590	HLA-DRB1	1540	MICB	40
HLA-C	2375	HLA-DRB2	1	TAP1	12
HLA-E	15	HLA-DRB3	58	TAP2	12
HLA-F	22	HLA-DRB4	15		
HLA-G	50	HLA-DRB5	21		
HLA-H	12	HLA-DRB6	3		
HLA-J	9	HLA-DRB7	2		
HLA-K	6	HLA-DRB8	1		
HLA-L	5	HLA-DRB9	1		
HLA-P	5	HLA-DQA1	52		
HLA-V	3	HLA-DQB1	664		
		HLA-DPA1	38		
		HLA-DPB1	422		
		HLA-DMA	7		
		HLA-DMB	13		
		HLA-DOA	12		
		HLA-DOB	13		

(2)等位基因共显性表达:HLA 基因具有共显性(co-dominant)的特点,即两条同源染色体对应 HLA 基因座位上的每一等位基因均为显性基因,均可编码和表达各自产物,从而大大增加了人群中 HLA 表型的多样性。因此,除了同卵双生外,无关个体间 HLA 型别完全相同的可能性极小。

2. HLA 多态性的生物学意义 HLA 高度多态性具有重要的生物学意义。例如,威胁人类的病原体种类繁多,并常发生变异,而特定 HLA 等位基因产物对所提呈的抗原具有一定选择性。正是由于 HLA 基因复合体具有极端复杂多态性,其与 HLA 基因复合体的多基因性共同决定了 HLA 遗传背景的高度多样性,从而极大扩展了处于病原体感染威胁的个体和群体对抗原肽提呈的范围。这可能是高等动物抵御不利环境因素的一种适应性表现,有利于维持种群生存与延续。此外,由于 HLA 是人体中多态性最为丰富的遗传系统,人群中不同个体间 HLA 型别全相同的概率极低,故每一个体所携带的 HLA 等位基因及其产物可被该个体独特性地标志。但同时,HLA 高度多态性也因此给人类器官移植选择组织型别合适的供者造成很大困难。

(二)单体型遗传

HLA 基因复合体是一个紧密连锁的基因群。遗传学上将紧密连锁在同一条染色体上的基因组合称为单体型(haplotype);HLA 具有单体型遗传规律,即亲代遗传信息传给子代时,以 HLA 作为一个完整的遗传单位进行遗传,而很少发生同源染色体的互换。换言之,子代所携带的 2 个 HLA 单体型,分别来自父亲和母亲,故比较任何两个同胞间单体型全相同的概率为 25%;2 个 HLA 单体型全不同的概率为 25%;仅 1 个 HLA 单体型相同的概率为 50%(图

8-2)。这样,某些单元型在群体中可呈现较高的频率,并较之单一座位的 HLA 基因型别更能显示人种和地理族的特点。而且,检测单元型比分析单一的等位基因频率,更有助于从无血缘关系人群中寻找 HLA 相匹配的器官移植供者。

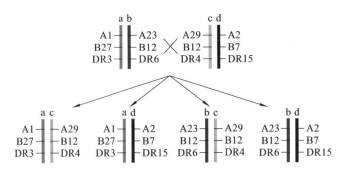

图 8-2　HLA 单体型遗传示意图

(三)连锁不平衡

不仅等位基因出现的频率不均一,两个等位基因同时出现在一条染色体上的机会,往往也不是随机的。连锁不平衡(linkage disequilibrium)指分属两个或两个以上基因座位的等位基因同时出现在一条染色体上的概率,高于随机出现的频率。例如中国北方汉族人中高频率表达的等位基因 DRB1 * 0901 和 DQB1 * 0701 同时出现在一条染色体上的概率,按随机分配规律,应是其频率的乘积为 3.4%(0.156×0.219＝0.034),然而实际两者同时出现的频率是11.3%,远高于理论值,即该人群中此 2 个等位基因处于连锁不平衡。连锁不平衡的发生可能与人类在长期进化过程中的选择压力有关,抗感染能力强的连锁基因群被高频率选择,利于群体生存。

第二节　人类 MHC 的产物——HLA 分子

经典的 HLA Ⅰ类分子和Ⅱ类分子在组织分布、结构和功能上各有特点。

一、HLA 分子的分布

HLA Ⅰ类分子由重链(α链)和 β2 微球蛋白(β2 microglobulin,β2m)组成,分布于所有有核细胞表面(表 8-2)。

HLA Ⅱ类分子由 α 链和 β 链组成,仅表达于淋巴组织中一些特定的细胞表面,如专职性抗原提呈细胞(包括 B 细胞、巨噬细胞、树突状细胞)、胸腺上皮细胞和活化的 T 细胞等(表 8-2)。

表 8-2　HLA Ⅰ类和Ⅱ类抗原的结构、组织分布和功能特点

HLA 抗原类别	分子结构	肽结合域	表达特点	组织分布	功能
Ⅰ类 (A、B、C)	α链 45000 β2m 12000	α1+α2	共显性	所有有核细胞表面	识别和提呈内源性抗原肽,与辅助受体 CD8 结合,对 CTL 的识别起限制作用
Ⅱ类 (DR、DQ、DP)	α链 35000 β 链 28000	α1+β1	共显性	APC、活化的 T 细胞	识别和提呈外源性抗原肽,与辅助受体 CD4 结合,对 Th 的识别起限制作用

二、HLA 分子的结构及其与抗原肽的相互作用

(一)HLA 分子的结构

HLA Ⅰ类分子α链和β2m通过非共价键连接,α链胞外区含有3个结构域(α1、α2、α3),远膜端的2个结构域α1和α2构成HLA Ⅰ类分子抗原肽结合区(peptide binding region),也称作抗原肽结合槽(peptide binding cleft);α3区结构域较保守,其结构与免疫球蛋白超家族分子相似,具有种属特异性,α3区也是与CD8分子结合的部位。β2m既不穿过细胞膜,也不与细胞膜接触,而是以非共价形式附着于α3的功能区(图8-3)。HLA Ⅰ类分子的抗原肽结合槽两端呈封闭状,接纳的抗原肽长度有限,为8~11个氨基酸残基。不同型别HLA Ⅰ类分子结构的差异主要存在于抗原肽结合槽,后者也是HLA分子显示多态性的主要部位,亦称多态样区。

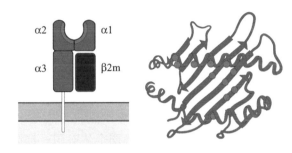

图 8-3 HLA Ⅰ类分子结构

注:HLA Ⅰ类分子由α链和β2m组成,α1和α2构成抗原肽结合槽。X射线衍射图显示抗原肽
结合槽由α1和α2各提供一条α螺旋和4条β片层组成,两段呈封闭状态,仅可容纳较短抗原肽。

HLA Ⅱ类分子的α、β链均为跨膜糖蛋白,各有两个胞外结构域(α1、α2;β1、β2),其中α1和β1共同形成抗原肽结合槽,α2和β2构成HLA Ⅱ类分子Ig样区(即非多态样区)(图8-4)。HLA Ⅱ类分子的抗原肽结合槽两端呈开放状态,能容纳较长的抗原肽(10~30个氨基酸残基)。不同型别HLA Ⅱ类分子的差异体现于其肽结合区(主要是β1结构域),此区亦称多态样区。

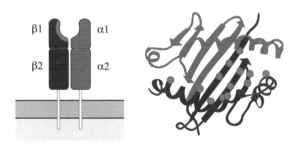

图 8-4 HLA Ⅱ类分子结构

注:HLA Ⅱ类分子由α链和β链组成,α1和β1构成抗原肽结合槽。X射线衍射图显示抗原肽
结合槽由α1和β1各提供一条α螺旋和4条β片层组成,两段呈开放状态,可容纳较长抗原肽。

(二)HLA 与抗原肽的相互作用

HLA分子结合并提呈抗原肽供TCR识别。HLA Ⅰ、Ⅱ类分子接纳抗原肽的结构,是位于该分子远膜端的抗原肽结合槽。HLA的抗原肽结合槽与抗原肽互补结合,其中有两个或两个以上与抗原肽结合的关键部位,称锚定位(anchor position)(图8-5)。在该位置抗原肽与HLA分子结合的氨基酸残基组成称为锚定残基(anchor residue)。抗原肽通过锚定残基与HLA分子结合。不同抗原肽其氨基酸组成及序列各异(即特异性不同),但只要锚定残基相同

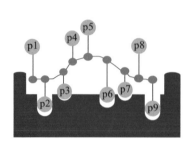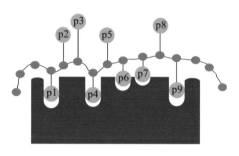

图 8-5　HLA Ⅰ 和 HLA Ⅱ 分子抗原肽结合槽与抗原肽结合示意图

或相似,即可与同一型别 HLA 分子结合。换言之,同一型别 HLA 分子可选择性结合不同抗原肽,其结构基础在于被结合的抗原肽含有相同或相似的锚定残基,后者被称为不同抗原肽的共同基序(consensus motif)。如:与 HLA-A＊0201 分子结合的抗原肽的第二个氨基酸是亮氨酸(L)或甲硫氨酸(M);第九位氨基酸残基为缬氨酸(V)或亮氨酸(L),而中间 P3～P8 的残基组成带有较大的任意性。因此可以用 xL/MxxxxxxV/L 表示,其中 x 代表任意氨基酸残基。这表明 MHC 分子与抗原肽的结合具有相对专一性,可与具有特定的共同基序的抗原肽结合。因此,MHC 分子与抗原肽的结合显示一定的专一性。

这种相对专一性的意义在于:①具有某类 HLA 等位基因的个体,可能由于 HLA 分子抗原肽结合槽与锚定残基不匹配,而对某种抗原不发生或仅发生低水平免疫应答;②不同的 HLA 分子有可能提呈同一抗原的不同表位,造成不同个体对同一抗原应答强度的差异,这实际上是 HLA 以其多态性参与和调控免疫应答的一种重要机制;③实际上 HLA 分子对抗原肽的识别并非严格的一对一关系,而是显示一定的包容性,造成一种类型的 HLA 分子可以识别一群带有特定共用基序的肽段。这意味着,能够被某一 HLA 分子识别和提呈的抗原肽,也可被该家族其他分子所提呈。这一点,为应用肽疫苗或 T 细胞疫苗进行免疫预防和免疫治疗提供了便利。

三、HLA 分子的功能

(一)作为抗原提呈分子参与适应性免疫应答

经典的 MHC Ⅰ 类和 MHC Ⅱ 类分子将蛋白质抗原经抗原提呈细胞加工后提呈给 T 细胞,从而激活 T 细胞,启动适应性免疫应答。这是 MHC 主要的生物学功能。由此派生出特异性免疫应答中与这一功能相关的一系列表现。

1. MHC 限制性　MHC 限制性(MHC restriction)指 T 细胞以其 TCR 对抗原肽和自身 MHC 分子进行双重识别,即 T 细胞只能识别自身 MHC 分子提呈的抗原肽。其中 CD4[+] Th 细胞识别 Ⅱ 类分子提呈的外源性抗原肽,CD8[+] CTL 识别 Ⅰ 类分子提呈的内源性抗原肽。

2. 参与 T 细胞在胸腺中的选择和分化　在 T 细胞发育中,胸腺上皮细胞和其他基质细胞表面表达的 MHC Ⅰ 类和 MHC Ⅱ 类分子可以提呈自身抗原肽,未成熟的胸腺细胞在其发育中通过识别这些细胞表面 MHC-自身抗原肽,经历阴性选择和阳性选择,发育成为成熟的 T 细胞,具备 MHC 限制性、自身免疫耐受和对非己抗原的免疫应答能力等。

3. 决定疾病易感性的个体差异　近代确认的疾病关联原发成分,许多属于特定的 HLA 等位基因(或与之紧密关联的疾病易感基因),以及这些基因的产物。这些基因的作用和 HLA 分子的抗原提呈功能密切相关。最典型的例子是在美国白种人中 90％ 的强直性脊柱炎患者为 HLA-B27,而正常人 HLA-B27 仅为 9％。迄今为止,已发现 60 余种疾病与 HLA 有关联,而且这些疾病往往与免疫应答异常有关,病因或发病机制未知,有家族倾向及环境诱发因素。

4. 参与构成种群基因结构的异质性　由于不同 MHC 分子加工提呈的抗原肽往往不同,

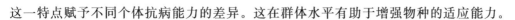

这一特点赋予不同个体抗病能力的差异。这在群体水平有助于增强物种的适应能力。

（二）作为调节分子参与固有免疫应答

HLA 中的免疫功能相关基因参与对固有免疫应答的调控。主要表现在以下方面。

1. 经典的Ⅲ类基因 为补体成分编码,参与炎症反应和对病原体的杀伤,与免疫性疾病的发生有关。

2. 非经典的Ⅰ类基因 和 MICA 基因产物可作为配体分子,以不同的亲和力结合杀伤活化和抑制受体,调节 NK 细胞和部分杀伤细胞的活性。

3. 炎症相关基因 参与启动和调控炎症反应,并在应激反应中发挥作用。

应该指出,从功能上把 MHC 基因划分成参与适应性免疫和固有免疫两个部分并非绝对。例如,对于非经典的Ⅰ类基因及 MIC 家族基因,它们和经典的Ⅰ类基因有相似性,既带有一定程度的多态性,也可以提呈抗原肽,但不出现传统的抗原加工过程。另外,免疫功能相关基因中也有一些基因(如 PSMB 和 TAP)产物和抗原提呈有关,参与适应性免疫应答。

第三节　HLA 与医学实践

一、HLA 与器官移植

长期的临床实践证明,器官移植的成败主要取决于供、受者间的组织相容性,其中 HLA 等位基因的匹配程度尤为重要。组织相容性程度的确定,涉及对供者和受者分别做 HLA 分型和进行供受间交叉配合(cross-matching)试验。通常移植物存活率由高到低的顺序:同卵双生者＞同胞＞有血缘关系的亲属＞无血缘关系者。由于 HLA 的高度多态性,故除同胞兄弟姐妹外,HLA Ⅰ类和Ⅱ类基因型和表型完全相符的供、受者极为少见。目前 PCR 基因分型技术的普及、计算机网络的应用、无亲缘关系个体骨髓库和脐血库的建立,皆提高了 HLA 相匹配供、受者选择的准确性和配型效率。另外,测定血清中可溶型 HLA 分子的含量,有助于监测移植物的排斥危象。

案例引导

患者,男性,30 岁。肾移植术后 8 h 出现少尿,移植区剧痛、血压升高、血肌酐持续升高并伴有高热、寒战等全身反应。放射性核素扫描肾灌注消失。

问题:1. 患者出现了何种反应? 机制是什么?

　　2. 如何预防肾移植后的此种反应?

　　3. 肾移植最佳的供者是谁?

案例引导
问题解析

二、HLA 分子异常表达与临床疾病

所有有核细胞表面表达 HLA Ⅰ类分子,但恶变细胞Ⅰ类分子的表达往往减弱甚至缺如,以致不能有效地激活特异性 CD8[+] CTL,造成肿瘤逃逸免疫监视。在这个意义上,Ⅰ类分子的表达状态可以作为一种警示系统,如表达下降或者缺失则提示细胞可能发生恶变。此外,发生某些自身免疫病时,原先不表达 HLA Ⅱ类分子的某些细胞,可被诱导表达Ⅱ类分子,如胰岛素依赖型糖尿病中的胰岛 B 细胞、乳糜泻中的肠道细胞、萎缩性胃炎中的胃壁细胞等。上述异常表达的机制及其免疫病理学意义未明,可能和它们促进免疫细胞的过度活化有关。

三、HLA 与疾病关联

(一) HLA 是人体对疾病易感的主要免疫遗传学成分

带有某些特定 HLA 等位基因或单体型的个体易患某一疾病(称为阳性关联)或对该疾病有较强的抵抗力(称为阴性关联)皆称为 HLA 和疾病关联,这一关联,可通过对患病人群和健康人群做 HLA 分型后用统计学方法加以判别。典型例子是强直性脊柱炎(AS)。患者人群中 HLA-B27 抗原阳性率高达 58%~97%,而在健康人群中仅为 1%~8%,由此确定 AS 和 HLA-B27 属阳性关联。换言之,带有 B27 等位基因的个体易于患 AS。经计算,其相对危险度(relative risk,RR)为 55~376(因不同人种而异),即 B27 阳性个体较 B27 阴性个体罹患 AS 的机会要大 55~376 倍。表明 HLA-B27 是决定 AS 疾病易感性的关键遗传因素。

迄今为止,已发现 60 余种疾病和 HLA 有关联,而且这些疾病往往与免疫应答异常有关,病因或发病机制未知,有家族倾向及环境诱发因素。表 8-3 列出了与常见疾病关联的 HLA 型别和 RR 数值。在评估 HLA 与疾病的相关性时,需要说明的是发现 HLA 与某种疾病有关联,并不意味着携带某种基因型就一定会患病,HLA 本身并不是病因而仅仅是一种遗传标志。如患强直性脊柱炎患者中 90% 以上为 HLA-B27 分型,但是携带 HLA-B27 的个体不一定会患病。在进行 HLA 和疾病的关联分析中,选择合适的正常人群对照也非常重要,因为 HLA 的分布与民族、人种、地理环境等有关。研究对象的选择必须遵循随机原则、无亲缘关系等,这样获得结果更有助于疾病的辅助诊断、预测、分类及预后的判断。

B27 和 AS 的关联是一个十分典型的例子,已确定 B27 是 AS 的原发关联成分,但对其他疾病并非如此。因而 HLA 和疾病关联的研究一般包括两个方面:一是寻找关联的原发成分,包括从分子水平确定起核心作用的 HLA 等位基因,排除因连锁不平衡而出现的次级关联,并确定相应抗原的关键性表位;二是阐明关联机制。下面举例说明一些已获进展的几种疾病。

(1) 类风湿性关节炎:这是一种以 DR4 为主要关联成分的自身免疫病。DR4 等位基因编码分子 67~74 位氨基酸残基序列如果是 LLEQRRAA,该等位基因即属易感基因。

(2) 乳糜泻:乳糜泻是由面粉麸质引起的小肠黏膜吸收不良综合征。已阐明该病的原发关联成分是和 DR3 呈现连锁不平衡的 HLA-DQA1 * 0501 及 DQB1 * 0201。这两个等位基因可以分别采用顺式互补(在同一条染色体上)或反式互补(在两条同源染色体上)两种形式,决定易感性。

(3) 胰岛素依赖型糖尿病:原发关联成分并非仅仅为表 8-3 所列的 DR3 和 DR4 基因,同时包括与其处于连锁不平衡的 DQ 基因(即 DQA1 * 0301 和 DQB1 * 0201)。两个 DQ 等位基因也呈现顺、反式两种互补形式。另存在一些易感程度较低的单体型组合以及抵抗性等位基因。

(4) 多发性硬化症:一种神经系统脱髓鞘性疾病,相关联的成分已确定为 DRB1 * 1501,并有 DRB3 * 0101 参与。

表 8-3   HLA 与疾病的相对危险性

疾病	HLA 型别	RR
强直性脊柱炎	B27	87.4
疱疹性皮炎	DR3	15.4
天疱疮	DR4	14.4
亚急性甲状腺炎	B35	13.7
乳糜泻	DR3	10.8

续表

疾病	HLA 型别	RR
急性前葡萄膜炎	B27	10.4
特发性血色素沉着症	A3	8.2
特发性艾迪生病	DR3	6.8
胰岛素依赖型糖尿病	DR4	6.4
	DR3	3.3
系统性红斑狼疮	DR3	5.8
恶性贫血	DDR5	5.4
类风湿性关节炎	DR4	4.2
多发性硬化症	DR2	4.1
桥本甲状腺炎	DR5	3.2
重症肌无力	DR3	2.5
	B8	2.7
霍奇金病	A1	1.4

（二）HLA 和疾病关联的机制

有关 HLA 和疾病关联的研究主要集中在三个方面：①分析特定 HLA 等位基因编码分子参与提呈疾病相关抗原肽的机制。②寻找自身抗原的 T 细胞表位和 B 细胞表位，分析携带这些表位的肽段和特定 HLA 分子结合的共用基序。③分析不同 MHC 等位基因产物（易感的和抵抗的）在 T 细胞抗原受体库（TCR repertoire）的发育和中枢耐受中的作用；寻找识别特定抗原肽-MHC 分子复合物的 T 细胞克隆，确定其特性。例如，在多发性硬化症研究中，了解到关联性 HLA-DRB1 * 1501 分子所结合并提呈的自身抗原肽，是髓鞘碱性蛋白（MBP，共 170 个氨基酸）中的 84～102 位和 143～278 位抗原片段。这为制备肽疫苗和进行免疫干预打下了良好的基础。④分析调节性 T 细胞数量和活性改变与疾病易感基因间的关系。

四、HLA 与亲子鉴定和法医学

HLA 系统所显示的多基因性和多态性，意味着两个无亲缘关系个体之间，在所有 HLA 基因座位上拥有相同等位基因的概率几乎等于零。而且，每个人所拥有的 HLA 等位基因型别一般终身不变。这意味着特定等位基因及其以共显性形式表达的产物，可以成为不同个体显示其个体性（individuality）的遗传标志。据此，HLA 基因分型已在法医学上被用于亲子鉴定和为死亡者"验明正身"。

五、HLA 与输血反应

多次接受输血的患者体内可产生抗白细胞和抗血小板 HLA 抗原的抗体，进而导致非溶血性的输血反应。临床主要表现为发热、白细胞减少和荨麻疹等。因此，需接受多次输血的患者宜选择 HLA 相匹配的供血者，且检测受者体内是否存在抗供者 HLA 抗原的抗体。

小结

主要组织相容性复合体（MHC）是人体中基因结构最为复杂的系统，HLA 包括 HLA I 类基因(包括 HLA-A、HLA-B、HLA-C)、HLA Ⅱ 类基因(包括 HLA-DR、HLA-DP、HLA-DQ，以及抗原加工相关基因)和 HLA Ⅲ 类基因。

HLA 具有多基因性和高度多态性特点，其主要遗传特点是共显性遗传、连锁不平衡和单体型遗传。经典的 HLA Ⅰ 类分子由重链(α链)和 β2 微球蛋白(β2m)组成；经典的 HLA Ⅱ 类分子由 α 链和 β 链组成，表达于细胞表面，参与蛋白质抗原的提呈，参与 T 细胞发育成熟，形成 T 细胞免疫应答的 MHC 限制性以及调节免疫应答。

MHC 分子和临床的关系主要表现在 MHC 分子是介导移植免疫排斥反应的主要抗原，并与多种免疫性疾病具有关联性，还可作为亲子鉴定和法医学鉴定的个体遗传标签。

能力检测答案

能力检测

1. 属于 MHC 非经典的 Ⅰ 类基因的是(　　)。

A. HLA-A　　　　　　　　　　　B. HLA-B　　　　　　　　　　C. HLA-C

D. HLA-E、F、G　　　　　　　　E. HLA-DQ

2. 下列有关 MHC 的叙述哪项是错误的?(　　)

A. 是一组紧密连锁的基因群，其基因座包括 Ⅰ、Ⅱ、Ⅲ 三类

B. 其产物能引起强而迅速的排斥反应

C. Ⅰ 类分子由 β2 微球蛋白和一条重链组成，Ⅱ 类分子由 α、β 两条链组成

D. 两类分子的多态性存在于肽结合区

E. 一种 MHC 分子只能提呈一种抗原肽

3. 下列哪一种细胞不表达 HLA Ⅰ 类抗原?(　　)

A. T 细胞　　　　　　　　　　　B. B 细胞　　　　　　　　　　C. 成熟的红细胞

D. 上皮细胞　　　　　　　　　　E. 中性粒细胞

4. 细胞间相互作用不受 MHC 限制的是(　　)。

A. CTL 与肿瘤细胞　　　　　　　　　　　B. 活化 Mφ 细胞与肿瘤细胞

C. Th 与 B 细胞　　　　　　　　　　　　　D. DC 与 Th 细胞

E. Mφ 细胞与 Th 细胞

5. 对人而言，HLA 分子属于(　　)。

A. 异种抗原　　　　　　　　　　B. 同种异型抗原　　　　　　　C. 异嗜性抗原

D. 肿瘤相关抗原　　　　　　　　E. 超抗原

6. 下列哪一种疾病与 HLA-B53 相关性最明显?(　　)

A. 系统性红斑狼疮　　　　　　　B. 类风湿性关节炎　　　　　　C. 结核病

D. 疟疾　　　　　　　　　　　　E. 自身免疫性甲状腺炎(桥本甲状腺炎)

7. 下列哪一种细胞高表达 HLA Ⅱ 类抗原?(　　)

A. T 细胞　　　　　　　　　　　B. B 细胞　　　　　　　　　　C. 成熟的红细胞

D. 巨核细胞　　　　　　　　　　E. 树突状细胞

8. HLA Ⅰ 类分子的抗原结合槽位于(　　)。

A. α1 和 β1 结构域之间　　　　　　　　　　B. α2 和 β2 结构域之间

C. α1 和 α2 结构域之间　　　　　　　　　　D. α1 和 β2m 结构域之间

E. β1 和 β2 结构域之间

9. 关于 MHC，错误的是(　　)。

A. 人的 MHC 称 HLA，其最主要的功能是加工提呈抗原

B. 同一种属不同个体间 MHC 编码的蛋白属于异嗜性抗原

C. MHC 基因编码的部分蛋白可以作为调节分子参与固有免疫应答

D. MHCⅠ类分子主要与 CD8 分子发生相互作用

E. 连锁不平衡是 MHC 的重要特点

10. 下列哪一种疾病与 HLA-B27 抗原相关性最明显？（　　）

A. 系统性红斑狼疮　　　　　　B. 类风湿性关节炎　　　　　　C. 重症肌无力

D. 强直性脊柱炎　　　　　　　E. 自身免疫性甲状腺炎

11. 关于 HLA 抗原,下述哪项是错误的？（　　）

A. 主要功能是抗原提呈　　　　　　　　B. 强移植抗原

C. 在亲子间总有一半相同　　　　　　　D. 在同胞间完全不同

E. 具有高度多态性

12. 具有 HLAⅡ类分子的细胞是（　　）。

A. B 细胞　　　　　　　　　B. 巨噬细胞　　　　　　　　C. 活化的 T 细胞

D. 树突状细胞　　　　　　　E. 以上都对

13. 非经典的 HLAⅠ类基因包括（　　）。

A. HLA-DR 亚区　　　　　　B. HLA-B 座位　　　　　　　C. HLA-E 座位

D. HLA-DP 亚区　　　　　　E. HLA-DQ 亚区

14. 在人类组织或器官移植过程中,引起移植排斥反应的抗原称为（　　）。

A. HLA 分子　　　　　　　　B. MHC 复合体　　　　　　　C. I-A 分子

D. I-E 分子　　　　　　　　　E. H-2 基因

15. HLAⅡ类基因包括（　　）。

A. HLA-A 座位　　　　　　　　　　　B. HLA-A、B、C 座位

C. HLA-DR、DQ、DP 三个亚区　　　　D. HLA-DR 亚区

E. HLA-DQ 亚区

16. 器官移植时选择的最适供者是（　　）。

A. 患者父母　　　　　　　　B. 患者妻子　　　　　　　　C. 患者子女

D. 患者同胞兄弟姐妹　　　　E. 患者同卵双生的兄弟姐妹

（段斯亮）

第九章 淋巴细胞

在免疫应答过程中,淋巴细胞是发挥核心作用的最主要的免疫细胞,在成人体内约有 10^{12} 个。按免疫功能不同,可分为 T 细胞、B 细胞和 NK 细胞三类(表 9-1)。T 细胞和 B 细胞分别负责细胞免疫和体液免疫,均具有特异性抗原受体,接受抗原刺激后能发生活化、增殖和分化,产生特异性免疫应答,故称免疫活性细胞(immunocompetent cells,ICC),也称抗原特异性淋巴细胞(antigen-specific lymphocyte)。第三类淋巴细胞不需要预先接触抗原,就能杀伤某些被病毒感染的宿主细胞和某些肿瘤细胞,称为自然杀伤细胞(natural killer cells),简称 NK 细胞,在抗病毒感染和抗肿瘤免疫方面发挥天然免疫的作用。

表 9-1　三类淋巴细胞在主要淋巴组织的分布(%)

主要淋巴组织	T 细胞	B 细胞	NK 细胞
胸腺	<100	0	<1
外周血	70~80	<20	<10
淋巴结	75	<25	<1
脾脏	35~50	50~65	<10

第一节　B 淋巴细胞

B 淋巴细胞(B lymphocyte)简称 B 细胞,其主要功能是产生抗体介导体液免疫,但对 T 细胞的功能发挥也有重要作用,特别在抗原识别时,能将处理的抗原提呈给 T 细胞,并提供协同刺激分子使 T 细胞充分活化。

一、B 细胞的分化发育

B 细胞是由哺乳动物骨髓或鸟类法氏囊中淋巴样前体细胞分化成熟而来,故称之为 B 细胞。哺乳类动物的 B 细胞胚胎早期在胚肝、晚期至出生后则在骨髓内分化成熟。成熟的 B 细胞主要定居于周围组织,如淋巴结的皮质浅层的淋巴小结和脾脏红髓及白髓的淋巴小结内。在外周血中,B 细胞占淋巴细胞总数的 10%~20%。通常,B 细胞是体内唯一能产生抗体的细胞,其特征性表面标志是膜表面免疫球蛋白(mIg),是特异性 B 细胞抗原受体(BCR)的重要组成部分,通过识别不同抗原表位而使 B 细胞激活,分化为浆细胞,进而产生特异性抗体,发挥体液免疫功能。

早期 B 细胞分化和发育与骨髓造血微环境(hematopoietic inductive microenvironment,HIM)密切相关。B 前体细胞在骨髓发育过程中,须经历阴性选择和阳性选择过程才能发育为成熟的 B 细胞。B 细胞分化的阶段可以分为在中枢免疫器官中的抗原非依赖期和在外周免疫器官中的抗原依赖期。

(一)B 细胞在中枢免疫器官中的分化发育

B 细胞在中枢免疫器官中的分化发育发生于骨髓,为抗原非依赖性的,并经历早期祖 B 细胞(early-pro B cell)、晚期祖 B 细胞(late-pro B cell)、大前 B 细胞(large-pre B cell)、小前 B 细胞(small-pre B cell)、未成熟 B 细胞(immature B cell)和成熟 B 细胞(mature B cell)或初始 B 细胞(naïve B cell)等几个阶段(图 9-1)。骨髓基质细胞表达的细胞因子和黏附分子是不同分化阶段 B 细胞发育的必要条件。如基质细胞表达的膜型 SCF(mSCF)与早期发育的 B 细胞上的 c-kit(SCF 受体,CD117)结合,提供早期发育分化刺激信号;基质细胞分泌的 IL-17 是诱导晚期祖 B 细胞向前 B 细胞发育的关键细胞因子;基质细胞分泌的基质细胞衍生因子 1(SDF-1)是早期 B 细胞趋化的重要细胞因子。B 细胞在中枢免疫器官的分化发育过程中的重要事件几乎都是围绕着功能性 BCR 的表达和自身免疫耐受的形成。

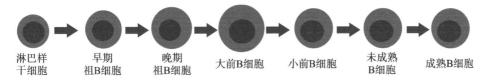

图 9-1 B 细胞在中枢免疫器官中的分化发育过程

1. B 细胞受体(BCR)的发育 BCR 复合体是 B 细胞表面主要的膜分子,由识别抗原的 mIg 和传递信号的 Igα(CD79a)及 Igβ(CD79b)组成。编码 BCR 的基因群在胚系阶段是以分隔的、数量众多的基因片段(gene segment)的形式存在。基因重排(gene rearrangement)是在 B 细胞的发育分化过程中,BCR 基因片段发生重新排列组合,从而产生数量巨大、能识别特异性抗原的 BCR。在早期祖 B 细胞(表型为 B220^{low} 和 CD43$^+$)Ig 重链可变区基因开始发生 D-J 基因重排,随后晚期祖 B 细胞发生 V-DJ 重排,到大前 B 细胞阶段由于 V-DJ 重排的完成可表达 μ 链,与替代性轻链组成 pre-B 受体,丢失 CD43。虽然 pre-B 受体识别的配体尚不清楚,但此阶段是 B 细胞发育中一个重要的卡控点(checkpoint)。分化到小前 B 细胞阶段,μ 链在胞浆和胞膜均有表达,而且轻链的 VJ 基因发生重排,进而发育为 mIgM$^+$ 的未成熟 B 细胞,再经阴性选择后发育为 mIgM$^+$ mIgD$^+$ 的成熟 B 细胞,进入外周免疫器官(图 9-2)。成熟 B 细胞接受抗原刺激后一般发生免疫正应答,使 B 细胞活化增殖,进一步分化为分泌 Ig 的浆细胞,部分活化 B 细胞停止增殖,成为记忆 B 细胞,在再次免疫应答中发挥重要作用。

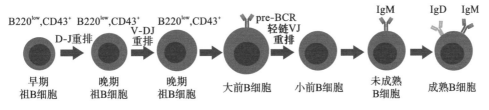

图 9-2 BCR 的发育过程

2. B 细胞发育过程中的阴性选择 前 B 细胞在骨髓中发育至未成熟 B 细胞后,其表面仅表达完整的 mIgM。只表达 mIgM 的未成熟 B 细胞的 BCR 能与骨髓细胞表面的自身膜抗原发生反应,则该细胞的发育成熟被阻滞。被阻滞的未成熟 B 细胞通过受体编辑机制改变其受体特征,成为对自身抗原无反应的克隆而继续发育成熟。若受体编辑不成功,则该细胞死亡,出现克隆清除,发生免疫耐受,这是 B 细胞自身耐受的主要机制。若未成熟的 B 细胞的 BCR 识别可溶性自身抗原,则 mIgM 表达下降,该细胞克隆虽可进入外周,但对抗原刺激不产生应答,称为失能(anergy)。这种失能状态可因抗原消失而逆转。决定克隆清除或克隆失能的主要原因是受体交联信号的强度:强信号诱导克隆清除;弱信号则出现克隆失能(图 9-3)。

(二)B 细胞在外周免疫器官中的分化发育

B 细胞在外周免疫器官中的分化发育为抗原依赖性。在外周免疫器官,成熟 B 细胞接受

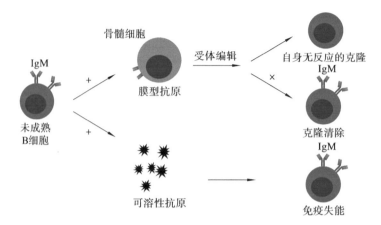

图 9-3　B 细胞中枢发育过程的阴性选择

抗原刺激后,在淋巴滤泡增殖形成生发中心,并发生广泛的 Ig 可变区体细胞高频突变。突变后的 B 细胞凡能与滤泡树突状细胞(FDC)表面抗原以低亲和力结合或不结合者,则发生凋亡,此即阳性选择;凡能与抗原高亲和力结合的 B 细胞则表达 CD40,从而接受 Th 细胞 CD40L 刺激,使该 B 细胞免于凋亡,继续发育为分泌抗体的浆细胞或分化为长寿记忆 B 细胞。该过程不但促进抗体成熟,而且同时伴有 Ig 重链类别转换,即由 SmIgM 转换成 SmIgG(或 SmIgA,或 SmIgE),Th 细胞产生的 IL-2、4、5、6 和 IFN-γ 在 Ig 类型转换过程中起诱导作用,最后,B 细胞分化成能分泌与 SmIg 相同特异性 IgG(或 IgA、IgE)的浆细胞,所分泌的抗体可更有效地保护机体免受外来抗原的侵袭。

二、B 细胞的膜表面分子及其作用

B 细胞的膜表面分子可分为三类,即与识别抗原有关的抗原受体复合体,与细胞活化有关的膜辅助分子,以及其他膜表面分子。

(一) BCR 和 BCR 复合体

BCR 就是存在于 B 细胞表面的膜表面免疫球蛋白(surface membrane immunoglobulin, SmIg)。BCR 与另外的膜分子 Igα 和 Igβ 结合形成复合体称为 BCR 复合体(图 9-4)。

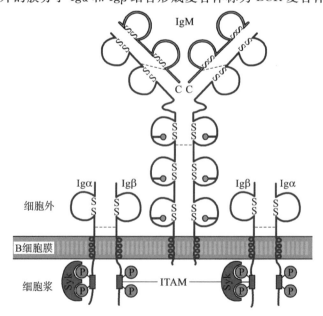

图 9-4　BCR 复合体结构示意图

1. BCR-SmIgM 和 SmIgD 外周血中多数 B 细胞同时携带 SmIgM 和 SmIgD,少数携带 SmIgG、SmIgA 或 SmIgE。SmIg 均为单体,其 Fab 段可与抗原结合。与血清中 Ig 不同,SmIg 具有跨膜区,各类 Ig 均为 26 个氨基酸残基。但胞浆内末端区的长度因 Ig 种类不同而有差别。SmIgM 和 SmIgD 的胞浆内末端区仅有三个氨基酸残基,与蛋白酪氨酸激酶相连,后者可启动细胞活化过程的信号传导。SmIg 是 B 细胞的特征性标志,常用荧光抗体染色法检测 B 细胞。

2. Igα 和 Igβ 分别称为 CD79a 和 CD79b,由二硫键组成异二聚体,以两对异二聚体与 BCR 结合形成复合体。Igα 和 Igβ 胞浆外区均有一个 Ig 的功能区,胞浆内末端区较长,分别有 61 个和 48 个氨基酸,均有免疫受体酪氨酸激活模体(ITAM),含有酪氨酸,当 BCR 与相应抗原结合形成交联时,其酪氨酸残基磷酸化,启动 B 细胞活化过程的信号传导。

(二)B 细胞的膜辅助分子

B 细胞也有一些膜辅助分子,在 B 细胞结合抗原后的活化过程中有重要作用,如传导抗原刺激的信号,参与 B 细胞与 T 细胞的相互作用等。

1. CD19-CD21-CD81 协同受体复合体 CD19、CD21 与 CD81 形成复合体,能加强 BCR 与抗原的结合称为 B 细胞协同受体复合体(B cell coreceptor complex),因具有信号传导作用,也称为信号传导复合体。其作用类似 T 细胞的 CD4 或 CD8 分子。CD19 胞外区有三个 Ig 样功能区,胞浆内区较长,含酪氨酸残基,有传导信号作用。CD19 在 B 细胞分化早期到浆细胞前均有表达,可作为 B 细胞特异性标志。CD21 也称 CR2,能结合补体的裂解产物 iC3b 和 C3dg。CD21 的胞外区有 60～70 个氨基酸,含有 15～16 个重复同源序列,能与结合在 BCR 的抗原表面的 C3b 结合(图 9-5),以增强 BCR 与抗原的结合,同时将结合的信号传导给 CD19,为 B 细胞活化提供辅助刺激信号。CD21 仅表达在成熟 B 细胞表面,B 细胞活化后消失。CD21 也是 EB 病毒的受体。

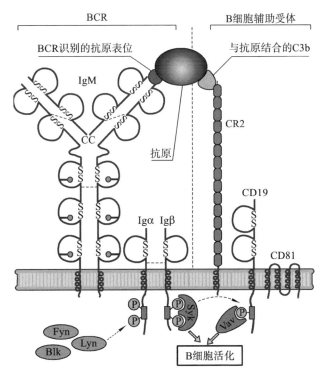

图 9-5 B 细胞的协同受体——CD19/CD21/CD81 示意图

2. CD40-协同刺激受体 由两条肽链组成异二聚体的糖蛋白,该分子除了表达在 B 细胞表面外,也表达在单核细胞和树突状细胞等 APC 表面。CD40 的配体是 T 细胞表面的 CD40L。CD40L 与 CD40 发生结合,为 B 细胞提供了协同刺激信号,使 B 细胞能进入充分活化、细胞增殖、产生 Ig 等过程。因此,CD40 可称为协同刺激受体,其作用与 T 细胞表面分子 CD28 相同。

3. CD45-蛋白酪氨酸磷酸酶　与 T 细胞相同,B 细胞表面也有 CD45 分子,其胞浆内部分具有蛋白酪氨酸磷酸酶的活性,在 B 细胞的活化过程中参与和调节信号传导过程。

B 细胞还有其他膜分子,如 CD20 和 CD23,以及 MHC Ⅱ 类分子也具有辅助分子的作用,即参与细胞活化过程中的信号传导。

(三)其他膜表面分子

1. B7-1(CD80)和 B7-2(CD86)　表达在活化 B 细胞和其他 APC 表面,是 T 细胞表面 CD28 分子的配体,具有协同刺激因子作用。

2. MHC 分子　B 细胞表达 Ⅰ 和 Ⅱ 类分子,其中 Ⅱ 类分子参与 B 细胞处理和提呈抗原的过程。

3. Fc 受体(Fc receptor,FcR)　大多数 B 细胞表面有 FcγR Ⅱ(CD32),是一种低亲和力 FcγR,可与抗原-抗体复合物中 IgG 的 Fc 段结合,有利于 B 细胞对抗原的捕获和结合。

4. 补体受体(complement receptor,CR)　大多数 B 细胞表面存在着能与 C3b 和 C3d 发生结合的受体,包括 CR1(CD35)和 CR2(CD21)。CR 与抗原-抗体-补体复合物结合后可辅助 B 细胞捕获已经与 Ig 结合的抗原。正如上述 CD21 在 B 细胞的协同受体中的作用。

5. 丝裂原受体　B 细胞表面的丝裂原受体可接受某些有丝分裂原的刺激,如脂多糖(lipopolysaccharide,LPS)可刺激小鼠 B 细胞转化,葡萄球菌 A 蛋白(staphylococcus proteinA,SPA)可刺激人 B 细胞转化。

B 细胞表面还有一些重要的受体,如 IL-1、IL-2 和 IL-4 等多种细胞因子的受体。B 细胞表面也有激素和神经递质的受体等,在调节 B 细胞功能方面有一定作用。

三、B 细胞亚群

根据 B 细胞的表面标志和功能不同分为 B1 和 B2 两个亚群,这两个亚群在分化发育和前体细胞来源等方面也有明显的区别。

(一)B1 细胞

该亚群 B 细胞不在骨髓中发育,其前体细胞在胚胎肝脏发生和分化后迁移到腹腔等部位,在外周血和淋巴器官中数量很少,只占 5%～10%。B1 亚群在成年期不像 B2 亚群可由骨髓中前体细胞补充更替,而是由其本身自我更新补充。B1 细胞的 BCR 主要为 SmIgM,而表达 T 细胞的 CD5 分子,也称 CD5+ B 细胞。B1 或 CD5+ B 细胞为 T 细胞非依赖性细胞,识别和结合 TI 抗原后即可发生活化和增殖,不需 T 细胞辅助,产生 IgM 类抗体,多为低亲和力、多特异性的自身抗体,或是针对细菌多糖类抗原的天然抗体。B1 细胞可能参与自身免疫病的发生。另外还发现绝大多数的慢性淋巴细胞白血病细胞均属于 B1 或 CD5+ B 细胞。

(二)B2 细胞

该亚群前体细胞也起源于胚胎肝脏(胚肝),但以后的分化和发育则在骨髓,在发生时间上晚于 B1 细胞。成熟后输送到外周淋巴器官,占外周淋巴组织 B 细胞的绝大部分。在成年期仍由骨髓中的 B 细胞不断补充更新。B2 细胞表面同时有 SmIgM 和 SmIgD,无 CD5。该亚群 B 细胞为 T 细胞依赖性细胞,与 TD 抗原结合而发生免疫应答,需要 T 细胞辅助,能产生针对外来抗原的 IgG 等抗体,负责机体体液免疫的主要功能。两个亚群的特征和区别见表 9-2。

表 9-2 B 细胞亚群的特征

特征	B1 细胞	B2 细胞
SmIgM	+	+
SmIgD	−	+
CD5	+	−
补充更新	自我更新	由骨髓 B 前体细胞更替
抗体产生	IgM	IgM、IgG
针对抗原	TI 抗原自身抗原	TD 抗原
再次抗体应答	−	+

第二节 T 淋巴细胞

T 淋巴细胞(T lymphocyte)来源于胸腺(thymus),故称为 T 细胞。成熟 T 细胞随血液循环进入外周免疫器官,主要定居于外周免疫器官的胸腺依赖区。T 细胞占血液中淋巴细胞总数的 70%～80%,在淋巴结和脾脏中也大量存在,在特异性免疫应答中起关键作用,不仅负责细胞免疫,对 B 细胞参与的体液免疫也起辅助和调节作用,T 细胞缺陷即影响机体细胞免疫应答,也影响体液免疫应答。

一、T 细胞的分化发育

T 细胞来源于骨髓或胚肝淋巴样干细胞分化发育的祖 T 细胞(pro-T),是由一群功能不同的异质性淋巴细胞组成。当 pro-T 自胚肝或骨髓进入胸腺后,在胸腺基质细胞(thymic stroma cell,TSC)、细胞外基质(extra-cellular matrix,ECM)和细胞因子等构成的胸腺微环境作用下不断分化发育,从皮质外层(outer cortex)进入皮质深层,通过皮髓质连接区(corticomedullary junction)进入髓质。在其分化成熟过程中,可先后发生各种分化抗原和受体的表达,并通过阳性选择和阴性选择,最终形成 T 细胞库。刚从骨髓进入胸腺浅皮质层的前 T 细胞不表达 TCR 和 CD3 分子,因为也不表达 CD4 和 CD8 分子,故称为双阴性细胞(double negative cells,DN 细胞)。在浅皮质层,少数胸腺细胞表达 CD3 分子、TCRγ 链和 δ链,这群细胞输出到外周即为 γδT 细胞,多无 CD4 和 CD8 分子。浅皮质层的绝大部分胸腺细胞不表达 TCR 和 CD3,进入深皮质层分化后可表达 CD3,同时均表达 CD4 和 CD8 分子,称双阳性细胞(double positive cells,DP 细胞)。同时,TCRα 和 β 链基因进行重新排列,经转录和翻译,在细胞表面表达 TCRαβ 分子。

DP 细胞继续移行至深皮髓质交界区并进一步进入髓质分化成熟,成为仅表达 CD4 或 CD8 分子的单阳性细胞(single positive cells,SP 细胞),即为成熟的 T 细胞,输出到外周淋巴组织。在上述的成熟和分化过程中,DP 细胞以及 SP 细胞须经历阳性和阴性选择过程。这是通过胸腺细胞表面的 TCR 分子和 CD4/8 分子与基质细胞表面的 MHC 分子及其装载的多肽相互作用实现的。由于胸腺细胞在胸腺内所能遇到的只能是自身 MHC 分子和自身多肽,因此,自身 MHC 分子和自身多肽在胸腺细胞选择过程中起着重要作用。

1. 阳性选择 进入皮质层胸腺细胞发生分裂和分化,形成不同的细胞克隆,其 TCR 基因发生重排和表达,可随机性地产生许多不同特异性 TCR,有些细胞克隆的 TCR 能与基质细胞表面的自身多肽-MHC 分子复合物结合(即阳性反应),这些细胞就得到刺激、存活、增殖并继续分化;而有些克隆的 TCR 不能与自身多肽-MHC 分子复合物结合,则这些胸腺细胞克隆就在原处自行凋亡,这一过程称阳性选择。由于胸腺基质细胞表面的 MHC 分子所装载均是自身肽,胸腺细胞的 TCR 在识别自身 MHC 分子的同时也要识别和结合这种自身肽。研究表明,在阳性选择中,如果胸腺细胞的 TCR 在与自身 MHC 分子发生结合的同时,与 MHC 分子所装载的自身肽有低亲和力结合的话,这样的胸腺细胞就通过了阳性选择过程,可以继续增殖和分化。如果 TCR 不能结合 MHC 分子上的自身肽,就发生细胞凋亡;如果与 MHC 分子上的自身肽有高亲和力的结合,则这样的胸腺细胞克隆也会发生凋亡,这也就是下面所述的阴性选择过程。大部分双阳性细胞在此过程死亡。经过阳性选择,获得了自身 MHC 限制性,即产生了能识别自身 MHC 分子以及能以低亲和力或高亲和力结合自身肽的 T 细胞。其中,能结合自身 MHC 分子以及低亲和力结合自身肽的胸腺细胞输出到外周淋巴组织后,就成为能识别和结合自身外来抗原肽-MHC 分子复合物的成熟 T 细胞。

2. 阴性选择 经历阳性选择的胸腺细胞在深皮质区、皮髓质交界区及髓质区,还要经历阴性选择。如胸腺细胞的 TCR 能与基质细胞表面的自身多肽-自身 MHC 分子复合物呈高亲和力结合,这些细胞就发生凋亡,这种胸腺细胞克隆就会被除去;只有那些 TCR 与基质细胞 MHC 分子上结合的自身多肽无高亲和力结合(即阴性反应)的细胞克隆才能继续存活成熟。这就是阴性选择过程,可除去那些与自身成分起反应的胸腺细胞。这样,从胸腺输出到外周的 T 细胞库中没有针对自身成分的 T 细胞克隆。这就是成熟个体对自身成分具有自身耐受的重要机制。

在阳性选择过程以及进一步在髓质分化中,细胞表面的 CD4 和 CD8 分子与基质细胞的 MHC Ⅰ类和Ⅱ类分子相互作用、诱导分化为仅表达 CD4 或 CD8 的单阳性(single positive,SP)髓质胸腺细胞,进入外周即为成熟的 CD4$^+$ 和 CD8$^+$ 两大亚群 T 细胞。

二、T 细胞的膜表面分子及其作用

根据 T 细胞的膜表面分子作用可归成三类:与识别抗原有关的抗原受体复合体,与活化相关的膜辅助分子和其他膜表面分子等。

(一)TCR 和 TCR 复合体

所有 T 细胞表面均具有能结合特异性抗原的膜分子,称 T 细胞受体(T cell antigen receptor,TCR)。成熟 T 细胞的 TCR 与细胞膜上的 CD3 分子和 ζ 蛋白分子结合形成 TCR-CD3-ζ 分子复合体,或称 TCR 复合体(图 9-6)。只有完整的 TCR 复合体才能将 TCR 结合抗原的信息传递到细胞浆内使 T 细胞开始活化。

1. TCR 由 α 链和 β 链经二硫键连接组成异二聚体,每条链又分为 V 区和 C 区。V 区在细胞外侧,是与抗原多肽-MHC 分子复合物结合的部位。V 区内有与抗原决定簇发生结合的互补决定簇区(CDR1~3);C 区与细胞膜相连,其羧基末端有 5~12 个氨基酸伸入胞浆内(图9-6)。

α 链和 β 链的基因编码分别由 V、J、C 和 V、D、J、C 基因群控制,各 V 区基因又由许多节段组成。幼稚 T 细胞的 TCR 基因经重排后可形成几百万种以上的不同基因序列,可编码相应数量的不同特异性的 TCR 分子。每个成熟 T 细胞克隆内的各个细胞具有相同的 TCR,可识别同一种特异性抗原。在同一个体内,则可能存在几千万种以上的 T 细胞克隆及其特异性的 TCR,以适应识别外界各种各样的特异性抗原。可将所有 T 细胞克隆的特异性 TCR 的总和称为 TCR 库(TCR repertoire),所有 T 细胞克隆的总和称为 T 细胞库。

少数 T 细胞的 TCR 由 γ 链和 δ 链组成,其结构与 TCRα 链和 β 链相似,但 V 区的基因节段数目较少,重排后产生的特异性 TCR 种类的数量有限,即 TCR 库较小。

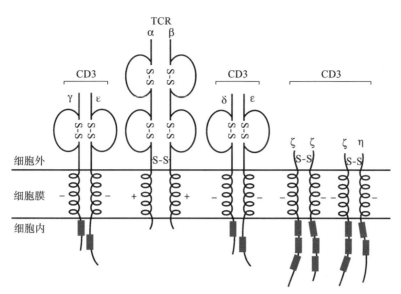

图 9-6 TCR 复合体结构示意图

2. CD3 CD3 为 T 细胞所特有的膜表面分子,由三种肽链(γ、δ 和 ε)组成两对异二聚体(γε 和 δε),这些肽链的胞外区均有一个 Ig 样结构区,跨膜区含有负电荷的谷氨酸和(或)天冬氨酸残基;而在胞浆内末端区均含有一个免疫受体酪氨酸活化模体(immunoreceptor tyrosine based activation motif,ITAM),与传导 TCR 结合抗原的信息有关。

ζ 蛋白分子多数由两条相同 ζ 链组成同二聚体,少数由 ζ 链与 η 链组成,η 链也是由 ζ 链基因编码,是与 ζ 链不同的拼接产物,在胞浆内区比 ζ 链长 42 个氨基酸。与 CD3 分子不同之处是 ζ 链(或 η 链)的胞外区仅 9 个氨基酸(CD3 分子约 100 个),而胞浆内末端区则长达 113 个,含有三个重复的 ITAM(η 链为二个)。ζ 链跨膜区含有负电荷的天冬氨酸。

CD3 分子和 ζ 分子中的 ITAM 含有酪氨酸,可与蛋白酪氨酸激酶结合。当 TCR 与抗原结合后,该激酶迅速活化作用于 ITAM 中的酪氨酸使其磷酸化,继而启动细胞内的活化过程。因此,CD3 和 ζ 分子起着传导抗原信息的作用。

从上述可以看出,TCR 复合体由四个二聚体组成,包括 TCRα 和 β 链(或 TCRγ 和 δ 链),CD3 的 γ 和 ε 链、δ 和 ε 链,以及 ζ 分子的 ζ 和 ζ 链(或 ζ 和 η 链)。在这四个二聚体中,CD3 分子和 ζ 分子中的 γ、δ、ε 链和 ζ 链的跨膜区均含负电荷的氨基酸残基(谷氨酸和天冬氨酸),这与 TCR 的 α 和 β 链(或 γ 和 δ 链)的跨膜区中带正电荷的氨基酸残基(赖氨酸和精氨酸)发生非共价连接,形成稳定的 TCR-CD3 复合物。

近年的研究表明,当 TCR 复合体与抗原提呈细胞表面的抗原肽-MHC 分子复合物发生结合形成的免疫突触的结构中,有两对 TCR(αβ 链)与 CD3 和 ζ 分子形成复合体,其组成形式可表示为 $(\alpha\beta)_2 \cdot \gamma\varepsilon \cdot \delta\varepsilon \cdot \zeta\zeta/\zeta\eta$(图 9-6)。

(二)T 细胞的膜辅助分子

T 细胞的膜辅助分子是协助 T 细胞与 APC 的相互接触及参与抗原刺激后的活化过程的膜分子,大多属于 Ig 超家族成员,其中有些是 T 细胞特有的标志,可用其相应抗体鉴定和分离 T 细胞。

1. CD4 和 CD8-协同受体(coreceptor) 分别出现在不同的成熟 T 细胞表面。因此,T 细胞可分成两大亚群:CD4[+] T 细胞和 CD8[+] T 细胞,前者具有辅助性 T 细胞的功能,后者具有细胞毒性 T 细胞的活性。

CD4 分子是单链跨膜蛋白分子,胞膜外区具有 4 个 Ig 样功能区,有疏水的跨膜区,胞浆内区末端有 38 个氨基酸残基。CD4 能与 APC 上的 MHC Ⅱ类分子结合,称为 MHC Ⅱ类分子受

NOTE

体。当 TCR 识别 APC 提呈的抗原肽-MHCⅡ类分子复合物时,CD4 胞膜外远端区的两个 Ig 区与 MHCⅡ类分子的非多态部分(β2)结合,具有稳定 T 细胞与 APC 结合的作用。

CD4 分子是人类免疫缺陷病毒(HIV)的受体,HIV 通常首先侵犯和破坏 CD4$^+$ T 细胞,是 AIDS 患者免疫功能缺陷的主要原因之一。CD4 除分布于部分成熟 T 细胞和部分胸腺细胞外,在某些树突状细胞和单核巨噬细胞等也有表达。

CD8 分子是由 α 链和 β 链组成的异二聚体跨膜蛋白,有些 T 细胞表达的 CD8 分子为 αα 同二聚体。各肽链均有含 1 个 Ig 样功能区的胞外区、穿膜区和胞浆区末端。CD8 能与 APC 上的 MHCⅠ类分子结合,称为 MHCⅠ类分子受体。CD8 分子胞外的 Ig 样功能区与 MHCⅠ 类分子的 α3 区结合,可以稳定 CTL 与带有抗原肽-MHCⅠ类分子复合物的靶细胞结合。

CD4 和 CD8 分子有黏附分子活性,协同 TCR 与抗原多肽-MHC 分子复合物的结合,因此称为 TCR 的协同受体(coreceptor)。CD4 和 CD8 分子的胞浆内末端区(约 25 个氨基酸)在 TCR 结合抗原后迅速发生磷酸化,该末端区又与蛋白酪氨酸激酶(Lck 分子)发生非共价结合,在 T 细胞的活化过程中有传导抗原刺激信号的重要作用(图 9-7)。

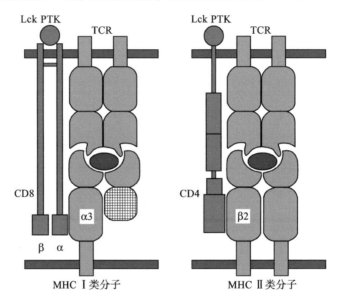

图 9-7 CD4 和 CD8 分子与 MHC 分子结合示意图

2. CD28 和 CTLA-4-协同刺激受体 属于 Ig 超家族成员,由双硫键连接两条肽链组成二聚体,其胞浆外区含有一个 Ig 样结构。CD28 分子可表达在静止和活化的 T 细胞表面,能与 B 细胞或 APC 表面的相应配体 B7-1(CD80)或 B7-2(CD86)结合。这种结合为 T 细胞提供协同刺激信号,使已接受抗原刺激开始活化的 T 细胞进入完全活化状态,如产生 IL-2 和其他淋巴因子等。如没有 CD28 和 B7 的结合,则初步活化的 T 细胞将不能充分活化增殖而进入失能(anergy)状态。因此,CD28 与 B7 的结合在 T 细胞(主要是 Th 细胞)接受抗原刺激后的活化过程中是必不可少的第二信号,称为协同刺激信号(costimulatory signal),所以称 CD28 为协同刺激受体(costimulatory receptor)。

活化的 T 细胞可表达 CTLA-4,其结构与 CD28 相同,也与 B7 分子结合,但结合后能阻断 CD28 的信号传导,有抑制 T 细胞活化的作用。CTLA-4 可能通过这种负反馈作用终止 T 细胞应答。

3. CD2/LAF-2 原先称为绵羊红细胞受体即 E 受体,曾将其作为人 T 细胞的重要标志,因 B 细胞无此表面受体。现命名为 CD2。除 T 细胞外,NK 细胞也表达 CD2。CD2 也称淋巴细胞功能相关抗-2(lymphocyte function associate antigen-2,LFA-2)。其天然配体是免疫细胞表面分子淋巴细胞功能相关抗原-3,即 LFA-3(CD58)。两者都是黏附分子。T 细胞的 CD2(LFA-2)与 APC 表面 LFA-3(CD58)结合后,可增强 TCR 与抗原多肽-MHC 分子复合物的结合。另外,CD2 也参与 T 细胞活化过程中的信号传导作用。

4. **CD45 和 CD45R** CD45 称白细胞共同抗原,存在于所有白细胞表面,包括 T 细胞。CD45 为单链糖蛋白,至少有五种异型体。仅表达于某些白细胞表面的异型体,称为 CD45R。如 CD45RA 表达在初始 T 细胞(naive T cells),而 CD45RO 表达在记忆 T 细胞(memory T cells)。

CD45 各异型体的结构差别在胞外区,长度从 391～552 个氨基酸不等。而胞浆内末端区均有 705 个氨基酸,序列较保守,具有蛋白酪氨酸磷酸酶活性,能与胞浆内蛋白激酶相互作用,参与并调节 T 细胞的活化过程。关于 T 细胞主要的膜表面分子的功能可参见表 9-3。

表 9-3 T 细胞和 B 细胞的主要膜表面分子

	T 细胞	B 细胞	功能
抗原受体	TCR(α+β 或 γ+δ)	BCR(SmIgM 和 SmIgD)	结合抗原(多肽) 接受第一信号
抗原受体 复合体成分	CD3(γ+ε,δ+ε), ζ 分子(ζ+ζ 或 ζ+η)	(IgαIgβ)2	传导第一信号
协同受体	CD4 分子,CD8 分子	CD19-CD21-CD81 复合体	协助结合抗原 和传导第一信号
协同刺激受体	CD28,CTLA-4	CD40	接受并传导活化第二信号
协同刺激分子	CD40L(CD40 配体)	CD80(B7-1), CD86(B7-2)	提供给 B 或 T 细胞 活化的第二信号
其他膜表面分子	CD2/LFA-2	CR1(CD35), Fc-γRⅡ(CD32)	传导信号等
MHCⅠ类分子	表达	表达	参与抗原提呈
MHCⅡ类分子	仅在活化后表达	表达	参与抗原提呈

(三)T 细胞的其他膜表面分子

1. **细胞因子受体** 在 T 细胞接受抗原刺激后的活化过程中起重要作用,主要是 IL-1 受体和 IL-2 受体。IL-2 受体包括 α 链(CD25)、β 链(CD122)和 γ 链,有三种不同的组合形式:单独 α 链、β 和 γ 链,或 αβγ 三条肽链结合,对 IL-2 的结合分别为低亲和力、中等亲和力和高亲和力。静止 T 细胞仅表达 IL-2 受体 βγ 链。活化 T 细胞表达 α 链,与 βγ 链组成高亲和力 IL-2 受体,可使受抗原刺激活化的 T 细胞对较低水平的 IL-2 也能起增殖反应。

T 细胞表达的重要的细胞因子受体还有趋化因子受体如 CCR3 和 CCR5。前者表达在 Th2 细胞,后者表达在 Th1 细胞,并且与 CD4 分子一起作为 HIV 在 T 细胞表面的受体。

2. **CD40L** 表达于活化的 CD4$^+$ T 细胞及部分 CD8$^+$ T 细胞,是 B 细胞表面 CD40 分子(B 细胞的协同刺激受体)的配体,称 CD40L,能促使 B 细胞充分活化。

3. **丝裂原受体** 免疫学实验研究中常用有丝分裂原(mitogen),简称丝裂原,代替抗原刺激淋巴细胞。丝裂原刺激淋巴细胞活化过程与抗原所刺激的极其相似,但是某种抗原只能刺激很少数克隆的细胞活化,而丝裂原有多克隆刺激作用,能使某一亚群淋巴细胞多数克隆活化。丝裂原多属于外源性凝集素(lectin),如植物种子中的糖蛋白、细菌成分等。T 细胞和 B 细胞对不同的丝裂原刺激起反应,与其细胞表面不同的丝裂原受体有关。植物血凝素(phytohemagglutinin,PHA)和刀豆蛋白 A(concanavalin A,ConA)可与 T 细胞表面 TCR 和 CD3 等糖蛋白分子上的某些糖基发生结合,能刺激 T 细胞活化。

知识链接

4. **MHC 分子** 所有 T 细胞均表达 MHC I 类分子,受抗原刺激活化后还能表达 II 类分子。因此,II 类分子也可作为 T 细胞的活化标志。T 细胞活化后也可有一定的抗原提呈作用,即与其表达 MHC II 类分子有关。

5. **激素和介质受体** T 细胞表面也存在各种激素和介质的受体,如肾上腺素、皮质激素、组胺和前列腺素等物质的受体,是外界因素和神经内分泌对免疫系统功能产生影响的交接站。

三、T 细胞亚群

T 细胞是不均一的群体,可根据其膜表面分子的不同和功能的不同划分不同亚群。根据 TCR 种类可将 T 细胞分为 γδT 细胞和 αβT 细胞;αβT 细胞根据 CD4 和 CD8 的表达可分为 CD4+T 细胞和 CD8+T 细胞。

根据 T 细胞的分化状态、表达的表面分子(如 CD45)以及功能的不同,可以将它们分为初始、效应和记忆 T 细胞。初始 T 细胞是没有接受过抗原刺激的成熟 T 细胞,这些细胞处于细胞周期的 G0 期,存活期短,表达 CD45RA 分子和高水平的 L-选择素(CD62L),能参与淋巴细胞的再循环。初始 T 细胞在 TCR 结构上显示高度的异质性,它们分别能识别、结合不同的特异性抗原。在感染或应用疫苗免疫时,特异性抗原进入机体,选择性地激活某些表达特异性 TCR 的初始 T 细胞克隆,而该细胞克隆即以非抗原依赖的方式迅速增殖,并在周围环境的影响下分化成效应细胞,发挥特定的细胞免疫功能;由初始 T 细胞发育而来的效应 T 细胞存活期也较短。它们表达 CD45RO 分子和高水平的 IL-2 受体,不参与淋巴细胞的再循环,而是向外周组织迁移。在接受相同的刺激条件后,CD8+ 初始 T 细胞较 CD4+ 初始 T 细胞容易分化成效应/记忆 T 细胞,所以体内抗原特异性 CD8+ 效应 T 细胞的频率往往高于 CD4+ 效应 T 细胞。在对抗原物质应答的后期,绝大部分效应 T 细胞都发生凋亡,少量存活下来的细胞分化为记忆 T 细胞,参与增强性的再次免疫应答;记忆 T 细胞与初始 T 细胞相似,处于细胞周期 G0 期,但其存活期很长,可达数年,甚至几十年。记忆 T 细胞能表达 CD45RO 分子,并能向外周炎症组织迁移。记忆 T 细胞介导再次免疫应答,它们能在接受抗原刺激后迅速活化,分化成效应 T 细胞和新生记忆 T 细胞。

(一)γδT 细胞

人外周血 T 细胞中 γδT 细胞占 1%～5%,在肠道黏膜组织的 T 细胞中约有 10%。但某些动物如小鼠的肠道黏膜组织中 γδT 细胞可达 50% 以上,皮肤中也有较多 γδT 细胞。大部分 γδT 细胞为 CD4- 和 CD8-,少数为 CD8+,只有极少数为 CD4+。γδT 细胞对抗原的识别和结合可不受 MHC 分子的限制,还可能识别非多肽类抗原。已知 γδT 细胞能对某些细菌如结核杆菌的抗原发生增殖反应,也发现某些炎症性病变部位 γδT 细胞数量增多;另外实验研究发现 γδT 细胞对肿瘤细胞有细胞毒活性,表明 γδT 细胞在抗感染免疫和抗肿瘤方面有一定作用。由于 γδT 细胞的受体库较小,在特异性免疫应答中的作用不如 αβT 细胞,有人将其归属于天然免疫细胞。

(二)CD4+T 细胞和 Th 细胞亚群

CD4+T 细胞的 TCR 识别由 APC 所提呈的抗原肽-MHC II 类分子复合物,因此 CD4+T 细胞是 MHC II 类分子限制性 T 细胞。按功能 CD4+T 细胞可分为辅助性 T 细胞(help T cells,Th 细胞)和迟发型超敏反应性 T 细胞(delayed type hypersensitivity T cells,TDTH)。

根据产生细胞因子的种类,CD4+Th 细胞可分为 Th1 和 Th2 两个亚群,而这两个细胞亚群来自 Th0 细胞,近来又发现有 Th3 细胞和 Treg1,这四类 Th 细胞亚群的主要特征见表 9-4。

1. **Th1 细胞** 主要产生 IL-2、IFN-γ 和 TNF-β,参与细胞免疫和迟发型超敏反应,协助 B

细胞产生 IgG2,在抗细胞内微生物感染和细胞免疫所引起的炎症反应中发挥作用。目前认为Th1 细胞即具有 T_{DTH} 细胞的作用。

2. **Th2 细胞** 主要产生 IL-4、IL-5、IL-10、IL-13 等。能协助和促进 B 细胞的增殖和分化,促进抗体(包括 IgE)的产生,在抗细胞外微生物或寄生虫感染免疫以及变态反应的发生中有一定作用。

Th1 细胞产生的 IL-2 和 IFN-γ 对 Th1 细胞自身有促进分化和增殖作用,但对 Th2 细胞的分化有抑制作用;同样,Th2 细胞因子 IL-4 对 Th2 细胞自身的分化和增殖有促进作用,而IL-4 和 IL-10 对 Th1 细胞的分化、增殖和细胞因子的产生有抑制作用。

3. **Th0 细胞** Th0 细胞是 Th1 和 Th2 的前体细胞,当受到抗原刺激后,可产生多种细胞因子(表 9-4),然后再在不同的细胞因子作用下,继续分化为其他亚群。如 IL-12 诱导出 Th1,IL-4 诱导出 Th2,IL-4、IL-10 和 TGF-诱导出 Th3 细胞亚群。

表 9-4 Th 细胞亚群主要特性比较

		Th0 细胞	Th1 细胞	Th2 细胞	Th3/Tr1 细胞
分泌的细胞因子	IL-3	+	+	+	+
	IL-2	+	+++	−	−
	IFN-γ	+	+++	−	−/±
	TNF-β	+	+++	−	++
	IL-4	+	−	++	±/−
	IL-5	+	−	++	−
	IL-10	+		++	+++
	IL-13	+		++	
	TGF-b	±	±	±	+++
促分化的细胞因子			IL-12	IL-4	IL-4、IL-10、TGF-b
对 Th 细胞亚群的作用		分化为Th1,Th2,Th3	抑制 Th2	抑制 Th1	抑制 Th1 和 Th2
免疫功能			介导细胞免疫,介导迟发型超敏反应,抗胞内寄生感染	辅助体液免疫,促进 IgE 产生,抗胞外感染	调节和抑制免疫应答,诱导免疫耐受

4. **Th3 细胞和 Treg1/Tr1 细胞** 在 CD4+ T 细胞中,有些细胞主要产生转化生长因子-β(transforming growth factor-β,TGF-β)和少量 IL-10,但不产生 IL-2、IL-4 和 IFN-γ,因与 Th2明显不同,故命名为 Th3 细胞,其主要作用是降低 APC 和 Th1 细胞的活性。另外又发现有些CD4+ T 细胞可高表达 IL-10,也产生 TGF-β,但不产生 IL-2、IL-4,现命名为调节性 T 细胞 1型(T regulatory cell 1,Treg1,Tr1 cell),也具有抑制 Th1 细胞活性作用,在诱导外周免疫耐受方面也有作用。有人将 Th3 和 Tr1 均归类为调节性 T 细胞,但也认为可能就是同一 T 细胞亚群。

5. **Th17 细胞** 通过分泌 IL-17(包括 IL-17A 到 IL-17F)、IL-21、IL-22、IL-26、TNF-α 等多种细胞因子参与固有免疫和某些炎症的发生,在免疫病理损伤,特别是自身免疫病的发生和发展中起重要作用。

6. **Tfh 细胞** 滤泡辅助性 T 细胞(follicular helper T cell,Tfh 细胞)是一种存在于外周免疫器官淋巴滤泡的 CD4+ T 细胞,其产生的 IL-21 在 B 细胞分化为浆细胞、产生抗体和 Ig 类别转换中发挥重要作用,是辅助 B 细胞应答的关键细胞。

需要指出的是不同亚群的 Th 分泌不同的细胞因子只不过反映了这些细胞处于不同分化状态,这种分化状态不是恒定不变的,在一定条件下可以相互转变。

(三)CD8⁺T 细胞和 Tc 细胞

CD8⁺T 细胞识别靶细胞表面的抗原肽-MHC I 类分子复合物,是 MHC I 类分子限制性 T 细胞。通常这类细胞对靶细胞具有杀伤活性,故称为细胞毒性 T 细胞(cytotoxic T cells,Tc 或 CTL)。在免疫效应阶段,Tc 细胞与带有抗原肽-MHC I 类分子复合物的靶细胞,如被病毒感染的细胞或肿瘤细胞等接触后,释放胞浆内颗粒,其中有类似补体作用的穿孔素(perforin)和具有丝氨酸蛋白酶活性的颗粒酶(granzyme),前者的作用类似补体 C9 分子的作用,与胞膜结合后在靶细胞表面形成孔道,造成靶细胞溶解;后者通过孔道进入细胞内损伤 DNA,使靶细胞发生凋亡。Tc 细胞杀伤靶细胞时,并不损伤自身,而且可以连续杀伤多个靶细胞。

CD8⁺T 细胞也是一个不均一的群体,可根据其表面标志或细胞功能的不同而将其分群。如 CD8⁺T 细胞一个亚群表达 CD28 分子,并可在活化信号下产生 IL-2;另一个亚群表达异二聚体 CD11b/CD18 分子,可对 IL-2 产生反应,但不产生 IL-2。近年来也发现不同的 CD8⁺Tc 细胞克隆可产生不同的细胞因子,因此,可将产生 IFN-γ 的称为 Tc1 细胞,产生 IL-4 的称为 Tc2 细胞。

案例引导
问题解析

案例引导

患儿,男,5 个半月。以"发热、腹泻 11 天,皮疹 7 天"为主诉入院。入院后诊断为:①腹泻病;②发热待查:结缔组织病? ③营养不良性贫血。入院后给予抗感染、补液,调整肠道微生态,营养支持治疗。腹泻治愈,仍发热,皮疹渐增多,蔓延至上腹部、胸前,皮疹呈棕色或棕黑色。入院第 12 天对患儿左大腿内侧一皮疹下结节进行活检见:表皮角化,真皮脂肪坏死,炎症细胞浸润,考虑脂膜炎。体液免疫检查正常;T 细胞亚群:CD3⁺2.41%(正常值 56%～84%),CD4⁺0.53%(正常值 27%～51%),CD8⁺0.50%(正常值 15%～44%),CD4⁺/CD8⁺ 值为 1.06。追问病史:此患儿生后接种卡介苗部位常有渗液,不久结痂,结痂后不久又出现渗液,如此反复。遂对既往骨髓片及组织片进行抗酸染色,均见大量抗酸杆菌。确诊为原发性 T 细胞免疫缺陷病合并卡介苗接种后播散性结核病、结核性结节性脂膜炎。

问题:1. T 细胞可分为哪些亚群?
2. 淋巴细胞亚群检测的临床意义有哪些?

第三节　自然杀伤细胞

自然杀伤细胞(natural killer cell,NK 细胞)是第三类淋巴细胞,其表面缺少 T 细胞和 B 细胞的特异性标志如 TCR 和 SmIg,曾称为裸细胞(null cell)。这类细胞不依赖于抗原刺激,能自发地溶解多种肿瘤细胞和被病毒感染细胞,故称为自然杀伤细胞,在人外周血和脾脏中约占淋巴细胞的 10%。

一、NK 细胞的特征

大多数 NK 细胞为胞浆中含有嗜天青颗粒的大型淋巴细胞,也称大颗粒淋巴细胞(large granular lymphocytes,LGL)。这些颗粒内含有溶解细胞的穿孔素和具有丝氨酸蛋白酶活性的颗粒酶等。NK 细胞表面主要有 CD2、CD16、低亲和力 IgG Fc 受体(FcγRⅢ)以及 CD56

等。目前将具有 TCR⁻SmIg⁻CD16⁺CD56⁺ 表型的淋巴样细胞鉴定为人 NK 细胞。CD16 和 CD56 分子可视为 NK 细胞特异性标志,抗 CD16 和抗 CD56 可用来鉴定和分离 NK 细胞(巨噬细胞和粒细胞也表达 CD16,但 CD56 仅见于 NK 细胞);NK 细胞表面也有 IL-2R 和 IFN-γR,IL-2 和 IFN-γ 能活化 NK 细胞和增强其细胞毒活性。

二、NK 细胞的作用

NK 细胞杀伤靶细胞与其表面具有两类功能截然相反的受体有关:一类受体可与靶细胞表面相应配体结合,激发 NK 细胞产生杀伤作用,称为杀伤活化受体;另一类受体与靶细胞表面相应配体结合后,可抑制 NK 细胞的杀伤效应,称为杀伤抑制受体(见第十二章)。NK 细胞在机体抗病毒感染和抗肿瘤方面具有重要作用。NK 细胞杀伤靶细胞可通过:①释放穿孔素、颗粒酶引起靶细胞溶解;②表达 FasL 与靶细胞表面 Fas 分子结合导致靶细胞凋亡;③分泌 TNF 直接杀伤靶细胞;④NK 细胞表面 FcγRⅢ 与被 IgG 包围的靶细胞结合而杀伤靶细胞,即 ADCC 效应。

NK 细胞在病毒感染的早期就能杀伤被病毒感染的靶细胞,在抗原特异性 Tc 细胞尚未形成前就能清除病毒(表 9-5)。已发现 T 细胞和 B 细胞正常而 NK 细胞缺陷的个体,对病毒感染特别敏感,易感威胁生命的病毒。已知体内无 T 细胞的无胸腺小鼠的肿瘤自然发生率并不比正常小鼠高,检查发现这些无胸腺小鼠的 NK 细胞数量明显增多,表明 NK 细胞在体内抗肿瘤发生上有一定的作用。T 细胞、B 细胞和 NK 细胞主要特性的比较见表 9-6。

表 9-5 NK 细胞与 Tc 细胞的主要特性比较

	Tc 细胞	NK 细胞
主要表面分子	TCR-CD3	CD16、CD56、KIR
识别靶细胞表面的分子	多肽-MHC Ⅰ类分子复合物	自身多肽-MHC Ⅰ类分子复合物的丢失
MHC 限制性	+	—
需要抗原预先刺激	+	—
免疫回忆反应	+	—

表 9-6 三类淋巴细胞的主要特征

	T 细胞	B 细胞	NK 细胞
抗原识别受体	TCR	BCR	(KIR)
CD 分子	CD2,CD3,CD4/CD8	CD19,CD21	CD2,CD16,CD56
FcγR	少数有	+	+
C3bR	—	+	—
免疫功能	细胞免疫、免疫调节	体液免疫、提呈抗原	自然杀伤、ADCC 效应

小结

B 细胞是免疫系统中的一种主要细胞。B 细胞表面有多种标志,有的为 B 细胞特有,有的与其他细胞共有。它们在 B 细胞分化和功能执行中有重要的作用。B 细胞有异质性,依 CD5 分子的表达,可分成 B1 细胞和 B2 细胞;B2 细胞表面同时有 SmIgM 和 SmIgD,无 CD5,也就是我们通常所说的 B 细胞。不同亚群 B 细胞定位于机体淋巴系统和淋巴组织中不同的部位,执行不同的功能。B 细胞功能:产生抗体、提呈抗原以及参与免疫调节。

T细胞表面具有多种表面标志。TCR-CD3复合分子为T细胞的特有标志,TCR接受APC提呈的抗原信号,由CD3分子将信号向细胞内转导。CD4与CD8分子可分别与MHCⅡ及Ⅰ类分子结合,作为T细胞辅助受体,参与T细胞与APC的作用及信号转导。按TCR不同,T细胞可分为αβT细胞和γδT细胞;T细胞按功能的不同,分为不同亚群:在αβT细胞中,又可分为辅助性T细胞($CD3^+$、$CD4^+$、$CD8^-$)和杀伤性T细胞,T细胞可介导细胞免疫。Th1细胞亚群可分泌IL-2、IFN-γ等细胞因子,介导细胞免疫应答,在病理情况下,Th1细胞可参与迟发型超敏反应和器官特异性自身免疫病。Th2细胞亚群可分泌IL-4、IL-5、IL-6、IL-10及IL-13等细胞因子,辅助体液免疫应答,并在过敏性疾病和感染性疾病中发挥作用。$CD8^+$T细胞可通过分泌穿孔素、颗粒酶及表达FasL引起靶细胞的裂解和凋亡。Tr细胞通过抑制性调节$CD4^+$和$CD8^+$T细胞的活化与增殖,达到免疫的负调节作用。

NK细胞可直接杀伤肿瘤和病毒感染等靶细胞。NK细胞表面具有两类功能截然相反的受体:一类受体与靶细胞表面相应配体结合后,可激发NK细胞产生杀伤作用,称为杀伤活化受体;另一类受体与靶细胞表面相应配体结合后,可抑制NK细胞产生杀伤效应,称为杀伤抑制受体。

能力检测答案

能力检测

1. B细胞识别抗原和传导信号的结构域是( )。

A. BCR B. IgαIgβ C. BCR-IgαIgβ D. CD19 E. CD80

2. 与Th细胞无关的是( )。

A. B细胞增殖 B. 辅助产生浆细胞 C. TCR高频突变

D. Ig类别转换 E. 分泌细胞因子

3. Th1、Th2细胞共有标志物是( )。

A. CD4 B. CD8 C. CD16 D. CD19 E. CD21

4. 下列关于mIg的叙述,错误的是( )。

A. 是膜免疫球蛋白 B. 属IgSF

C. 是特异性结合抗原 D. 可转导活化信号

E. 是B细胞识别抗原受体

5. 与人$CD4^+$T细胞无关的是( )。

A. PHA受体 B. HIV受体 C. IL-2R D. C5a受体 E. CD2

6. 非B细胞活化协同刺激分子的是( )。

A. CD8 B. CD40 C. CD80 D. CD86 E. ICAM-1

7. CD80配体是( )。

A. CD86 B. CD28 C. CD2 D. CD8 E. CD4

8. 与CTLA-4竞争性结合B7的是( )。

A. CD4 B. CD28 C. CD80 D. CD40 E. CD8

9. CTLA-4竞争结合的后果是( )。

A. 活化T细胞 B. 活化B细胞 C. 抑制T细胞

D. 抑制B细胞 E. 抑制巨噬细胞

10. B细胞分类依据( )。

A. CD1 B. CD3 C. CD5 D. CD7 E. CD2

11. 与B细胞主要功能无关的是( )。

A. 产生抗体 B. 提呈抗原 C. 免疫记忆 D. 分泌CK E. 免疫调节

12. 与 B 细胞活化有关的是（　　）。

A. CD3　　　　B. CD4　　　　C. CD8　　　　D. CD21　　　　E. CD5

13. T 细胞识别抗原和传导信号的主要结构域是（　　）。

A. TCR　　　　B. CD4　　　　C. TCR-CD3　　D. CD28　　　　E. CD8

14. 转导活化 T 细胞第一信号的是（　　）。

A. TCR　　　　B. CD3　　　　C. CTLA-4　　　D. CD28　　　　E. CD2

15. CTL 由下列哪种细胞辅助产生？（　　）

A. Th1 细胞　　B. T_{DTH} 细胞　　C. Th2 细胞　　D. B 细胞　　E. Th17 细胞

16. 与 $CD4^+$ Th 细胞有关的是（　　）。

A. $TCR\alpha\beta CD4^+ CD8^-$　　　　　　　　B. $TCR\alpha\beta CD4^- CD8^+$

C. $TCR\gamma\delta CD4^- CD8^+$　　　　　　　　D. $TCR\gamma\delta CD4^- CD8^-$

E. $TCR\alpha\beta CD4^+ CD8^+$

17. 非 T 细胞活化协同刺激分子的是（　　）。

A. LFA-1　　　B. CD28　　　　C. CD40L　　　D. CD2　　　　E. ICAM-1

18. 有负调节作用的膜分子是（　　）。

A. ICAM-1　　B. CD28　　　　C. CD2　　　　D. CTLA-4　　　E. CD3

19. 下列哪种细胞辅助 B 细胞活化？（　　）

A. Th1 细胞　　B. Th2 细胞　　C. TDTH 细胞　　D. CTL　　　　E. NKT 细胞

20. 非 T 细胞膜分子的是（　　）。

A. CD28　　　　B. CD40　　　　C. LFA-2　　　D. LFA-1　　　E. CD3

21. 含 ITAM 的 T 细胞膜分子是（　　）。

A. TCR　　　　B. CD3　　　　C. CD4　　　　D. CD28　　　　E. CD2

22. 同时表达 CD3 和 CD4 抗原的细胞有（　　）。

A. Tc 细胞　　B. 巨噬细胞　　C. B 细胞　　　D. Th 细胞　　E. NK 细胞

23. 外周血中大多是（　　）。

A. $TCR\alpha\beta T$ 细胞　　　　B. $TCR\gamma\delta T$ 细胞　　　　C. $NK1.1^+ T$ 细胞

D. CTL　　　　　　　　E. $M\varphi$ 细胞

24. 分布于肠黏膜细胞中的是（　　）。

A. $TCR\alpha\beta T$ 细胞　　　　B. $TCR\gamma\delta T$ 细胞　　　　C. $NK1.1^+ T$ 细胞

D. T_{DTH} 细胞　　　　　　　E. NK 细胞

25. 非 T 细胞标志物的是（　　）。

A. CD2　　　　B. CD3　　　　C. CD16　　　　D. CD8　　　　E. TCR

（汪洪涛）

第十章 抗原提呈细胞与抗原提呈

在免疫应答过程中,除 T 细胞和 B 细胞起核心作用外,单核巨噬细胞和树突状细胞等免疫细胞也发挥重要的辅助作用,这类细胞曾称为辅佐细胞(accessory cells),因这些细胞在摄取和处理抗原后能将抗原信息提呈给 T 细胞,故现称为抗原提呈细胞(antigen presenting cells,APC)。APC 将经过处理的抗原肽片段与 MHC Ⅱ类分子结合形成复合物表达在细胞表面提呈给 CD4[+]T 细胞的 TCR 识别和结合,同时 APC 表面的 B7 分子与 CD4[+]T 细胞表面的 CD28 分子结合提供协同刺激信号导致相应克隆 T 细胞的完全活化。典型的 APC 具有摄取和处理抗原,表达 MHC Ⅱ类分子和 B7 协同刺激分子的特点,并称为专职 APC,包括单核巨噬细胞、树突状细胞和 B 细胞三类,其主要特点与功能见表 10-1。

表 10-1 具有抗原提呈作用的几类细胞的主要特点和功能

	细胞类型	MHC 类分子	协同刺激分子	主要功能
专职 APC	树突状细胞	组成性表达 MHC Ⅱ类分子	组成性表达	激发 CD4[+]初始 T 细胞活化,建立初次免疫
	巨噬细胞	不表达或低表达 MHC Ⅱ类分子,IFN-α 诱导或增加其表达	诱导表达	激发 CD4[+]效应 T 细胞的活化
	B 细胞	组成性表达 MHC Ⅱ类分子,IL-4 增加其表达	活化诱导表达	激发 CD4[+]效应 T 细胞的活化
非专职 APC	血管内皮细胞、成纤维细胞和上皮细胞等	炎症、IFN-α 诱导表达 MHC Ⅱ类分子	活化诱导表达	激发局部抗原特异性 T 细胞的活化
靶细胞	几乎所有有核体细胞	组成性表达 MHC Ⅰ类分子	组成性或诱导性表达	激发 CD8[+]T 细胞活化

体内的有核细胞几乎均表达 MHC Ⅰ类分子,能将胞浆内蛋白类抗原处理降解为多肽片段,与 MHC Ⅰ类分子结合形成复合物后表达在细胞表面提呈给 CD8[+]T 细胞,也是具有提呈抗原作用的 APC,但这些细胞并不归类于专职 APC,而称其为靶细胞,因这些细胞后来可被 CD8[+]T 细胞所杀伤。有些细胞(如滤泡树突状细胞)捕获抗原分子后并不摄入胞内,而是将该抗原分子滞留在细胞表面提供给 B 细胞的 BCR 识别和结合,这类细胞可看作是 B 细胞的抗原提呈细胞。

在炎症反应的局部组织中,原先没有抗原提呈功能的细胞如成纤维细胞、血管内皮细胞等由于受到 IFN-α 等炎症细胞因子的刺激,被诱导表达 MHC Ⅱ类分子和协同刺激分子,摄取抗原后就能处理和提呈抗原,这类细胞称为非专职 APC。

第一节 抗原提呈细胞

一、树突状细胞

树突状细胞(dendritic cells,D cells),简称 DC。因其细胞膜向外伸出形成许多很长的树状突起而命名。胞浆内无溶酶体及吞噬体,没有或有较弱的吞噬能力。可通过胞饮作用摄取抗原异物,或利用其树突捕捉和滞留抗原异物。DC 在外周血中的数量很少,在单个核细胞中不到 1％,但在各组织器官的分布很广。DC 不但参与固有免疫应答,还是连接固有免疫和适应性免疫的"桥梁"。目前已知,巨噬细胞和 B 细胞仅能刺激已活化或记忆 T 细胞发生免疫应答,而 DC 是唯一能将抗原提呈给初始 T 细胞激发初次免疫应答的抗原提呈细胞,是抗原初次刺激机体后产生初次免疫应答的启动者。

(一)DC 的来源和膜表面分子

DC 均起源于造血干细胞,大多由髓样干细胞分化而来,与单核巨噬细胞有共同的前体细胞;DC 也可来自淋巴样干细胞,与 T、B 细胞和 NK 细胞有共同的前体细胞。因此,根据其来源,可分为髓系 DC(myeloid DC,MDC)和淋巴系 DC(lymphoid DC,LDC),分别命名为 DC1 和 DC2。而分布在淋巴结的滤泡 DC(FDC)其来源又与上述两者不同。MDC(DC1)、LDC(DC2)和 FDC 这三类 DC 在功能上也有明显不同。

DC 表面可表达丰富的 MHC Ⅱ 类及 Ⅰ 类分子,协同刺激分子 B7-1 和 B7-2(CD80 和 CD86)及 CD40,非经典抗原提呈分子 CD1,以及黏附分子 ICAM-1(CD54),ICAM-2(CD102),LFA-1(CD11a/CD18)和 LFA-3(CD58)等,另外,CD83 分子可作为人 DC 特异性标志。这些细胞膜分子与树突状细胞提呈抗原以及激发初始 T 细胞的初次免疫应答有关。DC 也分泌IL-1、IL-6、IL-12、TNF-α、IFN-α 及趋化因子等细胞因子,参与激发免疫应答和免疫调节。

(二)DC 亚群

DC 是不均一细胞的一群,其亚群的划分和确定仍是目前研究的重点。根据不同标准,DC亚群的命名各有不同。如从细胞起源来分类,DC 包括 MDC、LDC 和 FDC 三类;如从器官和组织分布来分类,DC 可分为淋巴器官 DC(并指状 DC 和滤泡 DC)、非淋巴器官 DC(郎格汉斯细胞和间质 DC)和循环 DC(外周血 DC 和隐蔽细胞)三类。

研究表明,有些不同名称的 DC 实际上是处在不同分化成熟时期和分布在不同部位的同一种细胞。因此,根据参与免疫应答功能方面的特征,可分为两类:一类为提呈抗原给 T 细胞的并指状 DC(interdigiting dendritic cells,IDC)及其相关细胞,另一类为提呈抗原给 B 细胞的滤泡 DC(follicular dendritic cells,FDC)。其主要特性见表 10-2。

表 10-2　各种树突状细胞的特性

细胞名称	组织或器官分布	MHCⅡ类分子	FcR	CRI	主要功能
朗格汉斯细胞	皮肤表皮层、黏膜	++	+	+	摄取和处理经皮肤进入的抗原
隐蔽细胞	输入淋巴管	+++	-	-	携带抗原的迁移形式
外周血 DC	外周血	+++	-	-	迁移形式
间质 DC	心、肺、肾等非淋巴器官	+++	-	-	迁移形式

细胞名称	组织或器官分布	MHC II 类分子	FcR	CRI	主要功能
并指状 DC	外周淋巴组织 T 细胞富含区，如淋巴结深皮质区	＋＋＋	－	－	提呈抗原给 Th 细胞 激发初始 T 细胞的活化
胸腺 DC	胸腺髓质	＋＋＋	－	－	诱导自身耐受
滤泡 DC	外周淋巴组织 B 细胞富含区，如淋巴滤泡生发中心	－	＋＋	＋＋	滞留抗原，提供给 B 细胞识别和结合，诱导产生记忆 B 细胞

1. 并指状 DC 并指状 DC 是通常所指的 DC，分布在淋巴器官的 T 细胞区，是由皮肤和黏膜组织中的郎格汉斯细胞、淋巴液中的隐蔽细胞、血液 DC 以及各器官间质中 DC 移行演变而来的。这些分布在不同部位的 DC 实际上是不同成熟时期的并指状 DC。

（1）郎格汉斯细胞（Langerhans cells，L cells）：简称 L 细胞，或 LC，分布在皮肤的表皮基底层和棘细胞层之间，也分布在消化道、呼吸道等黏膜上皮细胞层。LC 胞浆内含有特征性的 Birbeck 颗粒。LC 在表皮层的总细胞数中不到 1%，但由于具有很长的树枝状突起呈水平方向分布，所以 LC 在表皮层的覆盖面积可达 25%，形成网状，有利于捕获从皮肤途径进入的外来抗原。LC 可通过吞饮和较弱的吞噬作用摄取外来抗原，在胞浆内的内体或溶酶体中对蛋白抗原处理后降解，与 MHC II 类分子结合形成复合物，但 LC 没有提呈抗原能力，且低表达协同刺激分子如 B7，不能激发 T 细胞的免疫应答，LC 属于未成熟的 DC。

（2）隐蔽细胞（veiled cells）：存在于淋巴液和输入淋巴管，由淋巴引流区的局部皮肤或黏膜组织中的 LC 迁移而来，已不具有树突状形态，是 LC 携带抗原的运载形式。

（3）外周血 DC：不具有树突状形态，是 DC 的迁移形式，可能是来自骨髓的 DC 前体细胞进入和分布到外周组织器官的迁移形式，也可能是来自皮肤的 LC 和器官间质 DC 携带抗原的运载形式。

（4）间质 DC：包括分布在心、肺、肾等各非淋巴器官间质中的 DC，来自血液的 DC，也属于不成熟的 DC，具有摄取和处理抗原的能力，但不能提呈抗原和激发免疫应答。间质 DC 摄取抗原后可经血液循环迁移到脾脏的 T 细胞分布区，成为 IDC 将抗原提呈给 T 细胞。

（5）淋巴结 DC：分布在淋巴结深皮质区的 T 细胞富含区，与周围许多 T 细胞呈并指交叉状接触形成多细胞聚合体，是将抗原多肽-MHC 分子复合物提呈给 T 细胞的有效方式。淋巴结 DC 虽然摄取和处理抗原的能力不如 L 细胞，但其细胞表面不仅高表达 MHC II 类分子和 I 类分子，还高表达协同刺激因子 B7 分子（CD80 和 CD86），以及多种黏附分子，有很强的提呈抗原和激活初始 T 细胞产生初次免疫应答的能力，淋巴结 DC 是成熟的 DC。

从上述各种 DC 的分布和对抗原摄取、处理和提呈能力的不同看出，作为抗原提呈细胞的 IDC，其分化成熟的程度与在组织和器官的分布和迁移过程密切相关。骨髓中存在 DC 的前体细胞，经血流分布到外周组织或器官，如皮肤中的 LC，是未成熟 DC，其特点是摄取和处理抗原能力强，但没有提呈抗原给 T 细胞的能力，可能与其低表达协同刺激分子有关。LC 摄取和处理抗原后，迁移进入淋巴管成为淋巴液中的隐蔽细胞，属于迁移期 DC，在迁移过程中逐渐成熟，摄取和处理抗原的能力逐渐减弱，而提呈抗原的能力逐渐增强。进入淋巴结深皮质 T 细胞富含区的 IDC 即为完全成熟的 DC，摄取和处理抗原的能力低，但提呈抗原的能力很强。IDC 在激发初始 T 细胞的初次免疫应答中起着关键性作用（图 10-1）。

2. 胸腺 DC 现认为来自 LDC，主要分布在胸腺髓质，表达丰富 MHC II 类分子，也表达

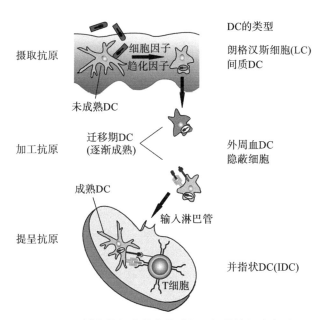

图 10-1 树突状细胞的成熟过程及相关的细胞类型

自身抗原。该细胞参与胸腺对 T 细胞的阴性选择过程,即去除对自身抗原起反应的幼稚 T 细胞,以诱导自身耐受。

3. 滤泡 DC(FDC) 大多认为不是来源于骨髓,该细胞仅分布在淋巴结、脾脏和黏膜相关淋巴组织中淋巴滤泡的生发中心,即 B 细胞富含区。FDC 不表达 MHC Ⅱ 类分子,有丰富的 FcR 和 CRI,可与抗原-抗体复合物结合,能使抗原滞留于该细胞表面长达数周、数月,甚至数年,有利于周围 B 细胞对这些抗原的识别和结合以及 B 细胞的活化。FDC 与记忆 B 细胞的产生有关,也是能迅速有效产生抗体二次反应的主要因素。可将 FDC 称为 B 细胞的抗原提呈细胞或抗原提供细胞。

(三) DC 的生物学功能

1. 对 T 细胞提呈抗原 主要由属于 MDC 的 IDC 承担。未成熟的 LC 摄取经皮肤或黏膜途径进入的抗原,迁移到淋巴结 T 细胞富含区后变为成熟的 IDC,高表达 MHC Ⅱ 类分子和协同刺激分子,将抗原肽-MHC Ⅱ 类分子复合物提呈给初始 T 细胞。研究表明,LDC(DC2)可通过其表面的 CD1 分子提呈脂类抗原给 NKT 细胞。

2. 对 B 细胞提供抗原 此功能由 FDC 承担。FDC 并不表达 MHC Ⅱ 类分子,不能提呈抗原给 T 细胞。但能通过其表面的各种受体捕获抗原后,不内吞而滞留于表面,以完整的抗原分子提供给 B 细胞的 BCR 识别和结合。

3. 诱导免疫耐受 此功能主要由 LDC 如胸腺 DC 承担。

4. 调节免疫应答和诱导 T 细胞亚群的分化 不同的 DC 都可产生多种细胞因子和趋化因子,参与免疫应答的激发阶段和效应阶段,以及调节免疫应答过程。研究提示 MDC(DC1)可通过产生 IL-12 诱导 Th0 细胞分化为 Th1 细胞;而 LDC(DC2)虽不产生 IL-4,却也能诱导 Th0 细胞分化为 Th2 细胞。其中的诱导机制可能与 DC2 能通过 CD1 分子提呈抗原给 NKT 细胞,使其高表达 IL-4 有关。

二、单核巨噬细胞

血液中的单核细胞(monocytes,Mo)和组织中的巨噬细胞(macrophages,Mφ)属于单核吞噬细胞系统(mononuclear phagocyte system)。分布在组织中的巨噬细胞有不同名称,如肝组织中的库普弗细胞(Kupffer cells)、肺组织中的肺泡细胞,以及神经组织中的小胶质细胞等。

单核吞噬细胞系统有较强的黏附玻璃或塑料表面的特性,而淋巴细胞无此能力,可利用该特点分离和获取单核巨噬细胞。

单核细胞和巨噬细胞表面有多种受体。与免疫功能有关的重要受体有 IgG Fc 受体(CD64、CD32、CD16)、补体 C3b 受体和某些淋巴因子受体。巨噬细胞表面有较多的 MHC Ⅰ 类和 Ⅱ 类分子,与抗原提呈有关。单核巨噬细胞在免疫应答中的功能如下:

1. 吞噬和杀伤作用 巨噬细胞可吞噬较大的病原微生物和衰老损伤细胞。已被抗体(IgG)和补体(C3b)结合的细菌等抗原异物,更易被巨噬细胞吞噬,称为抗体和补体的调理作用。被巨噬细胞吞噬的细菌等异物在吞噬体内被杀伤或消化降解。也可通过 Fc 受体与被 IgG 抗体结合的靶细胞发生结合,发挥 ADCC 效应杀伤靶细胞。

未经刺激物或细胞因子激活的巨噬细胞通常对已吞噬病原体的消化清除能力和对靶细胞的杀伤活性不强,如未经免疫个体的巨噬细胞吞噬结核杆菌后不能有效地消化和清除结核杆菌,结核杆菌可在细胞内增殖并可能造成感染的扩散。当巨噬细胞受到来自活化 T 细胞产生的 IFN-γ 激活后,其消化和清除胞内寄生菌以及杀伤肿瘤细胞的活性大大增强,同时这种激活的巨噬细胞可产生多种细胞因子等活性产物,参与免疫调节和炎症反应。

2. 抗原提呈作用 在免疫应答过程中,巨噬细胞首先吞噬、摄取含有蛋白大分子的抗原性异物,经吞噬体内的蛋白水解酶降解处理,产生许多具有抗原决定簇的多肽片段,这些多肽片段与 MHC Ⅱ 类分子结合形成抗原多肽-MHC Ⅱ 类分子复合物,并移到细胞表面以利于有相应抗原受体的 T 细胞识别和结合。分布在淋巴结包膜下边缘区的巨噬细胞可通过其表面的补体受体和 Fc 受体捕获抗原并将完整的抗原分子滞留在细胞表面提供给 B 细胞识别。因此,巨噬细胞也是 B 细胞的抗原提呈细胞或抗原提供细胞。

3. 产生各种活性因子 巨噬细胞能合成和分泌的生物活性物质达 50 种以上。如产生多种补体成分(C1、C2、C3、C4 和 C5 等);可产生多种蛋白水解酶,如溶酶体酶、溶菌酶和髓过氧化物酶等;激活的巨噬细胞产生一氧化氮(NO),对细菌和靶细胞均有毒性作用。免疫应答过程中,激活的巨噬细胞产生的细胞因子有 IL-1、IL-6、IL-8、IL-12 和 TNF-α 等;也可产生具有抑制活性的前列腺素。这些活性因子可参与:①杀灭细菌和杀伤靶细胞;②参与免疫调节,如 IL-1 可活化 T 和 B 细胞;IL-12 可促进 Th1 细胞的分化和激活 NK 细胞;③致炎症作用,如 IL-1、IL-6、IL-8 和 TNF-α 可引起发热,有激活血管内皮细胞致使血管通透性增加及趋化白细胞等作用。

案例引导
问题解析

案例引导

患儿林某,女,7 岁,因"发热、咽痛及腹痛 15 天"入院。患儿于入院前 15 天无明显诱因出现发热、咽痛、腹痛,体温波动在 37.5~38.5 ℃之间,咽痛明显,无腹泻。在当地医院诊断为急性化脓性扁桃体炎及颌下淋巴结炎,先后或同时给予美洛西林、头孢呋辛、阿奇霉素及喜炎平治疗 10 余天,病程中应用地塞米松 2~3 次,仍持续发热、咽痛及腹痛。入院查体:体温 38.6 ℃,脉搏 120 次/分,呼吸 26 次/分,一般状态欠佳,无皮疹,双颌下及颈部触及多个肿大淋巴结,最大为 1.8 cm×2.0 cm,压痛,咽部充血明显,扁桃体 Ⅱ 度肿大,可见少许白色渗出,双肺听诊未见异常,心率 120 次/分,心音稍钝,腹平软,肝肋下 2.5 cm,脐周压痛。辅助检查:腹部彩超示肝大,肠系膜淋巴结肿大,最大为 1.6 cm×2.5 cm;心肌酶及肝功能异常;血常规示白细胞总数 16.0×10⁹/L,中性粒细胞比例 35%,淋巴细胞比例 65%,中性粒细胞绝对值 1.2×10⁹/L;血涂片示异型淋巴细胞 16%;血清 EB-CA-IgM(+),EB-CA-IgG(+)。临床诊断:传染性单核细胞增多症。给予更昔洛韦、保肝、营养心肌、升白细胞及其他对症治疗。于治疗第 3 天体温降至正常,咽痛及腹痛明显减轻,治疗一周时症状及体征消失,2 周疗程结束时治愈出院。

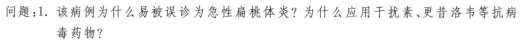

问题:1. 该病例为什么易被误诊为急性扁桃体炎? 为什么应用干扰素、更昔洛韦等抗病毒药物?

2. 该病例从哪些方面排除了白喉和白血病?

三、B 细胞

B 细胞是免疫活性细胞,也是重要的 APC。体内外的研究均表明 B 细胞能有效地提呈可溶性蛋白抗原分子给 CD4$^+$ Th 细胞,是专职 APC。B 细胞可持续表达 MHCⅡ类分子,但在未活化前并不表达协同刺激分子 B7-1(CD80)和 B7-1(CD86),当受到刺激如结合抗原时,才开始表达这些协同刺激分子,所以在正常情况下,B 细胞不会将可溶性自身蛋白提呈给 T 细胞。

B 细胞可通过其 BCR 识别和摄入特异性蛋白抗原。BCR 与完整抗原分子表面的抗原表位结合后可发生受体介导的内吞作用,使整个抗原分子被吞入胞内,在降解处理后的多肽片段(相当于 T 细胞表位)与 MHCⅡ类分子结合,表达在细胞表面提呈给 CD4$^+$ T 细胞。这种摄取和提呈抗原的方式不仅激活 Th 细胞也同时激活 B 细胞。在针对某种 TD-Ag 的免疫应答中,针对该抗原分子上不同决定簇特异性的 B 细胞和 T 细胞均可激活,同时产生体液免疫和细胞免疫。虽然仅少数 B 细胞克隆参与对某种抗原的特异性摄取和提呈,但在局部抗原浓度较低的情况下,通过 BCR 结合和摄取特异性抗原有浓缩抗原的作用,是一种很有效的抗原提呈方式。在局部抗原浓度很高的情况下 B 细胞也可能非特异性地摄取抗原,即通过胞饮作用将蛋白抗原摄入胞内,降解处理得到的多肽片段与 MHCⅡ类分子结合成复合物表达在细胞表面,再提呈给 Th 细胞,但这种摄取抗原方式并不涉及 BCR,故不能使 B 细胞本身激活。

四、其他 APC——非专职 APC

APC 最主要的特征是能处理摄入的蛋白抗原和表达 MHCⅡ类分子,还表达协同刺激分子如 B7 分子(CD80 和 CD86),以充分活化 Th 细胞。上述单核巨噬细胞、树突状细胞和 B 细胞即为典型的 APC,也称专职 APC。有些细胞在通常情况下并不表达 MHCⅡ类分子,无抗原提呈能力,但在炎症过程中如受到 IFN-γ 的诱导也可表达 MHCⅡ类分子并能处理和提呈抗原,这些细胞可称为非专职 APC,包括血管内皮细胞、各种上皮细胞和间质细胞、皮肤的成纤维细胞,以及活化的 T 细胞等。通常与炎症反应的发生和某些自身免疫病的发病机制有关。例如,人的静脉内皮细胞受 IFN-γ 诱导可表达 MHCⅡ类分子并能提呈抗原,在细胞介导的迟发型超敏反应中起一定作用。甲状腺滤泡上皮细胞在某种条件下能表达 MHCⅡ类分子和提呈甲状腺球蛋白抗原并激活 Th 细胞,这与自身免疫性 Graves 病的发病机制有关。

知识链接

第二节 抗原的处理与提呈

现已明确,T 细胞只能识别经过 APC 处理并与 MHC 分子结合的多肽。APC 处理和提呈抗原与 MHC 分子密切相关。APC 将已经存在于胞浆内的或摄入细胞内的蛋白抗原分子降解为一定大小的肽片段,以适合与细胞内 MHC 分子的结合,此过程称抗原处理或抗原加工(antigen processing)。将抗原肽与 MHC 类分子结合成抗原肽-MHC 分子复合物并表达在细胞表面提呈给 T 细胞的 TCR 识别和结合,此过程称抗原提呈(antigen presenting)。根据抗原的不同来源以及结合不同的 MHC 分子,APC 对抗原的处理和提呈过程可分为 MHCⅠ类分子参与的内源性抗原途径和 MHCⅡ类分子参与的外源性抗原途径。

内源性抗原(endogenous antigen)是指在胞浆内合成的蛋白质抗原,如病毒基因编码的病毒蛋白,胞内寄生感染的病原体蛋白抗原,或肿瘤细胞特异性的蛋白抗原;外源性抗原(exogenous antigen)是指从细胞外摄入胞内的抗原,如细菌、外毒素等外来的异种蛋白抗原,也可以是自身的蛋白成分。因此,内源性抗原并不就是自身抗原,外源性抗原也可能来自自身成分。根据蛋白抗原在被 APC 处理和加工前所处部位的不同,这两类抗原也可分别称为胞浆内抗原和细胞内吞抗原。以下介绍这两类抗原的处理和提呈过程。

一、内源性抗原提呈途径——MHCⅠ类分子途径

内源性抗原提呈是指在胞浆内合成的蛋白分子,在胞浆内的蛋白酶体(proteasome)的作用下降解成 8～16 个氨基酸长度的抗原肽片段,随后由抗原加工相关转运物(transporter associated with antigen processing,TAP)转运到粗面内质网中,与该处新合成的 MHCⅠ类分子结合成抗原肽-MHCⅠ类分子复合物,并从粗面内质网移入高尔基体,最后移到细胞表面,将抗原肽-MHCⅠ类分子复合物提呈给 CD8$^+$T 细胞的过程。已知具体过程可以分为以下三个阶段。

(一)内源性抗原的处理和转运

胞浆内蛋白或抗原(包括细胞正常蛋白成分,或病毒异种蛋白抗原等),在降解前先与小分子肽泛生素(ubiquitin)结合,解除折叠,成为线形后才进入蛋白酶体。蛋白酶体是中间有孔(1～2 nm)的圆柱体,主要由两种低相对分子质量多肽(low molecular weight peptide,LMP)LMP-7 和 LMP-2 组成。进入蛋白酶体孔道的蛋白被降解成 6～30 个氨基酸长度不等的多肽片段,再释放到胞浆中。

被蛋白酶体降解的多肽片段进入内质网(ER)前,首先与位于 ER 上的跨膜蛋白,即 TAP 结合。TAP 是由 TAP-1 和 TAP-2 两个亚单位组成,在 ER 膜上形成孔道。TAP 对多肽片段具有选择性结合和转运作用,是依赖 ATP 的主动过程。虽然 TAP 能结合的多肽长度范围可在 6～30 个氨基酸,但与 8～16 个氨基酸长度的多肽亲和力最高,这样长度的多肽也适合于与 MHCⅠ类分子的结合。另外,TAP 还优先选择羧基端为碱性或疏水性残基的多肽片段,这种残基也是多肽与Ⅰ类分子结合的锚定残基。由此可见,TAP 转运的多肽正是能与 MHCⅠ类分子结合的多肽片段。

(二)MHCⅠ类分子的生成和组装

MHCⅠ类分子重链(α)和轻链(β2m)在 ER 中合成后,ER 中的两个伴随蛋白、钙联素和钙网素很快与之结合,其作用是协助 α 链的折叠以及与 β2m 的组装,也有保护 α 链不被降解的作用。另一个伴随蛋白 tapasin 则可使 MHCⅠ类分子连接到 TAP 上,也具有促进 TAP 将胞浆内的多肽片段转运到 ER 中的作用。实验表明,这些伴随蛋白对于 MHCⅠ类分子有效组装和装载多肽,以及提呈抗原肽是必需的。

(三)MHCⅠ类分子装载和提呈抗原多肽

MHCⅠ类分子在伴随蛋白的协助下组装成二聚体,并与 ER 上的 TAP 结合,被 TAP 转运的抗原肽就直接与 MHCⅠ类分子的抗原肽结合沟槽结合。此结合沟槽由 α 链的两个功能区(α1 和 α2)组成,纵向两端是封闭结构。MHCⅠ类分子装载多肽后,即与 TAP 和 tapasin 解离,移行到高尔基体,再通过分泌囊泡移行到细胞表面,将抗原肽-MHCⅠ类分子复合物提呈给 CD8$^+$T 细胞,完成内源性抗原肽的提呈过程(图 10-2)。

二、外源性抗原提呈途径——MHCⅡ类分子途径

APC 可通过胞吞作用(endocytosis)摄入外源性抗原。胞吞作用是指细胞外的细菌等颗粒抗原或可溶性蛋白质抗原与 APC 的细胞膜接触时,包膜将其包围并吞入细胞内的过程,也

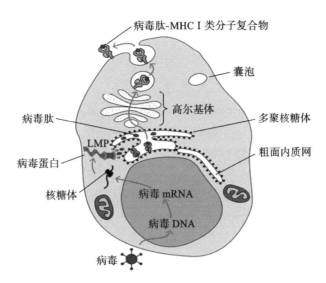

图 10-2　内源性抗原通过 MHC I 类分子途径加工和提呈

称内化作用。胞吞作用的方式包括:吞噬作用(phagocytosis),如单核巨噬细胞对细菌等颗粒性抗原的吞噬;胞饮作用(pinocytosis)或巨胞饮作用(macropinocytosis),如 DC 对蛋白分子的摄取;受体介导的胞吞作用(receptor mediated endocytosis),如 B 细胞对特异性抗原分子的摄入。胞浆膜围绕摄入的抗原分子形成内体(endosome),如颗粒性抗原,称为吞噬体(phagosome)。

外源性蛋白抗原摄入细胞内后,在内体/吞噬体中被蛋白酶降解成 13～18 个氨基酸长度的抗原肽片段,同时在粗面内质网合成的 MHC II 类分子与非变异链(Ii 链)结合成复合物,移行到高尔基体分泌的内体/溶酶体,两种内体融合形成抗原处理囊泡腔室(MIIC 和 CIIV),其中与 II 类分子结合的 Ii 链发生解离,并装载抗原多肽形成抗原肽-MHC II 类分子复合物,最后移行到细胞表面,提呈 CD4$^+$ T 细胞识别和结合。已知具体过程也可分为以下三个阶段。

(一)外源性抗原的处理

摄入的抗原被胞浆膜围绕形成早期内体,可向胞浆深处移动,逐渐成为晚期内体,最后成为溶酶体(lysosome)。内体/溶酶体中均为酸性环境,内含组织蛋白酶等多种蛋白酶,可降解蛋白产生长度在 13～18 个氨基酸的肽片段,以适合与 MHC II 类分子的结合。

含有抗原降解多肽的内体/溶酶体可以与以下所述的来自高尔基体的含有 MHC II 类分子的分泌小泡(也是一种内体)融合,形成内体/溶酶体,也称为富含 MHC II 类分子腔室(MHC class II compartment,MIIC),或含 II 类分子小泡(MHC class II-containing vesicle,CIIV),MIIC 和 CIIV 都是胞浆内进行抗原处理的囊泡样腔室。

(二)MHC II 类分子的生成及转运

在粗面内质网(rough endoplasmic reticulum,RER)内生成的 MHC II 类分子 α 链和 β 链,在钙联素协助下折叠、组成异二聚体,并插入膜中;位于 RER 膜上的 Ia 相关的非变异链(Ia-associated invariant chain,Ii chain),也称 Ii 链或恒定链,与 MHC II 类分子发生结合。通常 Ii 链三聚体与三对 MHC II 类分子组成九聚体(αβIi)$_3$。两者结合的部位,在 Ii 链称为与 MHC II 类分子结合的非变异链肽段(class II-associated invariant chain peptide,CLIP),在 MHC II 类分子是抗原肽结合沟槽(peptide binding cleft)。Ii 链的作用包括:①协助 MHC II 类分子的折叠和组装,促进 MHC II 类分子二聚体的形成;②Ii 链的 CLIP 与 MHC II 类分子的抗原肽结合沟槽的结合可以阻断 RER 中的内源性肽与 MHC II 类分子的结合;③引导 MHC II 类分子从 ER 移行到高尔基体分泌的内体/溶酶体中。

在胞浆中,来自高尔基体的含有 MHCⅡ类分子-Ii 链九聚体的内体/溶酶体与含有外来抗原多肽的内体/溶酶体发生融合,形成 MⅡC 或 CⅡV 的囊泡腔室,在腔室中 Ii 链被蛋白酶逐步降解,但其 CLIP 仍结合在 MHCⅡ类分子的抗原肽结合沟槽中。

(三) MHCⅡ类分子装载和提呈抗原多肽

MHCⅡ类分子的抗原多肽结合沟槽由 α 链和 β 链的多态区(α1 和 β1)组成,两端为开放结构,最合适的多肽长度为 13～18 个氨基酸。在 ER 新合成的 MHCⅡ类分子的抗原肽结合沟槽中由 Ii 链的 CLIP 占据。移行到 MⅡC 和 CⅡV 等囊泡腔室后,除了 MHCⅡ类分子-Ii 链复合物,经处理降解抗原多肽外,还有一种非经典的 MHCⅡ类分子 HLA-DM 分子,能与 MHCⅡ类分子结合,并使其构型改变,导致 CLIP 从 MHCⅡ类分子的抗原肽结合沟槽中解离出来,而腔室内与 MHCⅡ类分子有高亲和力的外源性抗原肽就结合到此沟槽中。在抗原处理腔室中 MHCⅡ分子与抗原多肽结合的过程也称为装载抗原多肽(loading peptides)。因此,HLA-DM 分子有协助 MHCⅡ类分子移去 CLIP 和装载抗原多肽的作用。

当 MHCⅡ类分子完成装载多肽后,HLA-DM 分子则与 MHCⅡ类分子解离。含有抗原肽-MHCⅡ类分子复合物随分泌性内体/溶酶体移向细胞表面发生膜融合,通过胞吐作用(exocytosis),抗原肽-MHCⅡ类分子复合物表达于细胞膜表面,供 CD4$^+$ T 细胞识别和结合,完成外源性抗原肽的提呈过程(图 10-3)。

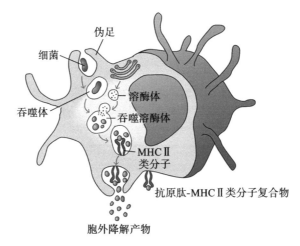

图 10-3　外源性抗原通过 MHCⅡ类分子途径加工和提呈

必须指出,在生理情况下,许多自身蛋白成分(或称自身抗原)也是通过内源性抗原-MHCⅠ类分子途径或外源性抗原-MHCⅡ类分子途径形成自身多肽-MHCⅠ类或Ⅱ类分子复合物表达于 APC 表面,并占细胞表面多肽-MHCⅠ类或Ⅱ类分子复合物的绝大部分,而真正表达异物抗原肽-MHCⅠ类或Ⅱ类分子复合物是少数(<0.1%)。但生理情况下,T 细胞并不对自身多肽-MHC 分子复合物产生应答,而表现为自身耐受,这是因为对自身成分起反应的 T 细胞克隆在胸腺内发育分化时已被阴性选择过程所淘汰或抑制。

另外,APC 可表达 MHCⅠ类和Ⅱ类分子,可通过上述两条途径处理抗原和提呈抗原给不同的 T 细胞。CD4$^+$ 和 CD8$^+$ T 细胞分别识别抗原肽与 MHCⅡ类分子和Ⅰ类分子结合的复合物。由于 MHC 分子具有多态性,抗原特异性 T 细胞只能识别由自身 APC(即与 T 细胞来自同一个体的)APC 所提呈抗原多肽-自身 MHC 分子复合物,因 TCR 识别外来抗原肽的同时还须识别自身 MHC 分子。T 细胞的这种识别抗原肽受自身 MHC 分子限制的特性是在胸腺内分化成熟时通过阳性选择过程获得的。外源性抗原和内源性抗原的处理和提呈途径比较见表 10-3。

表 10-3 内源性抗原和外源性抗原的处理和提呈途径比较

项 目	内源性抗原途径	外源性抗原途径
结合抗原肽的-MHC 分子	Ⅰ类分子	Ⅱ类分子
应答的 T 细胞	CD8+ T 细胞	CD4+ T 细胞
APC 类型	几乎所有的有核细胞	DC、单核巨噬细胞、B 细胞
蛋白抗原的来源	胞浆内合成的蛋白分子	细胞外摄入胞内的蛋白分子
降解抗原的酶类	胞浆内的蛋白酶体(LMP)	内体/溶酶体中的组织蛋白酶等
MHC 分子装载抗原肽的部位	内质网	抗原处理腔室(MⅡC 和 CⅡV)
与 MHC 分子结合的伴随蛋白	钙联素、钙网素、tapasin、TAP	钙联素、Ii 链、HLA-DM 分子
协助装载抗原肽的蛋白分子	TAP	HLA-DM 分子
装载在 MHC 分子上的多肽长度	8～16aa	13～18aa

三、非经典抗原提呈途径——MHC 分子的交叉提呈抗原途径

除了上述的两条经典的抗原处理和提呈途径外,还存在着其他的非经典的途径,如内源性抗原和外源性抗原可分别通过 MHC 的Ⅱ类分子和Ⅰ类分子交叉处理和提呈抗原。在生理情况下,经典和非经典的抗原处理和提呈途径可同时存在,使同一种抗原可以经不同途径提呈给 T 细胞,以扩大免疫应答。

(一)内源性抗原-MHCⅡ类分子途径

在某些情况(如应激)下,胞浆内的蛋白抗原可进入自吞小泡,自吞小泡与内体/溶酶体融合后,内源性抗原就进入外源性抗原的处理和提呈途径;此外,在 ER 中 MHCⅡ类分子所结合的 Ii 链亲和力低,进入 ER 的内源性抗原肽可通过竞争结合装载到 MHCⅡ类分子上。最后均形成内源性抗原肽-MHCⅡ类分子复合物,移行到细胞表面,提呈给 CD4+ T 细胞。

(二)外源性抗原-MHCⅠ类分子途径

在某些情况下,外源性抗原肽(如结合杆菌和肿瘤细胞的抗原)从内体/溶酶体中溢出进入胞浆;或有些外来抗原可直接穿透胞膜进入胞浆;这些外来抗原就进入内源性抗原的处理和提呈途径,形成抗原肽-MHCⅠ类分子复合物。此外,MHCⅠ类分子可经 ER 和高尔基体进入内体/溶酶体,其中含有外源性抗原肽,可直接装载到 MHCⅠ类分子上;或者是溶酶体中的外源性抗原肽经过胞吐作用排出胞外,与细胞表面的 MHCⅠ类分子结合;这样就可形成外源性抗原肽-MHCⅠ类分子复合物,提呈给 CD8+ T 细胞识别。

四、CD1 分子-非肽类抗原提呈途径

APC 也可提呈脂类抗原给 T 细胞识别。结核杆菌的脂类或糖脂类抗原可通过 CD1 分子提呈。CD1 分子的组成与 MHCⅠ类分子相似,也与 β2 微球蛋白结合成异二聚体。CD1 有 5 种基因分别产生 5 种 CD1 分子(CD1a～e)。CD1 分子可表达在 DC 和 LC 等 APC 表面,也存在 APC 的内体/溶酶体等抗原处理腔室中,其中的酸性环境可能使 CD1 分子构象发生改变,有利于与脂类抗原的结合。CD1b 分子提呈的糖脂类抗原可被某些特定 T 细胞亚群识别,有些 T 细胞如 NKT 细胞可以直接识别和结合 CD1d 分子。CD1 分子处理和提呈脂类抗原的过程和途径与上述的两条途径均有所不同,但具体细节仍未明了。

五、MHC 分子与抗原肽结合的方式和特点

抗原肽在被 T 细胞的 TCR 识别前首先与 MHC 分子结合和识别,MHC 分子可看作为抗原肽的"第一受体"。已知 MHC Ⅰ 类和 Ⅱ 类分子在结构上有所不同,前者的抗原肽结合沟槽两端封闭,只容纳长度 8~16 个氨基酸残基的多肽,后者的抗原肽结合沟槽两端开放,能允许长度在 13~18 个氨基酸残基的多肽进入该沟槽内。

由于 MHC 分子的高度多态性,不同单倍型的 MHC Ⅰ 类分子和 Ⅱ 类分子的抗原肽结合沟槽,在空间构象方面也就有明显差别,就会影响到所选择结合的抗原肽。因此就应考虑到,在不同单倍型 MHC 的个体,针对某个抗原肽会有强弱不同的免疫应答。

将 APC 表面 MHC 分子沟槽中结合的各种抗原肽洗脱下来后,进行氨基酸序列测定,发现这些多肽都具有 2 个或 2 个以上能与 MHC 的抗原肽结合特定部位,称锚定位,位于锚定位的氨基酸残基即称锚定残基(anchor residue)。体外测定人工合成多肽与 MHC 分子的亲和力也发现,能与某个特定类型的 MHC 分子发生结合的一些多肽,均有几个相同或相似的锚定位和锚定残基。如与 MHC Ⅰ 类分子(HLA-A * 0201)结合的 9 肽,均有 2 个锚定残基,第 2 位均为亮氨酸或甲硫氨酸,第 9 位均为亮氨酸或缬氨酸;这就提示 MHC 分子与多肽的结合并非严格的特异性结合,而是一类 MHC 分子与一些有共同锚定残基的多肽的结合,这种结合的灵活性(flexibility)不仅使一种 MHC 分子可以结合多种抗原肽,而且也可以使不同单倍型的 MHC 分子所结合的多肽可能具有相同或相似的锚定残基。目前已在 HLA Ⅰ 类分子中确认了 A2、A3、B4 和 B44 四个家族,在一个家族中各个成员可识别具有相同或相似锚定残基的多肽。也就是说,被某种类型的 HLA 分子所识别的多肽,也能被该 HLA 分子家族中的其他 HLA 分子识别和提呈。这也就说明了为什么在人群中接种某种疫苗时,绝大部分个体都会有良好免疫效果的原因。

小结

在免疫应答过程中最主要的专职 APC 是 DC、Mφ、B 细胞三类。DC 是体内功能最强和最重要的 APC,能高表达 MHC Ⅱ 分子和协同刺激分子,将抗原肽提呈给初始 T 细胞增殖,是激发免疫应答中具有独特作用的始动者,未成熟的 DC 摄取抗原后迁移至淋巴器官,在迁移过程中逐步成熟,此时,摄取抗原能力下降,而提呈抗原能力加强,不同名称的 DC 实际上是处在不同分化成熟期和不同分布部位的同一种类的树突状细胞。Mφ 是体内功能最活跃的 APC 之一,也能表达较多的 MHC Ⅰ、Ⅱ 类分子,协同刺激分子和多种活性因子,在机体抗微生物感染中发挥重要作用。B 细胞可持续表达 MHC Ⅱ 类分子,受抗原刺激后开始表达协同刺激分子,当局部抗原浓度很低时,可通过 BCR 结合并浓缩抗原发挥 APC 作用。在局部抗原浓度很高时,可通过胞饮摄取抗原发挥 APC 作用。但是 Mφ 和 B 细胞仅能激发已活化的或记忆 T 细胞的增殖。非专职 APC 是指一些在正常情况下不表达 MHC 分子和无抗原提呈能力,但在炎症时受 IFN-γ 诱导后可表达 MHC 分子并能处理和提呈抗原的各类细胞。内源性抗原主要通过 MHC Ⅰ 类途径加工处理和提呈,外源性抗原被摄取后主要通过 MHC Ⅱ 类途径加工处理和提呈,但也存在交叉提呈现象。

能力检测

能力检测答案

1. 目前所知体内功能最强的抗原提呈细胞是(　　　)。

A.B 细胞　　　　　　　　　B.巨噬细胞　　　　　　　　　C.树突状细胞

D. T 细胞   E. NK 细胞

2. T 细胞识别的抗原是( )。

A. 可溶性的蛋白质抗原

B. 游离的蛋白质抗原

C. 类脂抗原

D. 与 MHC 结合并表达于细胞表面的抗原肽片段

E. 多糖类抗原

3. CD4⁺T 细胞识别的抗原是( )。

A. 抗原肽-MHC Ⅰ类分子复合物   B. 多糖类抗原

C. 游离的蛋白质抗原   D. 抗原肽-MHC Ⅱ类分子复合物

E. 类脂抗原

4. CD8⁺T 细胞识别的抗原是( )。

A. 抗原肽-MHC Ⅰ类分子复合物   B. 多糖类抗原

C. 游离的蛋白质抗原   D. 抗原肽-MHC Ⅱ类分子复合物

E. 类脂抗原

5. APC 处理过的外源性抗原与 MHC 结合后提呈给( )。

A. B 细胞   B. CD4⁺T 细胞   C. CD8⁺T 细胞

D. 巨噬细胞   E. NK 细胞

（钱中清）

第十一章　适应性免疫应答

适应性免疫应答(adaptive immune response)又称特异性免疫应答(specific immune response),是指机体免疫系统接受抗原刺激后,T/B细胞特异性识别抗原表位,继而活化、增殖、分化为效应 T 细胞和(或)浆细胞,通过释放细胞因子、细胞毒性介质和抗体,继而产生一系列生物学效应的全过程。免疫应答的重要生物学意义是免疫细胞通过识别"自己"与"非己",有效排除体内抗原性异物,以维持机体内环境的相对稳定。但在某些情况下,免疫应答也可对机体造成损伤,引起超敏反应或其他免疫性疾病。

第一节　适应性免疫应答概述

一、适应性免疫应答的类型

根据参与免疫应答细胞种类及其效应机制的不同,可将适应性免疫应答分为 T 细胞介导的细胞免疫应答和 B 细胞介导的体液免疫应答两种类型。

细胞免疫应答主要由 $CD4^+$ Th1 细胞、$CD4^+$ Th17 细胞和 $CD8^+$ CTL 所介导,需要树突状细胞、巨噬细胞等抗原提呈细胞参与。$CD4^+$ Th1 细胞、$CD4^+$ Th17 细胞或 $CD8^+$ CTL 在接受抗原刺激后,增殖分化为效应 T 细胞,通过分泌 IL-2、IL-17、IL-21、IL-22、IFN-γ 和 TNF-α/β 等细胞因子或穿孔素、颗粒酶等细胞毒性介质和表达 FasL,产生细胞免疫效应。

B 细胞介导的体液免疫应答可因抗原类型不同,而有不同的免疫应答特征:TI 抗原可直接刺激 B 细胞产生体液免疫应答,无须 Th 细胞和抗原提呈细胞参与;TD 抗原引起的体液免疫应答则需要树突状细胞、Th 细胞和 B 细胞参与。

此外,根据应答效应产生与否可将免疫应答分为正免疫应答和负免疫应答:通常将 T/B 细胞受到抗原刺激而产生免疫效应的应答,称为正免疫应答;将不能产生免疫效应的应答称为负免疫应答。在某些特定条件下,抗原诱导机体免疫系统对其产生特异性不应答状态,即免疫耐受。根据应答效应是否造成组织损伤可分为生理性应答和病理性应答:生理性应答是机体有效排除抗原性异物未造成损伤,以维持机体内环境稳定的应答状态;病理性应答是在某些情况下,对机体造成损伤,引起超敏反应或其他免疫性疾病的应答状态。

二、适应性免疫应答发生的场所

淋巴结、脾脏等外周免疫器官是抗原特异性 T、B 细胞寄居和接受抗原刺激发生免疫应答的主要场所。抗原经皮肤黏膜、血液或淋巴循环进入外周免疫器官后,可被树突状细胞等抗原提呈细胞捕获,迁移至 T 细胞区,经加工处理后以抗原肽-MHC 分子复合物形式提呈,与循环中相应 T 细胞相遇,引发细胞免疫应答。抗原直接经血液或淋巴液进入 B 细胞定居区(通常小于 70000 的抗原可直接到达 B 细胞区),或被膜下窦内巨噬细胞或髓质 DC 捕获的大分子抗原(微生物或抗原-抗体复合物等)递送至淋巴滤泡,或 FDC 通过表面 PRR、FcγR 和 C3bR 等受体分子捕获结合抗原、抗原-IgG 复合物和抗原-C3b 复合物后滞留于 B 细胞定居区,以抗原直接作用方式使相应 B 细胞活化,诱导产生体液免疫应答。

三、适应性免疫应答的基本过程

免疫应答是一个连续动态的过程,可人为地分为以下三个阶段:①特异性识别抗原阶段:是指抗原被 APC 摄取、加工处理后,以抗原肽-MHC 分子复合物形式表达于 APC 表面,被具有相应抗原识别受体的 T 细胞识别结合或抗原直接被 B 细胞识别结合后,在细胞间共刺激分子协同作用下,启动抗原特异性淋巴细胞活化的阶段,又称感应阶段。②活化、增殖和分化阶段:是指抗原特异性 T、B 细胞被相应抗原激活后,在细胞因子协同作用下,经克隆扩增分化为免疫效应细胞,即效应 T 细胞(CD4$^+$ 效应 Th 细胞和 CD8$^+$ 效应 CTL)和浆细胞的阶段。在此阶段,有部分 T、B 细胞中途停止分化,成为静息状态的长寿记忆 T、B 细胞。当机体再次接受相同抗原刺激时,记忆 T、B 细胞可迅速增殖分化为免疫效应细胞。③效应阶段:效应 T 细胞释放细胞因子、细胞毒性介质和浆细胞合成分泌抗体后,在固有免疫细胞和分子参与下,产生炎症反应和免疫效应的阶段。

第二节 T 细胞介导的细胞免疫应答

T 细胞介导的细胞免疫应答由胸腺依赖性抗原(TD-Ag)引起。位于外周免疫器官的初始 T 细胞识别抗原,发生细胞活化、克隆增殖,分化为效应 T 细胞和记忆 T 细胞产生免疫效应,参与的细胞主要包括 APC(DC、肿瘤/病毒感染靶细胞等非专职 APC)、CD4$^+$ Th 细胞和 CD8$^+$ CTL。应答过程分为特异性抗原识别,T 细胞活化、增殖和分化,效应三个阶段。

一、T 细胞对抗原的识别

初始 T 细胞不能直接识别结合游离的抗原分子,只能识别结合表达于 APC 表面的抗原肽-MHC 分子复合物,即 T 细胞表面 TCR 不仅识别 APC 表面 MHC 分子提呈的抗原肽,同时还要识别 APC 表面提呈抗原肽的自身 MHC 分子肽结合区部分多肽序列。T 细胞对 APC 表面抗原肽-MHC 分子复合物的识别具有高度特异性和 MHC 限制性。

初始 T 细胞进入外周免疫器官后,首先利用其表面黏附分子 LFA-1(CD11a/CD18)和 LFA-2(CD2)与 APC 表面相应配体分子 ICAM-1(CD54)和 LFA-3(CD58)非特异可逆性结合,使得 T 细胞表面抗原受体(TCR)与抗原肽-MHC 分子复合物接近,从而为 TCR 与 APC 表面相应抗原肽-MHC 分子复合物的特异性结合创造了前提条件。在 T 细胞与 APC 短暂密切的接触过程中:①若 TCR 不能识别抗原肽-MHC 分子复合物,则 T 细胞与 APC 立即分离,并再次进入淋巴细胞再循环;②若 TCR 能识别相应的特异性抗原肽-MHC 分子复合物,则与之特异性结合,通过 CD3 分子将抗原刺激信号转至胞内,诱导产生 T 细胞活化的第一信号。

T 细胞与 APC 物理接触过程中,TCR 与抗原肽-MHC 分子复合物之间的亲和力较低,不足以单独介导两者之间的稳定黏附,但可通过 CD3 分子向 T 细胞胞内传导抗原特异性刺激信号,增强 T 细胞膜上黏附分子(如 LFA-1)表达丰度及亲和力,使两者得以紧密接触,并在其表面独特区域上形成一瞬时性的特殊脂筏结构,称之为免疫突触(immunological synapse)或超分子活化簇(supra-molecular activation cluster,SMAC);即在两种细胞表面黏附分子围绕 TCR-抗原肽-MHC 分子三元结构环形聚集,最终形成 TCR-抗原肽-MHC 分子位于中央的核心 SMAC,膜间距约 15 nm,周围环形聚集 LFA-1 与 ICAM-1 等黏附分子相互结合的外周 SMAC,膜间距约 40 nm,稳定并延长 T 细胞与 APC 间结合的时间,提高 TCR 与抗原肽-MHC 分子复合物之间的亲和力,确保 T 细胞分泌的细胞因子能作用于 APC 或靶细胞

(图 11-1),触发胞膜相关分子的一系列重要变化。SMAC 促进 T 细胞信号转导分子的相互作用、信号通路的激活、细胞内亚显微结构极化,从而参与 T 细胞的激活和效应的发挥。

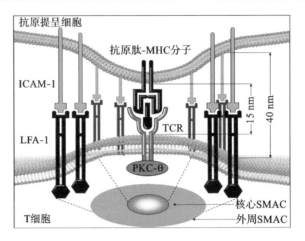

图 11-1　T 细胞与 APC 相互作用形成的免疫突触示意图

二、T 细胞的活化、增殖和分化

T 细胞只有通过抗原诱导活化,进一步分化为效应细胞后才能实现其效应功能。通常情况下,抗原活化特异性 T 细胞克隆的频率为总 T 细胞库的 $1/10^6 \sim 1/10^4$。若引起过度的多克隆 T 细胞活化,则可引起炎症损伤。T 细胞活化依赖多种分子的识别,并受到了多因素的严格调控。

(一)T 细胞活化涉及的免疫分子

T 细胞完全活化有赖于双信号和细胞因子的作用,抗原刺激诱导 T 细胞活化、共刺激分子增加 T 细胞生存和促进其增殖、细胞因子诱导其分化为不同的 T 细胞亚群,继而发挥免疫效应。

1. T 细胞活化的第一信号　$CD4^+$ Th 细胞和 $CD8^+$ CTL 通过表面 TCR-CD3 复合受体分子与 APC 表面相应抗原肽-MHCⅡ/Ⅰ类分子复合物特异性结合后,可通过 CD3 分子将抗原刺激信号传至胞内。CD4 和 CD8 分子是 TCR 辅助受体,能与 APC 表面提呈抗原肽的 MHCⅡ/Ⅰ类分子的 β2/α3 结构域结合,从而增强 $CD4^+$ Th 和 $CD8^+$ CTL 表面 TCR-CD3 复合受体分子与 APC 表面相应抗原肽-MHCⅡ/Ⅰ类分子复合物的结合力度,并使细胞表面 TCR-CD3 复合受体分子与 CD4/CD8 辅助受体分子胞质区尾部多肽聚集,导致与胞质区尾肽相连的酪氨酸激酶活化,诱导产生 T 细胞活化第一信号,即抗原刺激信号(图 11-2)。

2. T 细胞活化的第二信号　T 细胞接受活化第一信号刺激后,其表面某些黏附分子构象发生改变,使 APC 与 T 细胞表面相应黏附分子间的亲和力和作用时间显著增强和延长,成为诱导产生 T 细胞活化的第二信号,即共刺激信号(协同刺激信号),包括正性共刺激信号和负性共刺激信号。若 APC 表面 B7、LFA-3、ICAM-1 等黏附分子,与 T 细胞表面相应 CD28、LFA-2 和 LFA-1 等黏附分子相互作用,则为诱导 T 细胞的活化提供正性共刺激信号(图 11-2)。其中 CD28/B7 是重要的正性共刺激分子对之一,其主要作用是促进 IL-2 产生和初始 T 细胞分化。T 细胞在缺乏正性共刺激信号的情况下,抗原刺激介导的第一信号非但不能有效激活特异性 T 细胞,反而导致 T 细胞无能(anergy)。活化后的 T 细胞可诱导性表达高亲和力 CTLA-4,是 T 细胞最重要的负性共刺激分子,可同 CD28 竞争性结合 B7,启动抑制性信号从而有效制约 T 细胞克隆过度增殖。正负共刺激分子的相互作用,使免疫应答有效启动、适度反应和适时终止。

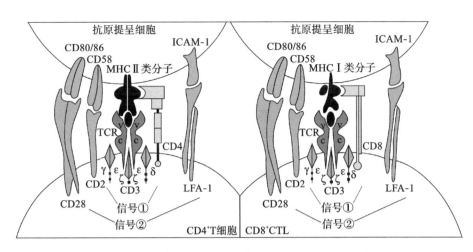

图 11-2　CD4$^+$T 细胞和 CD8$^+$CTL 活化信号产生示意图

3. 细胞因子促进 T 细胞充分活化　T 细胞完全活化及效应 T 细胞形成有赖于双信号的刺激和多种细胞因子的参与,活化的 APC 和 T 细胞可分泌 IL-1、IL-2、IL-6、IL-10、IL-12、IFN-γ 等多种细胞因子参与 T 细胞增殖、分化、效应过程。

(二) T 细胞活化的信号转导途径

TCR 的胞内段较短,T 细胞需借助 CD3、CD4/CD8 等分子辅助,才能将胞外抗原识别信号传递至胞内,从而实现 T 细胞活化的信号转导(signal transduction)。T 细胞活化信号的转导过程如图 11-3。①T 细胞通过表面 TCR-CD3 复合受体和 CD4/CD8 辅助受体分子与 APC 表面相应抗原肽-MHC Ⅱ / Ⅰ 类分子复合物交联结合后,可使其胞质内与 CD3ζ 链胞内结构域相关的 Src 家族蛋白酪氨酸激酶(protein tyrosine kinase,PTK)成员 Fyn(P59^{Fyn})和与 CD4/CD8 分子胞质区尾肽结合的 Src 家族 PTK 成员 Lck(P56^{Lck})活化。②活化的 Fyn 激酶能使 CD3γ、δ、ε 和 ζ 链胞质区免疫受体酪氨酸激活模体(immunoreceptor tyrosine-based activation motif,ITAM)磷酸化,从而导致胞质内 Syk 家族蛋白酪氨酸激酶成员 ZAP-70(ζ 链相关蛋白)募集,提供 2 个 SH2 结构域,并与 CD3ζ 链胞质内 ITAM 上串联的磷酸化酪氨酸结合。③在活化 Lck 激酶作用下,结合在 CD3ζ 链胞质区磷酸化 ITAM 上的 ZAP-70 磷酸化后活化。④活化的 ZAP-70 激酶能使 T 细胞活化跨膜的连接蛋白(linker of activation in T cell,LAT)和骨架蛋白 SLP-76 磷酸化,并与接头蛋白 Gads 连接,形成 LAT-Gads-SLP-76 三个蛋白复合物。⑤LAT-Gads-SLP-76 复合物分别与磷脂酶 C-γ(phospholipase C-γ,PLC-γ)和生长因子受体结合蛋白-2(growth factor receptor bound protein-2,Grb-2)结合,继而通过 PLC-γ 活化途径和 MAP 激酶活化途径将活化信号逐级传递至核内,最终激活核内转录因子 NF-AT、NF-κB 和 AP-1,启动新基因转录,最终导致 T 细胞分化、增殖并产生效应功能。如转录因子 NF-AT 结合到 IL-2、IL-4 基因调控区的增强子上,启动细胞因子基因转录,使 T 细胞自分泌其活化所必需的 IL-2、IL-4,促进 T 细胞活化。T 细胞受到抗原刺激后 1～2 h 开始分泌 IL-2,8～12 h 达到高峰,24 h 后开始下降,刺激 T 细胞增殖、分化。环孢素 A 和 FK506 等阻止 NF-AT 转位至核内 IL-2 基因上,从而阻止 IL-2 等基因转录而发挥免疫抑制作用。

(三) T 细胞克隆增殖、分化及效应细胞形成

T 细胞抗原信号转导至核内,一方面可促使大量与细胞增殖相关分子(如细胞因子、细胞因子受体、黏附分子等)的转录与翻译,另一方面也使被活化的 T 细胞快速进入细胞周期,诱导其有丝分裂、克隆扩增,在多种细胞因子的参与下,活化的 T 细胞通过有丝分裂而发生克隆扩增,进一步分化成为效应细胞(图 11-4)。

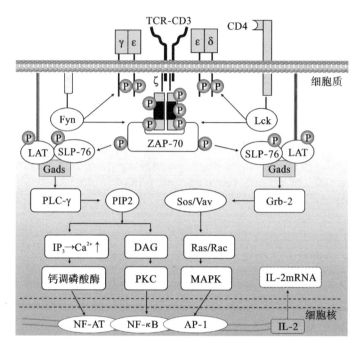

图 11-3　CD4⁺ T 细胞活化信号转导途径示意图

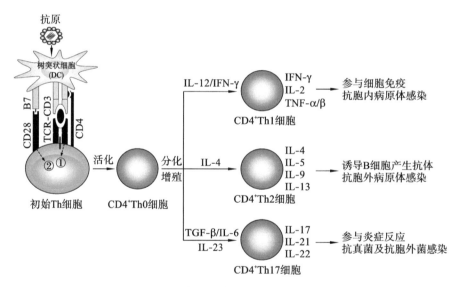

图 11-4　CD4⁺ Th 细胞活化及效应细胞形成

　　在 T 细胞分化过程中,抗原性质和细胞因子类型是影响 T 细胞分化的关键刺激因素。CD4⁺ 初始 T 细胞接受树突状细胞表面 MHCⅡ类分子提呈的抗原肽刺激后,在以 IL-12 为主的细胞因子作用诱导下形成 CD4⁺ 效应 Th1 细胞,在以 IL-4 为主的细胞因子诱导下形成 CD4⁺ 效应 Th2 细胞,在以 IL-6、IL-21 为主的细胞因子诱导下形成 CD4⁺ Tfh 细胞,在以 IL-6、TGF-β 为主的细胞因子诱导下形成 CD4⁺ 效应 Th17 细胞,在以 TGF-β 为主的细胞因子诱导下形成 CD4⁺ iTreg,参与负性免疫调节。CD8⁺ 初始 CTL 接受专职/非专职抗原提呈细胞表面 MHCⅠ类分子提呈的内源性抗原肽刺激后,形成对病毒感染、肿瘤等靶细胞具有特异性杀伤作用的效应 CTL。

　　在 T 细胞增殖分化过程中,有部分 T 细胞停止分化,成为具有免疫记忆能力的 T 细胞,记忆 CD4⁺ T 细胞和 CD8⁺ T 细胞可以长期存活,可有规律地进行缓慢增殖和自发更新补充其数

量,使其维持在一定水平,并参与淋巴细胞再循环。该种记忆 T 细胞表面标志为 CD45RO⁺
(180000)和 CD44,借此能与表面标志为 CD45RA⁺(200000)的初始 T 细胞相区别,停止表达
CD69 能与效应 T 细胞相区别。记忆 T 细胞是不均一的群体,根据归巢特性及功能可分为效
应型记忆 T 细胞(effector memory T cell,T_{EM})、中央型记忆 T 细胞(central memory T cell,
T_{CM})和组织定居记忆 T 细胞(tissue-resident memory T cells,T_{RM})亚群,各亚群也是不均一
的细胞群体。记忆 T 细胞的产生和存活机制尚未阐明,记忆 T 细胞可被 DC 以外的专职 APC
激活,其活化所需抗原浓度较低,对共刺激信号的依赖性降低和细胞因子的敏感性增高,再次
接受相同抗原刺激后可迅速增殖、分化并发挥免疫效应。

三、T 细胞应答效应

T 细胞经抗原活化后,在细胞膜分子、细胞因子的调控下,分化为不同的效应 T 细胞亚
群。这些效应 T 细胞通过分泌不同的细胞因子及细胞毒素,介导不同的免疫生物学效应。

1. Th1 细胞的主要生物学效应 Th1 细胞在宿主抗胞内病原体感染中起重要作用(图
11-4),通过释放 IL-2、IFN-γ 和 TNF-β 等细胞因子,促进 NK 细胞、粒细胞和巨噬细胞的杀伤
活性;产生淋巴毒素(LT-β)和表达 FasL 诱导靶细胞凋亡;分泌 IL-3、GM-CSF 诱导骨髓单核
细胞分化及分泌 CCL2 趋化单核细胞。Th1 细胞介导细胞免疫效应、炎症反应或迟发型超敏
反应及免疫调节作用。

2. Th2 细胞的主要生物学效应 Th2 细胞在辅助体液免疫应答、参与超敏反应和抗寄生
虫感染中起重要作用(图 11-4)。Th2 细胞通过释放 IL-4、IL-5、IL-9、IL-13 等细胞因子,促进
B 细胞增殖、分化和产生抗体。IL-4 诱导 IgE 类抗体的产生及 Th2 细胞增殖和分化;IL-4、IL-13
诱导巨噬细胞分泌 TGF-β 和 IL-10 等抗炎症细胞因子,促进胶原蛋白合成,参与组织修复和
纤维化;IL-3、IL-5、IL-9 可激活肥大细胞、嗜碱性粒细胞和嗜酸性粒细胞,参与超敏反应和抗
寄生虫感染。

3. Th17 细胞的主要生物学效应 Th17 细胞通过分泌 IL-17、IL-21、IL-22 等细胞因子参
与炎症反应和抗胞外菌、真菌感染(图 11-4)。IL-17 可刺激多种细胞分泌 IL-6、IL-1、TNF、
GM-CSF、趋化因子(CXCL1、CXCL8、CXCL10)等细胞因子,募集和激活中性粒细胞至炎症部
位,介导炎症反应,清除胞外病原菌和真菌;IL-17 可刺激多种细胞分泌防御素等抗微生物物
质,杀伤病原微生物;Th17 细胞也参与炎症反应、自身免疫病(如银屑病)的发生和发展。

4. CTL 的主要生物学效应 效应 CTL 的主要作用是清除肿瘤和胞内病原体(病毒、某些
胞内寄生菌等)感染的靶细胞。CTL 的杀伤作用具有抗原特异性和细胞接触依赖性,并受
MHC I 类分子的限制。CTL 表面 TCR 与肿瘤、病毒感染靶细胞表面相应抗原肽-MHC I 类
分子复合物结合后,TCR 及辅助受体向 CTL 与靶细胞接触部位聚集,导致 CTL 内亚显微结
构极化,即细胞骨架系统(肌动蛋白、微管)、高尔基体及胞质颗粒等均向效-靶细胞接触部位重
新定向集中和排列,从而保证分泌的穿孔素、颗粒酶、TNF-α/β 等细胞毒性介质和表达的 FasL
作用于靶细胞,诱导靶细胞凋亡,产生细胞毒效应,而对周围正常组织细胞没有杀伤作用。此
外,CTL 通过分泌 IFN-γ 增强巨噬细胞吞噬和对胞内寄生菌的杀伤功能。

CTL 杀伤、破坏靶细胞后,可与之分离,继续攻击杀伤表达相应抗原的靶细胞。通常一个
效应 CTL 在几小时内,可连续杀伤数十个靶细胞。这种由效应 CTL 介导的特异性细胞毒作
用,在清除病毒感染、抗肿瘤和抗同种移植物排斥反应中具有重要意义。

5. 活化 T 细胞的转归 针对某种特定抗原的免疫应答和免疫效应不会永久持续,一旦抗
原被清除,免疫系统需要恢复平衡状态。一方面,效应性淋巴细胞所接受的抗原刺激和生存信
号及其所产生的细胞因子均减少,使胞内线粒体释放细胞色素 C 而致其凋亡。另一方面,效
应淋巴细胞表达 Fas 和 FasL,也会依赖 Fas-FasL 诱导凋亡方式从体内清除,即活化诱导的细

胞死亡。活化诱导的细胞死亡有助于控制特异性 T 细胞克隆的扩增水平,从而发挥重要的负向免疫调节作用。部分增殖的淋巴细胞停止分化,成为具有免疫记忆能力的记忆细胞,是机体接种疫苗后能够产生特异性免疫保护作用的主要基础。但在肿瘤及慢性病毒感染过程中,抗原长期持续性刺激,部分 CTL 丧失细胞毒和增殖能力,导致 T 细胞功能耗竭(T cell exhaustion),关于耗竭 T 细胞形成的机制尚不清楚。

第三节 B 细胞介导的体液免疫应答

B 细胞分为 B1 细胞和 B2 细胞亚群,B2 细胞可分化为在外周免疫器官淋巴滤泡中循环并识别特异性抗原的滤泡 B 细胞(FOB)和分布于滤泡中非循环的边缘区 B 细胞(MZB)亚群。TD 和 TI 抗原均可诱发 B 细胞免疫应答。TI 抗原可直接激活 B 细胞引起体液免疫应答,而无须 Th 细胞和抗原提呈细胞参与;TD 抗原引起的体液免疫应答需要抗原提呈细胞、CD4$^+$ Th2 细胞或 CD4$^+$ Tfh 细胞和 B2 细胞参加。

一、B 细胞对 TD 抗原的免疫应答

TD 抗原诱导的体液免疫应答可人为地分为识别、活化增殖和分化、效应三个阶段。

(一) B 细胞对 TD 抗原的识别

B 细胞(FOB)通过表面抗原受体(BCR)直接特异性识别结合进入 B 细胞定居部位的 TD 抗原,无须经 APC 的加工和处理,也无 MHC 限制性。BCR 不仅可识别蛋白质、多肽、核酸、多糖、脂类及小分子化合物等多种完整抗原的天然构象,也可识别抗原降解所暴露的隐蔽表位的空间构象。在外周免疫器官中,B 细胞可通过 BCR-Igα/Igβ 复体受体分子,直接识别结合经输入淋巴管进入淋巴滤泡的抗原,或被膜下淋巴窦巨噬细胞和髓质 DC 结合的抗原,或 DC 捕获的循环抗原,或 FDC 表面储备的抗原和抗原-C3d 复合物,启动免疫应答。

(二) B 细胞活化、增殖和分化

与 T 细胞相似,B 细胞活化同样有赖于识别抗原信号和共刺激信号的刺激,细胞因子也参与 B 细胞增殖和终末分化。

1. B 细胞活化信号的产生

(1) B 细胞活化的第一信号:B 细胞活化第一信号来自 BCR 特异性识别并结合抗原,引起 BCR 交联,Igα/Igβ 胞质区的 ITAM 磷酸化,向细胞内传递抗原特异性信号,即 B 细胞活化的第一信号。同时,B 细胞表面活化辅助受体(CD19-CD21-CD81 复合体)可使 B 细胞对抗原刺激的敏感性明显增强。其中 CD21 胞外区识别结合 C3d-抗原或 C3d-抗原-抗体复合物中的 C3d,而抗原与 BCR 结合,使 BCR 与 BCR 活化辅助受体发生交联,降低 BCR 的内化并稳定且延长 BCR 刺激信号的作用时间,使 CD19 胞质段相连的酪氨酸激酶磷酸化,通过 CD19 转导的信号加强了由 BCR-Igα/Igβ 复合物转导的抗原信号,增加 B 细胞对抗原刺激的敏感性(100～1000 倍),诱导产生 B 细胞活化的第一信号(图 11-5)。此外,B 细胞表达多种 Toll 样受体,识别结合病原体相应配体,如 B 细胞胞膜 TLR5 识别结合细菌鞭毛素、胞浆内体膜 TLR7 识别结合单链 RNA 和 TLR9 识别结合未甲酰化 CpG DNA 等(与人类不同的是小鼠 B 细胞胞膜可表达识别脂多糖的 TLR4),可加强 B 细胞活化信号的转导(图 11-5)。抗凋亡分子 Bcl-2 及 MHC II 分子、细胞因子受体(IL-4R、BAFF-R、CCR7)和共刺激分子(B7 和 CD40)在抗原激活的 B 细胞的表达水平显著增高,使 B 细胞增殖并为 B 细胞活化第二信号的产生及 B 细胞向 T 细胞定居区迁移奠定了基础。

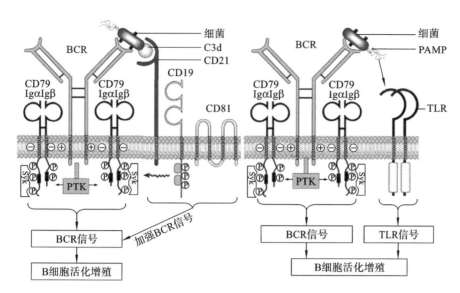

图 11-5　B 细胞活化第一信号产生示意图

活化 B 细胞膜表面脂筏(lipid raft)的形成,在 BCR 信号转导中发挥重要作用。脂筏是指细胞膜上特殊的膜微结构域,数十纳米大小,主要脂质成分是胆固醇、鞘磷脂、神经节苷脂,是跨膜信号转导的结构平台。未活化 B 细胞的脂筏上只有少量 BCR 复合物。当抗原被 BCR 识别并导致其交联后,BCR 复合物进入脂筏,一些参与 B 细胞信号转导的蛋白质分子也被募集到脂筏上,形成信号复合体,便于 BCR 复合物的胞内结构域与信号转导分子的相互作用,通过 Igα/Igβ 向细胞内传递抗原特异性信号。

(2) B 细胞活化的第二信号:TD 抗原诱导 B 细胞产生抗体必须有 CD4$^+$Th 细胞参与,即进入淋巴滤泡的 Th 细胞的辅助,也称之为滤泡 Th 细胞(Tfh 细胞),提供 B 细胞活化必需的第二信号和分泌细胞因子,对 B 细胞活化、增殖和分化起辅助作用。在这一过程中,B 细胞与 Tfh 细胞的相互作用是双向性的。

B 细胞作为专职抗原提呈细胞,表面 BCR 识别结合抗原后,提供 CD4$^+$Th 活化的双信号刺激,使 CD4$^+$Th 细胞激活。活化的 CD4$^+$Th 细胞可分泌 IL-2、IL-4、IL-5 和 IFN-γ 等多种细胞因子,为 B 细胞活化、增殖和分化做好准备。B 细胞通过表面 CD40 和 ICAM-1 等共刺激分子与活化 CD4$^+$Th 细胞表面相应 CD40L 和 LFA-1 等共刺激分子结合,可诱导产生 B 细胞活化的第二信号。Th 细胞与 B 细胞间黏附分子相互作用,可形成免疫突触,使二者特异性结合更为牢固,促使 B 细胞活化(图 11-6)。

(3) 细胞因子的作用:双信号刺激后,活化 B 细胞可表达 IL-2R、IL-4R、IL-5R 等多种与其增殖、分化相关的细胞因子受体,在接受 Th 细胞分泌的 IL-2、IL-4、IL-5 等细胞因子刺激后,B 细胞完全活化。

2. B 细胞活化的信号转导途径　B 细胞活化的信号转导途径与 T 细胞相似(表 11-1)。①B 细胞通过表面 BCR-Igα/Igβ 复合受体交联结合抗原后,可使胞质内与 Igα/Igβ 胞质区 ITAM 结构域相关的 Src 家族的蛋白酪氨酸激酶(PTK)成员 Lyn(P56^{Lyn})、Fyn(P59^{Fyn})和 Blk (P55^{Blk})活化;②活化的 PTK 首先使 Igα/Igβ 胞质区 ITAM 磷酸化,从而导致胞质内蛋白酪氨酸激酶 Syk 聚集,并与 Igα/Igβ 胞质内磷酸化 ITAM 结合,继而在活化 PTK 作用下,使结合在 Igα/Igβ 胞质区磷酸化 ITAM 上的 Syk 激酶活化(即磷酸化);③活化的 Syk 激酶能使 B 细胞连接蛋白(B cell linker protein,BLNK,即 SLP-65)磷酸化;④磷酸化 BLNK 分别与磷脂酶C-γ (PLC-γ)和 Grb2 结合,继而通过 PLC-γ 活化途径和 MAP 激酶活化途径将活化信号逐级传递至核内,最终激活核内转录因子 NF-AT、NF-κB 和 AP-1,启动新基因转录,最终导致 B 细胞分化、增殖并分泌抗体。

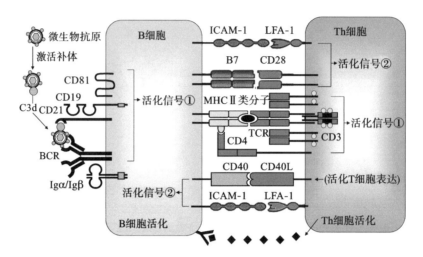

图 11-6 B 细胞与 Th 细胞的相互作用及其活化信号的产生

表 11-1 T 细胞与 B 细胞活化信号转导的比较

比较项目	T 细胞	B 细胞
抗原结合链	TCRαβ	mIgM/mIgD
信号转导链	CD3γδεζη 链	Igα/Igβ
Src-家族 PTK	Lck、Fyn	Lyn、Fyn、Blk
募集活化的 PTK	ZAP-70	Syk
磷脂酶 C 异构体	PLC-γ1	PLC-γ2
主要骨架蛋白	LAT、SLP-76	BLNK
效应途径	IP_3、DAG、MAP	IP_3、DAG、MAP
转录因子	NF-AT、NF-κB、AP-1	NF-AT、NF-κB、AP-1

3. B 细胞增殖、终末分化与转归

（1）B 细胞增殖生成生发中心：Th 细胞对 B 细胞辅助作用发生于外周免疫器官 T 细胞区与初级淋巴滤泡边缘的交界。抗原一旦进入机体，被未成熟 DC 捕捉和加工，并从组织迁移到局部淋巴结的 T 细胞区。Th 细胞在再循环过程中连续不断流过这些细胞旁边时，抗原特异性 Th 细胞被激活。活化 Th 细胞 CCR7 表达降低，CXCR5 表达增高，使其迁移而靠近淋巴滤泡边缘。滤泡 B 细胞识别抗原后活化并高表达 CCR7，向 T 细胞区迁移，在其交界处 B-Th 细胞相互作用，激活的 B 细胞分布在两个不同的定居部位，即淋巴滤泡外和有生发中心的淋巴滤泡。在滤泡外应答中，一部分 B 细胞激活发生较早，形成短寿浆细胞，不能迁移至其他免疫器官，产生少量低亲和力抗体。在 B 细胞的作用下，淋巴滤泡外经历抗原刺激而活化的 Th 细胞表达 CXCR5，分化为 Tfh 细胞并迁移至淋巴滤泡，参与生发中心形成。同时一部分活化的抗原特异性 B 细胞迁回至淋巴滤泡，快速增殖并形成生发中心（次级淋巴滤泡）。

生发中心在抗原刺激一周左右形成，主要由增殖的 B 细胞组成，还有约 10% 的抗原特异性 T 细胞和少量的 FDC，由内向外依次分为暗区、明区和边缘区。迁移至初级淋巴滤泡的极少数抗原特异性 B 细胞以指数方式呈现快速克隆性扩增，6～12 h 分裂一次，每个淋巴细胞经3～4 天增殖可达到 5000 个，充满整个滤泡，生发中心快速增殖的 B 细胞也称为生发中心母细胞，紧密集聚构成暗区。生发中心母细胞继续增殖，并向 FDC 丰富的外侧区移动，此处细胞聚集不甚紧密,主要由较慢增殖的 B 细胞、Tfh 细胞、FDC 构成明区。生发中心内增殖的 B 细胞将静止的 B 细胞挤至边缘形成边缘区。

生发中心形成后的主要作用是为 B 细胞提供一个适宜的发育微环境。FDC 将抗原以免疫复合物形式长期滞留其表面,向 B 细胞持续提供抗原刺激信号(第一信号);活化的 Tfh 细胞向 B 细胞提供共刺激信号(第二信号),并分泌 IL-4、IL-21、IFN-γ 等细胞因子促进 B 细胞增殖分化、Ig 类别转换及抗体亲和力成熟。在生发中心内,绝大多数 B 细胞发生凋亡,只有少部分 B 细胞在 FDC 和 Tfh 细胞辅助下继续分化发育,经历体细胞高频突变、抗体亲和力成熟、Ig 类别转换等过程,最终分化为长寿浆细胞及记忆 B 细胞。

(2) 体细胞高频突变和抗体亲和力成熟:在抗原刺激下,生发中心 B 淋巴母细胞的每次分裂中,IgV 基因常发生以点突变为主的高频率突变,其突变率大约为 10^{-3},远大于其他体细胞的突变率 10^{-10},称之为体细胞高频突变。体细胞高频突变是形成 BCR 多样性、抗体多样性机制之一,也会导致其与特异性抗原结合的亲和力改变。突变的结果产生多种不同亲和力的 BCR,只有表达高亲和力的 BCR 与 FDC 表面抗原有效结合,才能阻止 B 细胞凋亡。在与生发中心 Tfh 细胞相互作用下,增强 B 细胞生存能力并分化为长寿浆细胞,产生高亲和力的抗体,称之为抗体亲和力成熟。

(3) Ig 类别转换:指一个 B 细胞克隆在分化过程中 V-D-J 功能性基因片段保持不变,而发生 C 基因重排的过程。通过类别转换一个 B 细胞克隆可产生两种不同类别的 Ig,首先合成 IgM,然后转为合成 IgG 类抗体,IgV 区相同而 C 区不同,即识别抗原特异性不变,而类或亚类发生改变。这种类别转换可在无明显诱因下自发产生,也可在不同性质抗原、Tfh 细胞表面黏附分子及其分泌细胞因子的诱发下发生 Ig 类别转换。

(4) 浆细胞形成:活化 B 细胞通过表面 IL-2R、IL-4R、IL-5R 等细胞因子受体,接受 Th 细胞分泌的 IL-2、IL-4、IL-5 等细胞因子刺激后,首先增殖、分化为浆母细胞,进而在不同细胞因子作用下,分化为分泌不同类型抗体的浆细胞,发挥体液免疫效应(图 11-7)。浆细胞可分为短寿和长寿两种类型:前者在外周免疫器官中合成分泌抗体后死亡;后者在骨髓中存活较长时间,并持续合成分泌抗体结合侵入体内的病原体,及时发挥抗感染作用。

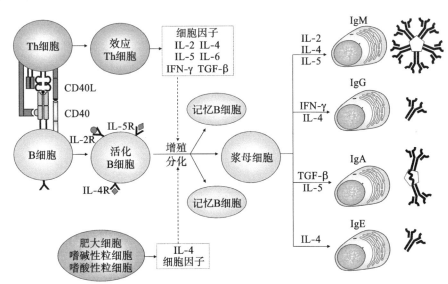

图 11-7 B 细胞的增殖、分化及抗体形成示意图

(5) 记忆 B 细胞形成:在 B 细胞分化阶段,有部分 B 细胞停止分化,成为长寿记忆 B 细胞。记忆 B 细胞表达 CD27 和高水平 MHC Ⅱ 类分子、B7 及 CD44,BCR 可为 mIgG、mIgA 或

mIgE。多数记忆 B 细胞能离开生发中心进入血液,参与淋巴细胞再循环,当再次与相同抗原接触后,可迅速增殖、分化为浆细胞合成分泌高亲和力抗体,产生免疫效应。

(三)体液免疫应答的效应功能

抗体是体液免疫应答的主要效应物质。外周免疫器官和骨髓中的浆细胞合成分泌的抗体,通过血液循环到达全身,发挥抗感染等免疫保护作用。抗体与外毒素、病原体结合后,可阻止毒素或病原体对易感细胞的入侵;通过调理吞噬、ADCC 效应、激活补体系统杀伤或清除病原体。针对机体自身成分产生的自身抗体,可引发病理性免疫损伤。

二、B 细胞对 TI 抗原的免疫应答

多聚蛋白质、细菌脂多糖、荚膜多糖等属于 TI 抗原,激活初始 B 细胞无须 Th 细胞辅助,TI 抗原根据其结构特征可分为 TI-1 和 TI-2 两种类型。

(一)B 细胞对 TI-1 抗原的免疫应答

TI-1 抗原可直接多克隆激活 B1 细胞和 B2 细胞,诱导产生低亲和力的 IgM。如细菌脂多糖(LPS)分子中具有两种不同的结构,一种是可被 B 细胞表面抗原受体(BCR)识别结合的抗原表位;另一种是可被 B 细胞表面丝裂原受体识别结合的丝裂原。高浓度 TI-1 抗原可通过表面丝裂原,非特异性诱导多克隆 B 细胞增殖、分化,产生多克隆抗体;低浓度 TI-1 抗原可通过表面抗原表位诱导抗原特异性 B 细胞增殖、分化,产生某种泛特异性抗体(图 11-8)。TI-1 抗原单独不足以诱导 Ig 类别转换和免疫记忆形成,但产生较快,在抗某些胞外菌感染中起重要作用。

(二)B 细胞对 TI-2 抗原的免疫应答

TI-2 抗原是由众多重复抗原表位构成的抗原物质,主要包括葡聚糖、聚合鞭毛素和细菌荚膜多糖,可直接激活 B1 细胞和 MZB 细胞。TI-2 型抗原表位密度在激活 B 细胞中起关键作用,表位密度太低,抗原受体(mIgM)交联的程度不足以激活 B 细胞;表位密度过高,使 mIgM 过度交联导致 B 细胞无能;表位密度适中的 TI-2 型抗原可与 B 细胞表面相应 mIgM 交联结合,直接激活 B 细胞活化,进而增殖、分化产生某种泛特异性抗体(图 11-8)。BAFF(B 细胞激活因子)可以增强此类 B 细胞的免疫应答,并可发生有限的 Ig 类别转换,产生某些亚类 IgG 和 IgA,如肺炎球菌荚膜多糖抗原可诱导产生 IgG2。B 细胞接受抗原刺激后迅速活化形成短寿浆细胞,产生 IgM 为主的低亲和力抗体,这对机体早期快速抗感染免疫和清除变性自身抗原具有重要意义,但无免疫记忆。

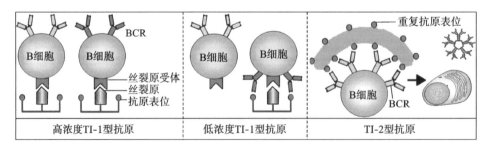

图 11-8 B 细胞对 TI 抗原的识别机制

三、体液免疫应答的一般规律

抗体的产生可人为分为四个阶段:①潜伏期:指抗原进入体内到相应抗体产生之前的阶段,该时期的长短与抗原的性质、抗原进入途径及机体状况有关,短者几天,长者数周。②对数

期:指抗体呈指数生长的阶段。③平台期:指抗体水平相对稳定,既不明显增高,也不明显减少的阶段。④下降期:指抗体合成小于降解速度,血清中抗体水平逐渐下降的阶段。

1. 初次免疫应答 初次免疫应答(primary immune response)是指病原体等 TD 抗原初次进入机体引发的体液免疫应答。初次免疫应答具有如下特征(图 11-9):①抗体产生所需潜伏期较长;②抗体倍增所需时间较长,抗体含量低;③平台期持续时间较短,抗体水平下降迅速;④血清中抗体以 IgM 为主,IgG 为辅且出现相对较晚;⑤抗体与抗原结合的强度较低,为低亲和力抗体。

2. 再次免疫应答 再次免疫应答(secondary immune response)是指初次应答后,机体再次接受相同抗原刺激后产生的体液免疫应答,主要由记忆 T、B 细胞介导。与初次免疫应答比较,再次免疫应答具有如下特征(图 11-9):①诱导抗体产生的潜伏期明显缩短;②抗体倍增所需时间缩短,抗体含量迅速大幅上升;③平台期维持时间较长,抗体水平下降缓慢;④血清中抗体以 IgG 为主;⑤抗体与抗原结合的强度较高,为高亲和力抗体。

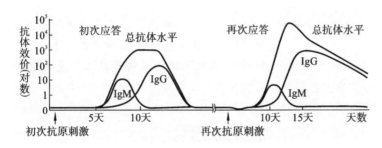

图 11-9 体液免疫应答抗体产生的一般规律

再次免疫应答主要由记忆淋巴细胞介导产生,其规律已广泛应用于临床实践:①有助于预防接种和动物免疫血清制备方案的制订,以达到最佳的免疫效果。如多数疫苗在初次免疫后,需进行再次免疫,以便获得对某种传染病更强、更持久的免疫力。②传染病诊断应动态观测血清中抗体量的变化,恢复期血清抗体效价比急性期增高 4 倍或以上,有诊断价值。③检测特异性 IgM 类抗体有助于传染病的早期诊断。

案例引导

案例引导
问题解析

患者,男性,56 岁,无明显诱因乏力 1 个月,体力明显下降,无头痛、头晕,无心慌、气促,伴尿色如浓茶水色,无尿路刺激征,无皮肤瘙痒、白陶土样大便,伴纳差、厌油,偶有恶心、呕吐,进食后明显,呕吐物为胃内容物,无明显腹胀,无发热,无腹痛、腹泻,在当地卫生院行护肝、对症等治疗,效果不佳,遂来就诊,门诊以"重型肝炎"收住入院。患者精神、睡眠稍差,饮食欠佳,小便黄、大便正常,体力下降,体重无明显变化。B 超检查显示肝脏形态饱满、略肿大。实验室检查肝功能五项:谷丙转氨酶(ALT 85 U/L>40 U/L)、谷草转氨酶(AST 80 U/L>40 U/L)、直接胆红素(DBIL 8 μmol/L>7 μmol/L)、间接胆红素(IBIL 88 μmol/L>7 μmol/L)、总胆红素(TBIL 144 μmol/L>20 μmol/L)。乙肝二对半:HBsAg(+)、HBcAb(+)、HBeAg(+)。初步诊断乙型肝炎病毒感染。

问题:1. 简述乙型肝炎病毒造成肝细胞损伤的免疫机制。

2. 简述乙型肝炎病毒抗体产生的基本过程。

3. 注射乙型肝炎疫苗至少要进行 2 次及 2 次以上,为什么?

小结

适应性免疫应答根据参与免疫应答细胞种类及其效应机制的不同,分为 T 细胞介导的细胞免疫应答和 B 细胞介导的体液免疫应答。淋巴结、脾脏等外周免疫器官是抗原特异性 T、B 细胞寄居和接受抗原刺激发生免疫应答的主要场所。免疫应答是一个连续动态的过程,可人为地分为淋巴细胞特异性识别抗原阶段,活化、增殖和分化阶段及效应阶段。T 细胞介导的细胞免疫应答由胸腺依赖性抗原(TD-Ag)引起,其活化有赖于双信号和细胞因子的作用,在以 IL-12 为主的细胞因子作用诱导下形成 CD4$^+$效应 Th1 细胞,在以 IL-4 为主的细胞因子诱导下形成 CD4$^+$效应 Th2 细胞,在以 IL-6、IL-21 为主的细胞因子诱导下形成 CD4$^+$ Tfh 细胞,在以 IL-6、TGF-β 为主的细胞因子诱导下形成 CD4$^+$效应 Th17 细胞,在以 TGF-β 为主的细胞因子诱导下形成 CD4$^+$ iTreg,参与负性免疫调节。CD8$^+$初始 CTL 接受内源性抗原肽刺激后,形成对病毒感染/肿瘤等靶细胞具有特异性杀伤作用的效应 CTL。在 T 细胞增殖、分化过程中,有部分 T 细胞停止分化,成为具有免疫记忆能力的 T 细胞。B 细胞活化同样有赖于识别抗原、共刺激信号、细胞因子的刺激,抗体是体液免疫应答的主要效应物质。TI 抗原可直接激活 B 细胞引起体液免疫应答,而无须 Th 细胞和抗原提呈细胞参与。抗体的产生可人为分为潜伏期、对数期、平台期、下降期四个阶段,再次免疫应答诱导抗体产生的潜伏期短、平台期维持时间较长、以 IgG 为主的高亲和力抗体。

能力检测

能力检测答案

1. 通常不能发生适应性免疫应答的免疫器官是(　　)。

A. 骨髓　　　　　　　　　　　B. 胸腺　　　　　　　　　　　C. 肺

D. 淋巴结　　　　　　　　　　E. 黏膜相关淋巴组织

2. 适应性免疫应答的过程不包括(　　)。

A. 抗原提呈细胞对抗原的加工提呈　　　　　B. T、B 细胞对抗原的特异性识别

C. T、B 细胞的活化、增殖和分化　　　　　　D. 效应 T 细胞和抗体等的产生

E. NK 细胞的活化及其对肿瘤细胞的杀伤作用

3. T、B 细胞表面所特有的识别抗原的受体是(　　)。

A. TCR 或 BCR　　　　　　　B. TNFR　　　　　　　　　C. 模式识别受体

D. 补体 C3b 受体　　　　　　E. IgG Fc 受体

4. 参与和执行适应性细胞免疫应答的细胞不包括(　　)。

A. 髓样树突状细胞　　　　　　B. CD4$^+$ Th17 细胞　　　　　C. CD4$^+$ Th1 细胞

D. CD8$^+$ CTL　　　　　　　　E. γδT 细胞

5. 在适应性细胞免疫应答过程中,抗病毒感染的主要免疫效应细胞是(　　)。

A. CD4$^+$ Th2 细胞和 CD8$^+$ CTL　　　　　　B. CD4$^+$ Th1 细胞和 CD8$^+$ CTL

C. CD4$^+$ Th2 细胞和 CD4$^+$ Th17 细胞　　　　D. CD4$^+$ Th1 细胞和 γδT 细胞

E. CD4$^+$ Tfh 细胞和 B 细胞

6. 具有免疫记忆功能的免疫细胞是(　　)。

A. αβT 细胞　　　　　　　　　B. γδT 细胞　　　　　　　　C. NKT 细胞

D. ILC 细胞　　　　　　　　　E. 髓样树突状细胞

7. 离开胸腺进入外周免疫器官后,未与相应抗原接触的成熟 T 细胞称为(　　)。

A. 始祖 T 细胞　　　　　　　　B. 前 T 细胞　　　　　　　　C. 初始 T 细胞

D. 效应 T 细胞　　　　　　　　E. 记忆 T 细胞

8. 抗原提呈细胞与 T 细胞间最重要的一对正性共刺激分子是(　　)。

A. LFA-3 与 LFA-2　　　　　　B. ICAM-1 与 LFA-1　　　　　C. B7 与 CD28

D. MHC Ⅱ类分子与 CD4　　　　E. MHC Ⅰ类分子与 CD8

9. 可诱导 Th0 细胞向 Th1 细胞分化的细胞因子是(　　)。

A. IL-4、IL-5　　　　　　　　B. IL-2、TGF-β　　　　　　　C. IFN-γ、IL-12

D. IL-6、IL-21　　　　　　　　E. IL-6、TGF-β

10. 可诱导 Th0 细胞分化为 Th17 细胞的细胞因子是(　　)。

A. IL-4、IL-5　　　　　　　　B. IL-2、TGF-B　　　　　　　C. IFN-γ、IL-12R

D. IL-6、TGF-β　　　　　　　E. IL-6、IL-21

11. Th 细胞辅助 B 细胞活化最重要的一对共刺激分子是(　　)。

A. LFA-3 与 LFA-2　　　　　　B. ICAM-1 与 LFA-1　　　　　C. B7 与 CD28

D. CD40L 与 CD40　　　　　　E. MHC Ⅱ类分子与 CD4

12. 树突状细胞表面 B7 与 T 细胞表面哪种膜分子结合并诱导 T 细胞活化?(　　)

A. CD28　　　B. ICAM-1　　　C. LFA-3　　　D. CD40　　　E. CD40L

13. 活化 Th1 细胞表面与其增殖、分化相关的膜分子是(　　)。

A. CD40L、IFN-γR　　　　　　B. CD40L、IL-2R　　　　　　C. CD40L、IL-4R

D. CD40L、IL-12R　　　　　　E. CD40、IFN-γR

14. 可诱导 Th0 细胞分化为 Th2 细胞的细胞因子是(　　)。

A. IL-2　　　B. IL-4　　　C. IL-5　　　D. IL-12　　　E. IFN-γ

15. 活化树突状细胞分泌的可诱导 Th0 细胞分化为 Th1 细胞的细胞因子是(　　)。

A. IL-4　　　B. IL-12　　　C. IL-2　　　D. IFN-γ　　　E. TNF-α/β

16. 活化 Th1 细胞分泌的可诱导自身增殖、分化的细胞因子是(　　)。

A. IL-2　　　B. IFN-γ　　　C. TNF-α　　　D. TNF-β　　　E. GM-CSF

17. 细胞免疫应答介导产生的炎症反应主要由(　　)。

A. 效应 Th2 细胞产生的细胞因子引起

B. 效应 Th17 细胞产生的细胞因子引起

C. 效应 Th1 细胞产生的细胞因子引起

D. 效应 CTL 分泌的细胞毒性介质引起

E. 树突状细胞产生的细胞因子引起

18. Th1 细胞分泌的可介导免疫调节和炎症反应的主要细胞因子是(　　)。

A. IL-4、IL-5、IL-13　　　　　　　　　　B. IL-4、IL-10、IL-21

C. IL-17、IL-21、IL-22　　　　　　　　　D. TGF-β、IL-10、IL-35

E. IFN-γ、IL-2、TNF-α/β

19. Th1 细胞产生的可诱导巨噬细胞活化的细胞因子是(　　)。

A. IL-4　　　B. IL-2　　　C. IL-17　　　D. IFN-γ　　　E. TNF-α

20. 巨噬细胞表面与其活化相关的膜分子是(　　)。

A. Fas　　　B. FasL　　　C. TNFR　　　D. IL-2R　　　E. IFN-γR

21. 细胞间相互作用受 MHC Ⅰ类分子限制的是(　　)。

A. Th2 细胞与 B 细胞　　　　　　　　　　B. Th 细胞与树突状细胞

C. ILC 细胞与肿瘤细胞　　　　　　　　　D. CTL 与肿瘤靶细胞

E. NK 细胞与肿瘤靶细胞

22. 关于效应 CTL 杀伤靶细胞的正确论述是(　　)。

A. 通过释放穿孔素诱导靶细胞凋亡

B. 通过表达 FasL 使靶细胞裂解破坏

C. 通过与靶细胞融合使其裂解破坏

D. 通过释放颗粒酶使靶细胞溶解破坏

E. 通过释放细胞毒素介质使靶细胞溶解破坏或发生凋亡

23. 初始 CTL 活化无须 Th1 细胞协助的情况是（　　）。

A. 病毒感染的 DC 与初始 CTL 间的相互作用

B. 心肌细胞与初始 CTL 间的相互作用

C. 肺癌细胞与初始 CTL 间的相互作用

D. 病毒感染的肝细胞与初始 CTL 间的相互作用

E. 非专职 APC 与初始 CTL 间的相互作用

24. Th1 细胞产生的可诱导非专职 APC 表达 B7 分子的细胞因子是（　　）。

A. IL-4 和 IL-5　　　　　　　　B. TNF-α 和 TNF-β　　　　　　C. IL-4 和 IL-10

D. IL-2 和 IFN-γ　　　　　　　　E. IFN-α 和 IFN-β

25. 参与和执行适应性体液免疫应答的细胞不包括（　　）。

A. 髓样 DC　　　　B. 滤泡 DC　　　　C. Th2 细胞　　　　D. Th1 细胞　　　　E. B 细胞

26. 初次应答时产生的主要抗体是（　　）。

A. IgG 类抗体　　　　　　　　B. IgM 类抗体　　　　　　　　C. IgA 类抗体

D. IgE 类抗体　　　　　　　　E. IgD 类抗体

27. 再次应答时产生的主要抗体是（　　）。

A. IgG 类抗体　　　　　　　　B. IgM 类抗体　　　　　　　　C. IgA 类抗体

D. IgE 类抗体　　　　　　　　E. IgD 类抗体

28. 初次应答所不具备的特征是（　　）。

A. 诱导应答所需抗原剂量较大

B. 抗体产生潜伏期较长

C. 平台期持续时间较短,抗体水平下降迅速

D. 抗体倍增所需时间较长,抗体产量较低

E. 血清中以高亲和力 IgM 类抗体为主

29. 再次应答所不具备的特征是（　　）。

A. 抗体产生潜伏期明显缩短

B. 所需抗原剂量与初次应答大致相同

C. 抗体倍增所需时间短,抗体产量大幅度升高

D. 平台期高浓度抗体维持时间较长,下降缓慢

E. 血清中以高亲和力 IgG 类抗体为主

30. 分泌型 IgA 产生部位主要是（　　）。

A. 骨髓　　　　　　　　　　　B. 腔上囊　　　　　　　　　　C. 脾

D. 淋巴结　　　　　　　　　　E. 小肠派尔集合淋巴结

（马兴铭）

第十二章 固有免疫系统及其应答

固有免疫（innate immunity）亦称天然免疫（natural immunity）或非特异性免疫（nonspecific immunity），是指机体在种系发育和进化过程中逐渐形成的一种天然免疫防御功能，具有可稳定遗传和对各种病原体均可产生抵御或清除等特性，是机体抵御病原微生物入侵的第一道防线。固有免疫系统（innate immune system）主要由组织屏障、固有免疫细胞和固有免疫分子组成。该系统在个体出生时即具备，可对侵入的病原体迅速产生应答，发挥非特异免疫效应，亦可清除体内损伤、衰老或畸变的细胞，参与适应性免疫应答并介导某些疾病的发生。

第一节 固有免疫系统的组成及其作用

一、组织屏障及其作用

（一）皮肤黏膜屏障

体表的皮肤及与外界相通的腔道表面的黏膜及附属成分所组成的物理、化学和微生物屏障，是机体阻挡和抵御外来病原体入侵的第一道防线。

1. 物理屏障 由致密上皮细胞组成的皮肤和黏膜组织具有机械屏障作用，可有效阻挡病原体侵入体内。黏膜物理屏障作用不如皮肤，但黏膜上皮细胞迅速更新、呼吸道黏膜上皮细胞纤毛定向摆动及黏膜表面分泌液的冲洗作用，均有助于清除黏膜表面的病原体。

2. 化学屏障 皮肤和黏膜分泌物中含多种杀菌或抑菌物质，如皮脂腺分泌物中的不饱和脂肪酸、汗液中的乳酸、胃液中的胃酸以及唾液、泪液、乳汁及呼吸道、消化道和泌尿生殖道黏液中的溶菌酶和抗菌肽等，可形成抵御病原体感染的化学屏障。

3. 微生物屏障 寄居在皮肤和黏膜表面的正常菌群，可通过与病原体竞争结合上皮细胞和营养物质，或通过分泌某些杀菌、抑菌等物质发挥拮抗病原体生长的作用。如：口腔唾液链球菌可产生 H_2O_2 杀伤白喉杆菌和脑膜炎球菌；肠道大肠杆菌产生的细菌素可抑制、杀伤某些厌氧菌和 G^+ 菌。临床治疗中如果长期大量应用广谱抗生素，可破坏消化道中的正常菌群，导致耐药性葡萄球菌和白色念珠菌大量生长，引发葡萄球菌性和白色念珠菌性肠炎。

（二）体内屏障

1. 血脑屏障 由软脑膜、脉络丛的毛细血管壁和包在壁外的星形胶质细胞形成的胶质膜组成。其组织结构致密，通过脑毛细血管内皮细胞层的紧密连接和吞饮作用，阻挡血液中病原体及其代谢产物进入脑组织及脑室，对中枢神经系统发挥保护作用。血脑屏障随个体发育逐渐成熟，婴幼儿血脑屏障发育不完善，易发生中枢神经系统感染。

2. 血胎屏障 由母体子宫内膜的基蜕膜和胎儿的绒毛膜滋养层细胞共同构成。此屏障不妨碍母子间营养物质交换，但可防止母体内病原体和有害物质进入胎儿体内，保护胎儿免遭感染。妊娠早期（3 个月内）此屏障发育尚未完善，若此时孕妇被风疹病毒、巨细胞病毒和单纯疱疹病毒等感染，可导致胎儿畸形、流产甚至死胎。

二、固有免疫细胞及其作用

固有免疫细胞主要包括单核巨噬细胞、中性粒细胞、树突状细胞、NK 细胞、NKT 细胞、γδT 细胞、B1 细胞、肥大细胞、嗜碱性粒细胞和嗜酸性粒细胞等。固有免疫细胞不表达特异性抗原识别受体，可通过模式识别受体或受体多样性抗原识别受体对病原体及其感染细胞或衰老、损伤和畸变细胞表面某些共有特定表位分子的识别结合，产生非特异性免疫保护作用，同时参与适应性免疫应答的启动和效应过程。

（一）模式识别受体和病原相关分子模式

1. 模式识别受体(pattern recognition receptor,PRR)　PRR 是指广泛存在于固有免疫细胞表面、胞内器室膜上及胞浆和血液中的一类能够直接识别外来病原体及其产物或宿主损伤、凋亡细胞表面某些共有特定分子结构的受体。此类受体多样性较少，主要包括膜型 PRR(如甘露糖受体、清道夫受体和 Toll 样受体)和分泌型 PRR(如甘露聚糖结合凝集素和 C 反应蛋白等急性期蛋白)。

（1）甘露糖受体(mannose receptors,MR)：能识别广泛表达于病原体(如分枝杆菌、克雷伯菌、卡氏肺孢菌和酵母菌等)细胞壁糖蛋白和糖脂分子末端的甘露糖和岩藻糖残基，介导吞噬或胞饮作用。

（2）清道夫受体(scavenger receptors,SR)：可识别 G^- 菌脂多糖(LPS)、G^+ 菌磷壁酸、衰老、损伤细胞表面乙酰化低密度脂蛋白和凋亡细胞表面磷脂酰丝氨酸，从而参与清除某些病原体、衰老和凋亡的细胞。

（3）Toll 样受体(Toll like receptors,TLR)：人 TLR 家族包括 11 个成员(TLR 1~11)，其中 TLR 1、2、4、5、6 表达于细胞膜上，TLR 3、7、8、9 表达于胞内器室如内体/吞噬溶酶体膜上。前者主要识别病原微生物表面某些共有特定的分子结构；后者主要识别胞质中病毒双/单链 RNA 和胞质中细菌或病毒非甲基化 CpG DNA，诱导产生促炎症细胞因子和 I 型干扰素。

2. 病原相关分子模式(pathogen associated molecular pattern,PAMP)　PAMP 是指某些病原体或其产物所共有的高度保守、可被模式识别受体识别结合的特定分子。PAMP 种类有限，在病原微生物中广泛分布(表 12-1)。固有免疫细胞可通过 PRR 对 PAMP 的识别，对病原微生物及其产物发生应答。

表 12-1　模式识别受体及其识别的病原相关分子模式

模式识别受体(PRR)	病原相关分子模式(PAMP)
膜型 PRR	
甘露糖受体(MR)	细菌甘露糖、岩藻糖
清道夫受体(SR)	G^+ 菌磷壁酸、G^- 菌脂多糖
TRL1/TLR2/TLR6	G^+ 菌的磷壁酸(LTA)、肽聚糖(PGN)、支原体的脂蛋白、酵母菌的酵母多糖
TLR4、TLR5	G^- 菌的脂多糖、鞭毛蛋白
TLR7、TLR8	病毒或人工合成的单链 RNA(ss RNA)
TLR9	细菌或病毒非甲基化 CpG DNA
分泌型 PRR	
甘露聚糖结合凝集素(MBL)	病原体表面的甘露糖、岩藻糖和 N-乙酰葡萄糖胺残基
C 反应蛋白(CRP)	细菌胞壁磷酰胆碱
脂多糖结合蛋白(LBP)	G^- 菌脂多糖

（二）吞噬细胞

吞噬细胞（phagocyte）主要包括中性粒细胞（neutrophil）和单核巨噬细胞（mononuclearphagocyte）两类。

1. 中性粒细胞 中性粒细胞占血液白细胞总数的 60％～70％。中性粒细胞来源于骨髓，产生速率高，每分钟约为 $1×10^7$ 个，但寿命短，为 2～3 天。中性粒细胞胞浆中含有丰富的颗粒，其内含髓过氧化物酶（myeloperoxidase，MPO）、溶菌酶、酸性磷酸酶、碱性磷酸酶和防御素等杀菌物质。中性粒细胞主要通过氧依赖和氧非依赖系统杀伤病原体，此外还有巨噬细胞所不具备的由 MPO 与过氧化氢和氯化物组成的 MPO 杀菌系统。中性粒细胞表达多种趋化因子受体（IL-8R、C5aR）、模式识别受体和调理性受体（IgG FcR 和补体 C3bR），具有很强的趋化和吞噬能力，可迅速穿越血管内皮细胞进入感染部位，对入侵的病原体发挥吞噬杀伤和清除作用；也可通过调理作用促进和增强中性粒细胞的吞噬、杀菌作用。

2. 单核巨噬细胞 单核巨噬细胞包括血液中的单核细胞（monocyte）和组织中的巨噬细胞（macrophage，Mφ）。单核细胞由骨髓粒-单核前体细胞分化而成，占外周血白细胞总数的 3％～8％，其胞质富含溶酶体及其相关的过氧化物酶、酸性磷酸酶、溶菌酶等酶类物质。单核细胞在血液中停留 12～24 h 后迁移至全身各组织器官分化发育为巨噬细胞。Mφ 分为定居和游走两大类。定居在不同组织中的 Mφ 有不同的命名，如肝脏的库普弗细胞、中枢神经系统的小胶质细胞、骨组织的破骨细胞、肺泡巨噬细胞等。游走的 Mφ 广泛分布于结缔组织中，寿命较长，胞质内富含溶酶体及线粒体，具有很强的吞噬杀伤、清除抗原性异物的能力。

1）巨噬细胞表面受体　Mφ 表达多种模式识别受体、调理性受体以及与其趋化和活化相关的细胞因子受体。模式识别受体主要包括甘露糖受体、清道夫受体和 Toll 样受体等，它们可介导 Mφ 对病原体的吞噬作用。调理性受体主要包括 IgG Fc 受体（FcγR）和补体 C3b/C4b 受体（C3bR/C4bR），与病原体结合的 IgG 类抗体通过其 Fc 段与巨噬细胞表面相应 FcγR 结合或病原体等抗原性异物与补体裂解产物 C3b/C4b 非特异性结合后再与巨噬细胞表面 C3bR/C4bR 结合，可介导调理吞噬作用。Mφ 表达多种与其趋化和活化相关的细胞因子受体，包括单核细胞趋化蛋白-1 受体（MCP-1R/CCR2）、巨噬细胞炎症蛋白-1α 受体（MIP-1αR/CCR1、5）、巨噬细胞炎症蛋白-3β 受体（MIP-3βR/CCR7）、IFN-γR、GM-CSFR 和 TNF-α/βR 等。在上述趋化/活化性细胞因子作用下，游走的巨噬细胞被趋化募集到感染或炎症部位并被活化，使其吞噬杀菌和分泌功能显著增强，有效发挥抗感染免疫作用。

2）巨噬细胞的主要生物学功能

（1）清除、杀伤病原体：Mφ 主要通过氧依赖和氧非依赖杀菌途径杀伤病原体。前者主要指在吞噬作用激发下，通过呼吸爆发，激活细胞膜上还原型辅酶 Ⅰ 和 Ⅱ，使分子氧活化，生成超氧阴离子、游离羟基、过氧化氢和单态氧，产生杀菌作用的系统。后者主要包括胞内乳酸累积形成的对病原体具抑杀作用的酸性环境；溶酶体内溶菌酶使 G^+ 菌胞壁肽聚糖破坏发挥的杀菌作用；抗菌肽等阳离子蛋白和多肽导致细菌的裂解。病原体在 Mφ 内杀伤或破坏后，被吞噬溶酶体内多种水解酶进一步消化降解，通过胞吐作用排出大部分产物，一些免疫原性肽段与 MHC 分子结合被提呈给 T 细胞，启动适应性免疫应答。

（2）参与和促进炎症反应：感染部位活化的 Mφ 一方面可分泌 MIP-1、MCP-1 和 IL-8 等趋化因子，募集活化更多的巨噬细胞、中性粒细胞和淋巴细胞，发挥抗感染作用；另一方面可分泌多种促炎症细胞因子（如 IL-1、TNF-α、IL-6）和其他炎症介质（如前列腺素、白三烯、血小板活化因子等），参与和促进炎症反应。

（3）杀伤靶细胞：LPS 或细胞因子（如 IFN-γ 和 GM-CSF 等）激活的 Mφ 能有效杀伤肿瘤和病毒感染的靶细胞；Mφ 也可借助 ADCC 效应杀伤靶细胞。

（4）加工提呈抗原：Mφ属专职抗原提呈细胞，可将摄入的外源性抗原加工处理为小分子肽段，并以抗原肽-MHCⅡ类分子复合物的形式供特异性 CD4+ T 细胞识别。

（5）免疫调节：活化 Mφ 可分泌多种细胞因子参与免疫调节，例如：IL-1 和 IFN-γ 可上调 APC 表达 MHC 分子，增强抗原提呈能力；TNF-α 可促进 CTL 活化、增殖和分化；IL-12、IL-18 可促进 T 细胞增殖、分化，增强 NK 细胞杀伤活性；IL-10 可抑制单核巨噬细胞和 NK 细胞活化，抑制 Mφ 抗原提呈作用。

（三）树突状细胞

树突状细胞（dendritic cell,DC）主要来源于骨髓中髓样前体细胞和淋巴样前体细胞，可经血液和淋巴循环迁移至全身众多组织和器官（见第十章）。DC 是专职抗原提呈细胞，其主要功能是摄取、加工处理和提呈抗原，从而启动适应性免疫应答。包括未成熟 DC 和成熟 DC，前者如表皮和胃肠上皮组织的朗格汉斯细胞（Langerhans cell,LC）、结缔组织的间质树突状细胞（interstitial DC），后者如胸腺的并指树突状细胞（interdigitating cell,IDC）和外周免疫器官的滤泡树突状细胞（follicular dendritic cell,FDC）。

未成熟 DC 高表达 IgG Fc 受体、C3b 受体、甘露糖受体和某些 TLR，低表达 MHC Ⅰ/Ⅱ类分子，其摄取加工和处理抗原的能力强，而提呈抗原激发免疫应答的能力弱；成熟 DC 表达 CD1a、CD11c 和 CD83，高表达 MHCⅡ/Ⅰ类分子和共刺激分子（如 B7 和 ICAM），其摄取加工和处理抗原的能力弱，而提呈抗原启动免疫应答的能力强。DC 是唯一能诱导初始 T 细胞活化的抗原提呈细胞，是适应性免疫应答的始动者。

（四）自然杀伤细胞

自然杀伤（natural killer,NK）细胞来源于骨髓淋巴样干细胞，主要分布于骨髓、外周血、外周淋巴组织及肝、脾和肺。将具有 CD3- CD19- CD56+ CD16+ 的淋巴细胞鉴定为人 NK 细胞；小鼠 NK 细胞表面特征性标志是 NK1.1 和 Ly49。

NK 细胞不表达特异性抗原识别受体，而表达一系列与其活化和抑制相关的调节性受体对机体"自身"与"非己"成分加以识别，选择性杀伤病毒感染或肿瘤等靶细胞。NK 细胞还表达 IgG Fc 受体（FcγRⅢA/CD16），也可通过 ADCC 效应杀伤靶细胞。NK 细胞还表达多种与其趋化和活化相关的细胞因子受体，可被招募到肿瘤和病毒感染部位并在局部微环境中 IFN-γ、IL-12 或 IL-18 等细胞因子刺激下活化，使其抗肿瘤和抗病毒作用显著增强；活化 NK 细胞还可通过分泌 IFN-γ 细胞因子发挥抗感染和免疫调节作用。

1. NK 细胞表面的杀伤活化受体和杀伤抑制受体　　NK 细胞表面具有两类功能截然相反的受体：一类受体与靶细胞表面相应配体结合后可激发 NK 细胞产生杀伤作用，称为活化性杀伤细胞受体（activatory killer receptor,AKR），简称杀伤活化受体；另一类受体与靶细胞表面相应配体结合可抑制 NK 细胞杀伤作用，称为抑制性杀伤细胞受体（inhibitory killer receptor,IKR），简称杀伤抑制受体。

1）识别 MHCⅠ类分子的受体　　NK 细胞表达多种以经典/非经典 MHCⅠ类分子为配体的杀伤活化或杀伤抑制受体，包括两种结构不同的分子家族。

（1）杀伤细胞免疫球蛋白样受体（killer immunoglobulin-like receptors,KIR）：是免疫球蛋白超家族成员，其胞外区含有 2 个或 3 个能与 MHCⅠ类分子结合的 Ig 样结构域，其中胞质区氨基酸序列较长，内含免疫受体酪氨酸抑制基序（ITIM）的 KIR 称为 KIR2DL 和 KIR3DL，可转导活化抑制信号，是 NK 细胞表面的杀伤抑制受体（图 12-1）；胞浆区氨基酸序列较短，其本身不具信号转导功能的 KIR 称为 KIR2DS 和 KIR3DS，它们可通过跨膜区所带正电荷氨基酸与跨膜区带负电荷氨基酸或胞质区内含免疫受体酪氨酸激活模体（ITAM）的 DAP-12 同源二聚体非共价结合而获得转导活化信号的功能（图 12-1），是 NK 细胞表面的杀伤活化受体。

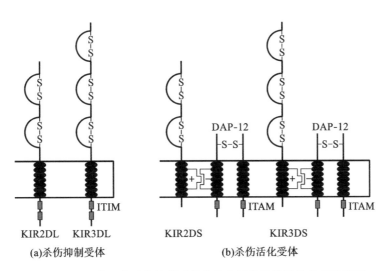

图 12-1 KIR 家族中杀伤抑制受体和杀伤活化受体结构组成示意图

(2)杀伤细胞凝集素样受体(killer lectin-like receptors,KLR):是由 C 型凝集素家族成员 CD94 分别与 C 型凝集素 NKG2 家族不同成员通过二硫键结合组成的异二聚体。其中 KLR 胞质区氨基酸序列较长,内含 ITIM 基序的 NKG2A 与 CD94 组成的 CD94/NKG2A 异二聚体是 NK 细胞表面的杀伤抑制受体(图 12-2);而 NKG2C 与 CD94 结合组成的 CD94/NKG2C 异二聚体本身不具有信号转导功能,但它们能与胞质区内含 ITAM 的 DAP-12 同源二聚体非共价结合而获得转导活化信号的功能(图 12-2),是 NK 细胞表面的杀伤活化受体。

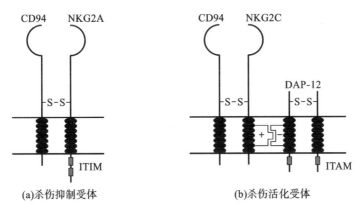

图 12-2 KLR 家族中杀伤抑制受体和杀伤活化受体结构组成示意图

2)识别非 MHC I 类配体分子的杀伤活化受体 包括 NKG2D 同源二聚体和自然细胞毒性受体(natural cytotoxicity receptor,NCR),其识别结合的配体通常是在某些肿瘤和病毒感染细胞表面异常或高表达,而在正常组织细胞表面缺失或表达低下的膜分子。NK 细胞通过此类杀伤活化受体可选择性攻击杀伤某些肿瘤和病毒感染的靶细胞。

(1)NKG2D:是 NKG2 家族中唯一不与 CD94 结合而以同源二聚体形式表达的杀伤活化受体。NKG2D 胞质区氨基酸不能转导信号,但能与胞质区内含 ITAM 的 DAP-10 同源二聚体结合而获得转导活化信号的能力(图 12-3)。NKG2D 识别的配体是 MHC I 类链相关分子(MICA 和 MICB),它们在乳腺癌、卵巢癌、结肠癌、胃癌、肺癌等上皮肿瘤细胞表面异常或高表达,而在正常组织细胞表面缺失或表达低下。

(2)NCR:是 NK 细胞表面主要的活化性受体,主要包括 NKp30、NKp46 和 NKp44。其中 NKp30 和 NKp46 表达于所有 NK 细胞(成熟/未成熟/静息/活化 NK 细胞)表面,可作为 NK 细胞的特征性标志;而 NKp44 仅表达于活化 NK 细胞表面,是活化 NK 细胞的特征性标志。其中 NKp30 和 NKp46 胞质区不含 ITAM，可通过跨膜区所带正电荷氨基酸与跨膜区带负电荷氨基酸或胞质区内含 ITAM 的 CD3-ζζ 同源二聚体非共价结合而获得转导活化信号的能力(图 12-3)；NKp44 可通过跨膜区所带正电荷氨基酸与跨膜区带负电荷氨基酸或胞质区内含 ITAM 的 DAP-12 同源二聚体非共价结合而获得转导活化信号的能力(图 12-3)。NCR 所识别的配体目前尚不完全清楚，近来研究发现，NKp30 可与人巨细胞病毒蛋白 pp65 结合，而 NKp46 和 NKp44 可与流感病毒血凝素结合，介导 NK 细胞对上述病毒感染细胞产生杀伤破坏作用。

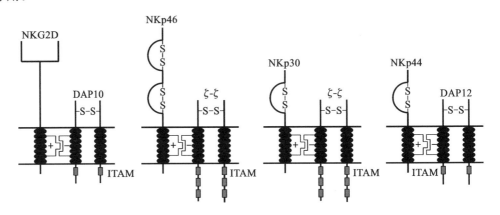

图 12-3　杀伤活化受体 NKG2D 和 NCR 结构组成示意图

2. NK 细胞对肿瘤或病毒感染靶细胞的识别和杀伤机制　杀伤活化受体和杀伤抑制受体共同表达于 NK 细胞表面，二者均可识别结合表达于自身组织细胞表面的经典 MHC I 类分子。在生理条件下，自身组织细胞表面正常表达 MHC I 类分子，NK 细胞表面杀伤抑制受体占主导地位而不能杀伤自身组织细胞(图 12-4(a))。在病毒感染或细胞癌变时，可因上述靶细胞表面 MHC I 类分子缺失或表达低下而使 NK 细胞表面杀伤活化或抑制受体不能正常发挥作用；同时可诱导上述靶细胞异常或上调表达可被 NKG2D 或 NCR 识别结合的非 MHC I 类配体分子，为 NK 细胞表面 NKG2D/NCR 等杀伤活化受体提供了识别结合的靶标，导致病毒感染或肿瘤靶细胞杀伤清除(图 12-4(b))。活化的 NK 细胞通过穿孔素/颗粒酶途径、Fas/FasL 途径和 TNF-α/TNFR-I 途径使靶细胞溶解破坏和发生凋亡。

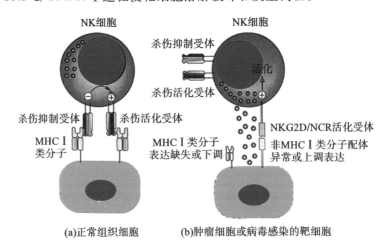

图 12-4　NK 细胞对正常组织细胞和肿瘤或病毒感染靶细胞的识别及其活化示意图

(五) γδT 细胞

γδT 细胞的 TCR 由 γ 和 δ 两条肽链组成，可与 CD3 分子形成复合物(TCR γδ/CD3)。γδT

细胞在胸腺中分化发育,主要分布于肠道、呼吸道及泌尿生殖道等黏膜和皮下组织,是皮肤黏膜局部参与早期抗感染和抗肿瘤免疫的主要效应细胞。γδT 细胞不识别 MHC 分子提呈的抗原肽,其所识别的抗原主要为:①感染细胞表面 CD1 分子提呈的脂类抗原;②感染细胞表达的热休克蛋白;③某些病毒蛋白或表达于感染细胞表面的病毒蛋白;④细菌裂解产物中的磷酸化抗原。γδT 细胞识别抗原后迅速活化,可通过释放穿孔素、颗粒酶和表达 FasL 等方式杀伤病毒感染细胞或肿瘤细胞;还可分泌 IL-17、IFN-γ 和 TNF-α 等细胞因子介导炎症反应或参与免疫调节。

(六)NKT 细胞

自然杀伤 T 细胞(NKT 细胞)是指既表达 NK 细胞表面标志 CD56(小鼠 NK1.1)又表达 T 细胞表面标志 TCRαβ-CD3 复合物的淋巴细胞。此类细胞在胸腺或胚肝分化发育,主要分布于骨髓、胸腺和肝,在脾、淋巴结和外周血中也有少量存在。NKT 细胞绝大多数为 CD4$^-$ CD8$^-$ 双阴性细胞,少数为 CD4$^+$ 单阳性细胞,其表面 TCR 为有限多样性抗原识别受体,可直接识别靶细胞表面 CD1 分子提呈的磷脂和糖脂类抗原,不受 MHC 限制。NKT 细胞也可以被 IL-12 和 IFN-γ 等细胞因子激活,发挥的效应有:①分泌穿孔素或通过 Fas/FasL 途径杀伤靶细胞;②分泌 IL-4 诱导 CD4$^+$ Th0 细胞向 CD4$^+$ Th2 细胞分化,参与体液免疫应答,并可诱导 B 细胞发生 IgE 类别转换;③分泌 IFN-γ 和 IL-12 诱导 CD4$^+$ Th0 细胞向 CD4$^+$ Th1 细胞分化,增强细胞免疫应答,并可激活巨噬细胞和 NK 细胞,增强机体抗感染和抗肿瘤作用;④分泌多种趋化因子(如 MCP-1α、MIP-1β 等)参与炎症反应。

(七)B1 细胞

B1 细胞在个体发育过程中出现较早(胚胎期),其发育与胎肝密切相关,也可由成人骨髓产生。B1 细胞主要分布于胸腔、腹腔和肠壁固有层中,是具有自我更新能力的 CD5$^+$、mIgM$^+$ B 细胞。B1 细胞的 BCR 缺乏多样性,其识别的抗原主要包括:①某些细菌表面共有的多糖抗原,如细菌脂多糖、肺炎球菌荚膜多糖和葡聚糖等;②某些变性的自身抗原,如变性 Ig 和变性单股 DNA。B1 细胞介导的体液免疫应答具有以下特点:①接受多糖抗原刺激后,48 h 内即可产生以 IgM 为主的低亲和力抗体,这对机体早期抗感染免疫和清除变性自身抗原具有重要作用;②增殖、分化过程中不发生 Ig 类别转换;③无免疫记忆。

(八)其他固有免疫细胞

1. 肥大细胞(mast cell) 主要分布于皮肤、呼吸道、胃肠道黏膜下结缔组织和血管壁周围组织中,其表面具有模式识别受体(PRR)、过敏毒素 C3a/C5a 受体和高亲和力 IgE Fc 受体。肥大细胞不能吞噬、杀伤侵入体内的病原体,但可通过上述识别受体与相应配体(如病原微生物或其产物所含的 PAMP、过敏毒素 C3a/C5a 和特异性 IgE)结合而被激活或处于致敏状态。活化的肥大细胞通过脱颗粒可释放一系列炎症介质(组胺、白三烯、前列腺素 D2 等)和促炎症细胞因子(IL-1、IL-4、IL-8 和 TNF 等)引发炎症反应,从而在机体抗感染、抗肿瘤和免疫调节中发挥重要作用。变应原与致敏肥大细胞表面特异性 IgE 抗体结合,可通过介导高亲和力 IgE Fc 受体交联而使肥大细胞脱颗粒,引发 I 型超敏反应。

2. 嗜碱性粒细胞(basophil) 来源于骨髓髓样造血干细胞,存在于血液中,仅占白细胞总数的 0.2%。炎症反应中,嗜碱性粒细胞可被趋化因子募集至局部炎症组织而发挥作用。嗜碱性粒细胞也是参与 I 型超敏反应的重要效应细胞。

3. 嗜酸性粒细胞(eosinophil) 来源于骨髓造血干细胞,占血液白细胞总数的 1%～3%,在血液中仅停留 6～8 h,进入结缔组织可存活 8～12 天。嗜酸性粒细胞胞浆内含粗大的嗜酸性颗粒,内含嗜酸性粒细胞阳离子蛋白,嗜酸性粒细胞过氧化物酶、芳基硫酸酯酶和组胺酶等。嗜酸性粒细胞具有趋化作用和一定的吞噬、杀菌能力,在抗寄生虫免疫中具有重要作用。

三、固有免疫分子及其主要作用

(一)补体系统

补体系统是参与固有免疫应答的最重要免疫效应分子。侵入机体的多种病原微生物可通过旁路途径或甘露聚糖结合凝集素途径激活补体系统,产生多种具有重要生物学功能的裂解片段,其中 C3a/C5a 具有趋化和致炎作用,可吸引吞噬细胞到达感染部位并增强其吞噬、杀菌作用;C3a/C5a 可直接激活肥大细胞分泌一系列炎症介质和促炎症细胞因子,引起和增强炎症反应;C3b/C4b 具有调理和免疫黏附作用,可促进吞噬细胞对病原体和抗原-抗体复合物的吞噬、清除。上述作用发生于特异性抗体产生之前,在机体早期抗感染免疫中具有十分重要的意义。当针对病原体的特异性抗体产生后可激活补体经典途径,更为有效地发挥抗感染作用。

(二)细胞因子

病原体感染机体后,可刺激免疫细胞和感染的组织细胞产生多种细胞因子,引起炎症反应,产生抗病毒、抗肿瘤和免疫调节等作用。如:IFN-α/β 可干扰抗病毒蛋白合成,抑制病毒复制或扩散;IFN-γ、TNF、IL-12 和 GM-CSF 等可激活巨噬细胞和 NK 细胞,有效杀伤肿瘤和病毒感染的靶细胞,发挥抗肿瘤、抗病毒作用;促炎症细胞因子 IL-1、IL-6、TNF-α 可促进抗感染的炎症反应;趋化因子 IL-8、MCP-1、MIP-1α 等可募集、活化吞噬细胞,增强机体抗感染免疫应答能力。

(三)抗菌肽及酶类物质

1. 防御素(defensin) 防御素是一组耐受蛋白酶、富含精氨酸的小分子多肽,对细菌、真菌和某些有包膜病毒具有直接杀伤作用。人和哺乳动物体内存在的 α-防御素为阳离子多肽,主要由中性粒细胞和小肠帕内特(Paneth)细胞产生,可通过静电作用,与病原体 G^- 菌的脂多糖、G^+ 菌的磷壁酸和病毒包膜脂质等结合,使病原体膜屏障破坏,通透性增加,导致病原体死亡;诱导病原体产生自溶酶,干扰 DNA 和蛋白质合成;致炎和趋化作用,增强吞噬细胞对病原体吞噬、杀伤和清除。

2. 溶菌酶(lysozyme) 溶菌酶是一种不耐热的碱性蛋白质,广泛存在于各种体液、外分泌液和吞噬细胞的溶酶体中。溶菌酶能够裂解 G^+ 菌细胞壁中的肽聚糖,导致细菌溶解、破坏。G^- 菌的肽聚糖对溶菌酶不敏感,但在特异性抗体和补体存在下,G^- 菌也可被溶菌酶溶解、破坏。

3. 乙型溶素(β-lysin) 乙型溶素是血清中一种对热较稳定的碱性多肽,在血浆凝固时由血小板释放,故血清中乙型溶素浓度显著高于血浆。乙型溶素可作用于 G^+ 菌细胞膜,产生非酶性破坏效应,但对 G^- 菌无效。

第二节 固有免疫应答

固有免疫应答(innate immune response)又称非特异性免疫应答(nonspecific immune response),是指机体固有免疫细胞和分子在入侵的病原体和体内衰老、损伤或畸变细胞等抗原性异物刺激下迅速活化,及时吞噬杀伤病原体、有效清除体内非己抗原性异物及产生促炎症细胞因子介导炎症反应和启动适应性免疫应答的生理过程。

一、固有免疫应答的作用时相

1. 即刻固有免疫应答阶段 发生于感染 0~4 h 之内,主要包括:①皮肤黏膜及其附属成分的屏障作用。②局部巨噬细胞活化后产生的趋化因子及炎症性细胞因子可吸引中性粒细胞进入感染部位发挥吞噬杀伤作用。中性粒细胞是机体抗感染的主要效应细胞,可终止多数病原体的感染。③某些病原体突破屏障结构后可直接激活补体旁路途径而被溶解破坏;C3b/C4b 可介导调理作用,增强吞噬细胞的吞噬杀菌能力;C3a/C5a 直接作用于组织中肥大细胞,使之脱颗粒释放组胺、白三烯和前列腺素 D2 等炎症介质,导致局部血管扩张、通透性增强,促使中性粒细胞穿过血管内皮细胞进入感染部位。

2. 早期诱导的固有免疫应答阶段 发生于感染后 4～96 h。主要包括:①在感染部位组织细胞产生的 MIP-1α、IL-8 和 GM-CSF 等趋化因子募集感染周围组织中的巨噬细胞并被活化;活化的巨噬细胞可产生大量促炎症细胞因子和其他炎症介质,进一步增强、扩大机体固有免疫应答和炎症反应;产生白三烯和前列腺素 D2 等炎症介质使局部血管扩张、通透性增强,有助于血管内补体、抗体和吞噬细胞进入感染部位,进一步增强和扩大固有免疫应答;②TNF-α、IL-1 和 IL-6 可促进骨髓造血细胞生成并释放大量中性粒细胞入血,以提高机体抗感染免疫应答能力;可作为内源性致热原作用于下丘脑体温调节中枢引起发热,对体内病原体生长产生抑制作用;还可刺激肝细胞合成、分泌一系列急性期蛋白,其中 C 反应蛋白(CRP)和甘露聚糖结合凝集素(MBL)可激活补体系统,产生抗感染作用;③NK 细胞、γδ 细胞和 NKT 细胞在趋化因子作用下可杀伤某些病毒感染和胞内寄生菌感染的靶细胞;④某些细菌共有多糖抗原(如脂多糖、荚膜多糖等)可刺激 B1 细胞,在 48 h 内产生以 IgM 为主的抗菌抗体,在补体协同作用下杀伤进入血液循环的病原菌。

3. 适应性免疫应答启动阶段 发生于感染 96 h 后,此时受到病原体等抗原性异物刺激的未成熟 DC 通过血液和淋巴液迁移至外周免疫器官发育成熟,将病原体加工、处理为多肽,以抗原肽-MHC 分子复合物的形式表达于细胞表面以启动适应性免疫应答。

二、固有免疫应答的特点

固有免疫应答与适应性免疫应答相比有以下特点:①固有免疫细胞不表达特异性抗原识别受体,但表达模式识别受体(PRR),可识别含 PAMP 的病原体和凋亡细胞,或通过 IgG 或 C3b 发挥调理识别作用;②吞噬细胞等固有免疫细胞在趋化因子或炎症介质作用下被招募而聚集,有别于 T、B 细胞不通过克隆扩增即可迅速产生免疫效应;③固有免疫细胞寿命较短,在其介导的应答中不能产生免疫记忆细胞,因此固有免疫应答维持时间较短,也不会发生再次应答;④固有免疫细胞和分子参与适应性免疫应答的全过程,并通过产生不同的细胞因子调节适应性免疫应答的类型。固有免疫应答和适应性免疫应答的主要特点见表 12-2。

表 12-2 固有免疫应答和适应性免疫应答的主要特点

	固有免疫应答	适应性免疫应答
参与细胞	黏膜上皮细胞、吞噬细胞、树突状细胞、NK 细胞、NKT 细胞、γδT 细胞、B1 细胞等	αβT 细胞、B2 细胞
效应分子	补体、细胞因子、抗菌蛋白、酶类物质	特异性抗体、细胞因子
作用时相	0～96 h	96 h 后
识别抗原受体	模式识别受体和泛特异性抗原识别受体,较少多样性	特异性抗原识别受体,具有高度多样性

续表

	固有免疫应答	适应性免疫应答
识别特点	直接识别病原体或衰老损伤畸变细胞所共有的某些高度保守的分子结构(如 PAMP 和 DAMP),具有泛特异性	T 细胞识别 APC 提呈的抗原肽-MHC 分子复合物或 B 细胞直接识别抗原表位,具有高度特异性
作用特点	募集活化后迅速产生免疫作用,没有免疫记忆功能	经克隆扩增和分化,成为效应细胞后发挥免疫作用,具有免疫记忆功能
维持时间	较短	较长

三、固有免疫应答的生物学意义

固有免疫是机体的第一道防线,不但抵御抗原性异物的入侵并及时清除,还可启动适应性免疫应答,并能影响免疫应答的强度和类型。此外,固有免疫也与肿瘤、超敏反应、移植排斥以及自身免疫病等密切相关。

(一)参与抗感染

固有免疫是机体抗感染的第一道屏障,是决定机体免于病原体伤害的主要因素。组成固有免疫系统的细胞和分子广泛分布于机体内,固有免疫细胞通过 PRR 对病原体 PAMP 直接识别而对病原体做出快速反应,故在抵御病原体感染的早期发挥重要作用。

(二)参与炎症反应

炎症细胞浸润和炎症因子释放是固有免疫系统抗感染和清除组织损伤的主要方式。肥大细胞及巨噬细胞等在 PAMP 刺激下分泌细胞因子和小分子介质,导致炎症部位毛细血管和小静脉扩张,通透性增加,炎症细胞和分子渗透到炎症部位。炎症初期有大量中性粒细胞浸润,随着炎症发展,大量的外周血单核细胞进入组织成为巨噬细胞吞噬病原、清除机体损伤的细胞。如果感染不被清除或组织损伤延长,急性炎症就发展成慢性炎症,最终导致血管形成和纤维化的组织重建。

(三)参与适应性免疫应答

1. 启动适应性免疫应答 固有免疫细胞(如巨噬细胞、DC)可通过表面的 PRR 识别、摄取、加工处理抗原,以抗原肽-MHC 分子复合物形式提呈抗原给 T 细胞,提供 T 细胞激活的第一信号;活化的固有免疫细胞表达的共刺激分子和分泌的细胞因子提供 T、B 细胞活化的第二信号,从而启动适应性免疫应答。

2. 调节免疫应答的类型和强度 固有免疫细胞在不同微环境中可通过产生不同类型的细胞因子,影响初始 T 细胞的分化和适应性免疫应答的类型,如:①髓样 DC 和巨噬细胞在胞内病原体感染或肿瘤微环境中,可分泌 IL-12 等细胞因子诱导初始 T 细胞向 CD4$^+$Th1 细胞或 CD8$^+$CTL 分化;②髓样 DC、NKT 细胞和肥大细胞在某些病原体(蠕虫)感染或蛋白质抗原刺激下,可分泌 IL-4 等细胞因子诱导初始 T 细胞向 Th2 细胞分化;③活化 NK、NKT、γδT 细胞分泌 IFN-γ 等细胞因子,促进专职 APC 表达 MHC 分子和 B7 等共刺激分子,增强适应性免疫应答。

3. 协助适应性免疫应答产物发挥免疫效应 抗体本身不具备直接杀菌和清除病原体的作用,但在固有免疫细胞(如吞噬细胞和 NK 细胞)和固有免疫分子(如补体)参与下,通过调理吞噬、ADCC 和补体介导的溶菌效应等机制,才能有效杀伤、清除病原体。

(四)固有免疫与疾病

1. 肿瘤 机体的固有免疫细胞如 NK 细胞、激活的巨噬细胞、中性粒细胞、γδT 细胞及

知识链接

NOTE

NKT 细胞都具有非特异性杀伤肿瘤细胞功能,并且杀伤功能不受 MHC 限制。足量的固有免疫细胞快速浸润并有效活化有利于杀伤肿瘤细胞。

2. 过敏性疾病 某些固有免疫应答相关产物,如细胞因子、趋化因子、C3a、PAMP 等可直接使肥大细胞脱颗粒,产生非 IgE 依赖性过敏样反应。

3. 移植排斥 器官移植时发生的机械性损伤、缺血、缺氧引起炎症细胞活化,释放的细胞因子及非特异性效应分子的作用,可导致树突状细胞成熟,启动同种移植排斥反应。

小结

固有免疫系统通过屏障结构、固有免疫细胞和体液因素介导固有免疫应答,发挥早期抗感染的作用。固有免疫细胞不表达特异性抗原识别受体,可通过模式识别受体或受体多样性抗原识别受体识别病原体病原相关模式分子,吞噬细胞等固有免疫细胞可在趋化因子或炎症介质作用下被招募而聚集参与机体炎症反应。固有免疫应答分为即刻、早期诱导的固有免疫应答和适应性免疫应答启动三个作用时相。固有免疫应答与适应性免疫应答协同作用,实现最终清除抗原性异物的目的。

能力检测

能力检测答案

1. 参与天然免疫的效应分子不包括( )。

A. 防御素　　　　　　　　B. 补体系统　　　　　　　　C. 细胞因子

D. 溶菌酶　　　　　　　　E. 外毒素

2. 宿主的天然抵抗力是( )。

A. 经遗传而获得　　　　　　　B. 母体的抗体(IgG)通过胎盘给婴儿而获得

C. 接种菌苗或疫苗而获得　　　　D. 感染病原微生物而获得

E. 给宿主转输致敏淋巴细胞而获得

3. 不属于非特异性免疫的是( )。

A. 巨噬细胞及中性粒细胞的吞噬作用

B. 胃酸的杀菌作用

C. 皮肤黏膜及血脑、胎盘的屏障作用

D. 体液中补体、溶菌酶、备解素、干扰素的抑菌或溶菌作用

E. 抗体的抗感染作用

4. 除下列哪一点外,均为特异性免疫的特点?( )

A. 是后天获得　　　　　　B. 可因 Ag 多次刺激而加强　　　　C. 可以遗传

D. 有针对性　　　　　　　E. 免疫活性细胞(T、B 细胞)参与

5. 非特异性免疫是( )。

A. 感染后机体产生的非特异性免疫力　　　B. 由于感染而不断加强的免疫力

C. 种系进化过程中形成的免疫力　　　　　D. 胎儿从母体获得的免疫力

E. 以上都不对

6. 关于对溶菌酶的叙述,下列哪项是错误的?( )

A. 它是一种低分子碱性蛋白质

B. 广泛存在于人体组织、细胞、体液之中

C. 为正常体液中抗菌物质

D. 吞噬细胞溶酶体中含量较多

E. 对 G⁻菌有直接溶菌作用

7. 下列哪种受体属于模式识别受体？（　　）

A. TCR
B. BCR
C. Toll 样受体

D. 补体受体
E. 细胞因子受体

8. 模式识别受体可识别（　　）。

A. 脂多糖
B. 肿瘤相关抗原
C. 肿瘤特异性抗原

D. MHC Ⅰ类分子
E. MHC Ⅱ类分子

9. 急性炎症反应中首先到达感染部位的细胞是（　　）。

A. 中性粒细胞
B. 树突状细胞
C. 巨噬细胞

D. γδT 细胞
E. NK 细胞

10. 婴幼儿易发生中枢神经系统感染,是由于（　　）。

A. 物理屏障发育尚未完善
B. 化学屏障发育尚未完善

C. 微生物屏障发育尚未完善
D. 血脑屏障发育尚未完善

E. 血胎屏障发育尚未完善

11. 不具吞噬功能,可通过 ADCC 效应杀伤肿瘤细胞的固有免疫细胞是（　　）。

A. 巨噬细胞
B. γδT 细胞
C. NK 细胞

D. NKT 细胞
E. 中性粒细胞

12. γδT 细胞主要分布于（　　）。

A. 淋巴结皮质区
B. 外周血
C. 黏膜和上皮组织

D. 淋巴液
E. 脾脏白髓

（白　虹）

第十三章 免疫耐受

在生理条件下,机体免疫系统对外来抗原产生免疫应答,以清除抗原,但对机体组织细胞表达的自身抗原,却表现为"免疫不应答",从而不引起自身免疫病。机体免疫系统接受某种抗原刺激后产生的特异性无应答状态称为免疫耐受(immunological tolerance),诱导免疫耐受的抗原称为耐受原(tolerogen)。

免疫耐受具有免疫特异性,即只对特定的抗原不应答,对不引起免疫耐受的其他抗原,仍能产生良好的免疫应答。因而,在一般情况下免疫耐受不影响适应性免疫应答的整体功能。免疫耐受和免疫应答两者都是免疫系统的重要功能,一方面对自身抗原的耐受,避免发生自身免疫病;另一方面,免疫系统对外来抗原或内源性抗原应答,执行抗感染、抗肿瘤的防御功能。

免疫耐受与免疫抑制(immunosuppression)不同,前者是机体对某种抗原的特异性免疫无应答状态;后者是指机体对任何抗原均不反应或反应减弱的非特异性免疫无应答状态或应答减弱状态,引起这种状态的主要因素有两个方面:一方面是遗传因素导致免疫系统缺陷或免疫功能障碍;另一方面是后天应用了免疫抑制药物等影响免疫系统功能的正常发挥。

第一节 免疫耐受的形成

在胚胎发育时期,不成熟的 T 细胞和 B 细胞接触抗原,不论是自身抗原或是外来抗原,都会形成对所接触抗原的免疫耐受,出生后如果再遇到相同抗原,免疫系统则不予应答。原则上,这种免疫耐受长期持续,不会被轻易打破。在后天生活过程中,原本对抗原应答的 T 细胞和 B 细胞克隆,由于受多种因素影响,也会产生免疫耐受,这类耐受能持续一段时间,但部分免疫耐受可能随诱导因素的消失而逐渐解除,机体可以重新恢复对相应抗原的免疫应答能力。

一、胚胎期及新生期接触抗原所致的免疫耐受

1945 年,Owen 首先发现一对异卵双胎的小牛胎盘血管相互融合,血液自由交流,在血液循环中都同时存在两种异型红细胞,他称这种个体为血型嵌合体(blood group chimera)。共胎盘的双生小牛在胎儿时期通过胎盘发生血液交换,因而在成长时,一个个体的血液中输入另外一个个体的红细胞而不发生溶血反应。这是由于在没有出生前,胎牛 A 与胎牛 B 的细胞已有接触,这样 A 和 B 就相互将另一个体的红细胞作为自身物质对待,而不产生相应的抗体,这头小牛长成以后,可接受另一头小牛的皮肤移植而不发生排斥反应(图 13-1)。然而,将无关小牛的皮肤移植给此小牛,则发生移植排斥,故这种耐受具有抗原特异性,是在胚胎期接触同种异型抗原所致的免疫耐受。

Medawar 等人设想,可能是在胚胎期接触同种异型抗原诱导了免疫耐受的产生。Medawar 等将 B 系(H-2^k)小鼠的淋巴细胞输给新生期的 A 系(H-2^a)的小鼠。在 A 系小鼠出生 6 周后,移植 B 系小鼠的皮肤,此移植的皮肤能在 A 系小鼠中长期存活,不被排斥,但移植无关品系 C 系(H-2^d)小鼠的皮肤,则产生排斥反应(图 13-2)。Medawar 等的实验不仅证实了 Owen 的观察,而且揭示当体内的免疫细胞处于早期发育阶段,而尚未成熟时,可人工诱导其

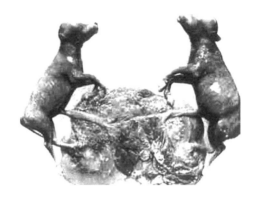

图 13-1　胚胎期血型嵌合体形成免疫耐受

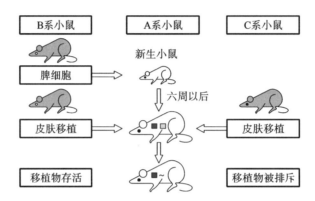

图 13-2　Medawar 观察人工诱导免疫耐受

对"非己"抗原产生免疫耐受。1962 年 Dresser 发现,在一定条件下,用去凝集的可溶性蛋白也可诱导成年期动物产生免疫耐受,但与新生期和胚胎期的动物相比,诱导成年期动物产生免疫耐受较难,产生的免疫耐受也不持久。

Medawar 等的实验证实了 Burnet 的推测,即在胚胎发育期,不成熟的自身免疫应答细胞接触自身抗原后,会发生克隆清除,从而形成对自身抗原的耐受。因为这项工作具有开拓性,Burnet 和 Medawar 于 1960 年共同获得诺贝尔生理学或医学奖。

二、影响免疫耐受形成的因素

机体不仅在胚胎期或新生期对所接触的抗原容易产生免疫耐受,在一定条件下,成年期动物接触某些抗原的诱导也可以产生免疫耐受。其后天免疫耐受的形成主要取决于机体和抗原两个主要因素。

(一)抗原因素

1. 抗原剂量　一般来说,抗原的剂量大小与耐受性诱导的程度和持续时间的长短有密切的联系。抗原剂量与免疫耐受的关系首先由 Mitchison 于 1964 年报道,他给小鼠注射不同剂量的牛血清白蛋白(BSA),观察抗体产生时他发现注射低剂量(10^{-8} mol/L)及高剂量(10^{-5} mol/L)牛血清白蛋白均不引起机体产生抗体,只有注射适宜剂量牛血清白蛋白(10^{-7} mol/L)才能产生高水平的抗体。Mitchison 将抗原剂量太低和剂量太高引起的免疫耐受,分别称为低带(low-zone)及高带(high-zone)耐受。抗原剂量过低,不足以激活 T、B 细胞,不能诱导免疫应答(图 13-3)。以 T 细胞活化为例,抗原提呈细胞表面必须有 10～100 个相同的抗原肽-MHC 分子复合物,与相应数目的 TCR 结合后,才能使 T 细胞活化,低于此数目,不足以使 T 细胞活化。抗原剂量太高,则诱导应答细胞凋亡,或可能诱导抑制性 T 细胞的活化,抑制免疫应答,呈现为特异性负应答状态,致高带耐受。

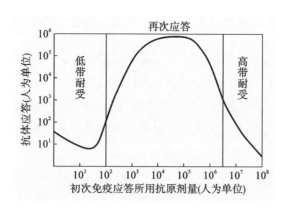

图 13-3 抗原剂量与免疫耐受的关系

研究表明 TD-Ag 无论剂量高低都可以诱导 T 细胞产生耐受,高剂量的 TD-Ag 和 TI-Ag 可诱导 B 细胞耐受。T 细胞与 B 细胞一旦形成耐受,会持续一段时间。通常 T 细胞耐受易于诱导,所需抗原剂量低,耐受持续时间长(数月至数年);而诱导 B 细胞耐受,需要较高剂量的抗原,B 细胞耐受持续时间较短(数周)。

2. 抗原的性质 一般而言,小分子、可溶性、非聚合单体物质(如非聚合的血清蛋白、多糖、脂多糖等)多为耐受原,这些小分子可溶性抗原在体内不容易被吞噬细胞摄取,因而不能有效刺激 T 细胞活化,导致免疫无反应。大分子、颗粒性及蛋白质的聚合物(如细菌、血细胞和人丙种球蛋白的聚合物等)为良好的免疫原,这些大分子物质易被吞噬细胞摄取,经加工处理后能有效刺激淋巴细胞产生免疫应答。

3. 抗原进入机体的途径 抗原注入的机体的途径不同,对诱发耐受性的难易程度也不一样。静脉注射最易引起免疫耐受性,其次为腹腔注射,肌内和皮下注射最不容易引起耐受性。不同静脉注射部位引起的耐受效果也不同,例如,IgG 或白蛋白注入门静脉可引起耐受,而由周围静脉注入则引起免疫应答。口服抗原,经胃肠道诱导派尔集合淋巴结及小肠固有层 B 细胞,产生分泌型 IgA,发挥局部黏膜免疫效应,但可致全身的免疫耐受。

4. 抗原存在的时间 耐受原持续存在是维持机体免疫耐受的一个重要条件,这可能是因为免疫系统中不断有新的免疫活性细胞产生,持续存在的耐受原可使新生的免疫活性细胞不断产生耐受。如果耐受原在机体内消失,则已建立的免疫耐受也将逐渐消失。

5. 抗原表位特点 有些抗原表位易于诱导形成免疫耐受,如鸡卵溶菌酶,其 N 端氨基酸构成的表位能诱导调节性 T 细胞(Treg)活化,而其 C 端氨基酸构成的表位,则诱导具有辅助功能的 Th 细胞活化。例如,H-2^b 小鼠经天然鸡卵溶菌酶免疫后,因 Treg 活化,抑制 Th 细胞功能,不能产生抗体,致免疫耐受;如去除鸡卵溶菌酶 N 端的 3 个氨基酸,则去除其活化 Treg 的表位,而使 Th 细胞活化,Th 细胞协同 B 细胞产生抗体。

(二)机体因素

机体的免疫功能状态、免疫系统发育成熟程度、遗传背景等在很大程度上影响免疫耐受的形成。

1. 机体的发育程度或年龄 一般在胚胎期最容易诱导免疫耐受,新生期次之,成年期最难,这主要与免疫系统的发育程度有关。未成熟的免疫细胞与成熟的免疫细胞相比更容易发生免疫耐受,成熟的免疫细胞耐受所需的抗原剂量比未成熟免疫细胞耐受需要的抗原剂量高 30 倍左右。

2. 遗传因素 不同种属动物,在耐受性的发生上也有所不同。家兔、大鼠、豚鼠、鸡、灵长类动物和人都可致耐受,但其难易程度不同。大鼠和小鼠对诱导免疫耐受较敏感,不论在胚胎期还是新生期都诱导成功。兔和灵长类动物仅在胚胎期较容易诱导耐受。同一种属不同品系动物诱导免疫耐受的难易程度也有很大差异。因此,免疫耐受的建立和遗传因素有密切的联系。

3. **生理状态** 成年期个体单独应用抗原诱导免疫耐受不易成功,但与免疫抑制剂联合使用则可诱导免疫耐受。常用的免疫抑制药物为抗淋巴细胞血清、抗 Th 细胞抗体等生物制剂,以及环磷酰胺、环孢素 A、糖皮质激素等。这些药物与抗原联合应用诱导免疫耐受已被许多实验所证明,也是同种器官移植术中用于延长移植物存活期的有效措施。

第二节　免疫耐受的形成机制

免疫耐受按其形成时期的不同,分为中枢耐受及外周耐受。中枢耐受(central tolerance)是指动物在胚胎期及出生后未成熟的 T 细胞与 B 细胞在中枢免疫器官发育的过程中,遇自身抗原所形成的耐受。外周耐受(peripheral tolerance)是指成熟的 T 细胞及 B 细胞,在外周免疫器官中遇到内源性或外源性抗原,形成的免疫不应答状态。两类免疫耐受的诱导因素及形成机制有所不同。

一、中枢免疫耐受

1959 年,Burnet 提出获得性免疫的克隆选择学说(clonal selection theory)。他认为在胚胎期由于细胞高度突变分化,可以形成无数具有不同特异性的细胞株,各株细胞都带有与各种相应抗原决定簇起反应的特异性受体。当这些细胞株在胚胎时期接触了自身抗原,就会被消灭或失活,称这些细胞株为"禁忌细胞株"(forbidden clone),该个体出生后再接触同一抗原,即表现为对此抗原的免疫无反应性。

(一) T 细胞免疫耐受

来自骨髓的始祖 T 细胞在胸腺皮质区微环境作用下,随着 TCR 的 V 区基因片段发生随机重排,发育为 CD4$^+$CD8$^+$双阳性未成熟的 T 细胞。双阳性 T 细胞在胸腺皮质区经过阳性选择,转变为识别抗原受 MHC 限制的 CD4$^+$T 或 CD8$^+$T 单阳性细胞,新产生的单阳性 T 细胞迁入胸腺髓质区,如果其表达的 TCR 能与胸腺上皮细胞或胸腺树突状细胞表面表达的自身抗原肽-MHC 分子复合物呈高亲和力结合,可发生凋亡而清除,可导致自身反应性 T 细胞克隆排除,形成 T 细胞免疫耐受(图 13-4)。

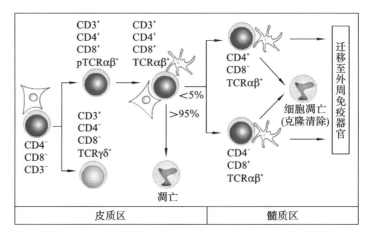

图 13-4　T 细胞中枢耐受

（二）B 细胞免疫耐受

骨髓中未成熟的 B 细胞通过表面抗原受体与骨髓微环境中基质细胞表面的共同自身抗原呈高亲和力结合,则导致细胞凋亡或克隆清除。如未成熟 B 细胞表面抗原识别受体接触可溶性自身抗原,则产生胞内抑制信号,抑制 BCR 的继续表达,使抗原特异性 B 细胞不再对相应抗原产生应答,形成克隆失能,不再对自身抗原应答。

二、外周免疫耐受

淋巴细胞经过阴性选择后,仍有相当数量的自身反应性 T、B 细胞不能被有效清除,并输送到外周免疫器官。原因可能有两方面:①胸腺及骨髓基质细胞所表达的是体内各组织细胞普遍表达的共同自身抗原,而针对外周免疫器官组织特异性抗原的自身反应性淋巴细胞并未在胸腺和骨髓中被清除;②自身反应性淋巴细胞的抗原识别受体与胸腺和骨髓上皮细胞表面的多肽-MHC 分子复合物亲和力过低,从而逃避阴性选择,进入外周血液循环。机体可通过多种方式清除外周自身反应性淋巴细胞,从而维持自身免疫耐受。

（一）克隆清除

克隆清除同样可以发生在外周免疫器官。自身反应性 T、B 细胞在外周免疫器官遭遇自身抗原后,如果自身抗原高水平表达,而且与 TCR 具有高度亲和力,经 APC 提呈后将为 T 细胞活化提供第一信号,如果 APC 不能提供 T 细胞活化的第二信号,T 细胞不仅不能被活化,反而会被诱导凋亡。同样,如果高水平的自身抗原与 B 细胞抗原受体结合,同时又缺失 T 细胞提供的辅助信号,B 细胞也将被诱导凋亡。

（二）免疫忽视

免疫系统对低水平抗原或低亲和力抗原不发生免疫应答的现象称为免疫忽视(immunological ignorance)。免疫忽视的原因可能有:①自身抗原浓度太低或免疫原性太弱,不能提供足够强度的第一活化信号;②有些自身抗原不能被自身 APC 加工提呈;③体内存在某些生理学屏障,可将自身反应性细胞同某些自身抗原组织隔离,如果用适量的自身抗原刺激免疫细胞,仍可致免疫应答,导致自身免疫病。

（三）克隆无能

在外周耐受中,自身应答细胞常以克隆无能(clonal anergy)状态存在。克隆无能可能由多种原因所致,最常见的是由不成熟树突状细胞(不成熟 DC)提呈自身抗原而引起。虽然有 TCR-CD3 识别抗原肽-MHC 分子复合物产生第一信号,但不成熟不充分表达 B7 分子,且不能产生 IL-12,不能产生第二信号,T 细胞不能充分活化,呈克隆无能状态。部分无能细胞易发生凋亡,而被克隆清除;部分克隆无能淋巴细胞仍能长期存活,在 IL-2 作用下,可进行克隆扩增,进行免疫应答,导致自身免疫病。

胸腺依赖性抗原刺激 B 细胞产生细胞免疫应答需要 T 细胞的协助。如果自身抗原特异性 T 细胞处于失能状态,B 细胞受到适宜的抗原刺激也不能被活化,从而呈现免疫无应答状态。无能 B 细胞寿命较短,易由 Th 细胞诱导其表达 Fas,而致细胞凋亡、克隆清除,故 B 细胞耐受持续时间较短。外来可溶性抗原,如去除其中的聚合体,只有单体形式,虽能与 B 细胞表面 BCR 结合,但不能使 BCR 交联,B 细胞不活化,可致无能及克隆消除。

（四）免疫调节性细胞的作用

人体中的 Treg,其具有负调节作用。在胸腺中,经发育产生的 Treg 称自然产生的 Treg,Treg 经细胞-细胞间的直接接触,抑制 CD4$^+$T 及 CD8$^+$T 细胞的免疫应答。后天亦可诱导产生 Treg 及具有免疫抑制功能的其他类型的 T 细胞,它们能分泌 IL-10 及 TGF-β 等细胞因子,抑制不成熟DC分化为成熟DC,促进不成熟DC诱导免疫耐受,及抑制Th1细胞及CD8⁺T细胞功能。

除了Treg外,近年还报道了其他类型的调节性免疫细胞,如调节性B细胞、调节性DC、髓源性抑制细胞等,它们也可能在外周免疫耐受维持中起一定的作用。

（五）信号转导障碍与免疫耐受

在T细胞及B细胞的活化过程中,活化信号经转导途径最终活化转录因子,启动相应基因,使细胞增殖并分化,表达效应功能。这个过程也受到负信号分子反馈调控。如果这些负信号分子表达不足或缺陷,会破坏免疫耐受,致自身免疫病。Lyn可使CD22胞浆内ITIMs中的酪氨酸磷酸化,进一步募集蛋白酪氨酸磷酸酶SHP-1及SHP,而传导负调控信号。如负调控信号缺陷,不能产生免疫耐受,易致自身免疫病,如小鼠缺乏Lyn,易产生抗dsDNA抗体。

（六）免疫隔离部位的抗原在生理条件下不致免疫应答

脑及眼的前房部位为机体的特殊部位,移植同种异型抗原的组织到这些部位,不诱导免疫应答,移植物不被排斥,这些部位被称为免疫隔离部位(immunologically privileged site)。胎盘也是免疫隔离部位,其中的血胎屏障将胎儿与母体隔开,使遗传有父亲的MHC分子的胎儿不被母体的免疫系统所排斥,而正常妊娠。

产生免疫隔离部位的原因主要有以下几个方面:①生理屏障使免疫隔离部位的细胞不能随意穿越屏障进入淋巴循环及血液循环;免疫效应细胞亦不能随意进入这些免疫隔离部位;②抑制性细胞因子如TGF-β、IL-4及IL-10,抑制Th1类细胞功能;③PD-1的负调控作用;④通过表达Fas配体,诱导表达Fas的淋巴细胞发生凋亡。

正常发育的个体,主要靠外周耐受机制及免疫调节维持机体对自身抗原的耐受,一旦维持自身耐受的因素被破坏,自身应答细胞活化,可致自身免疫病。

第三节　研究免疫耐受的意义

免疫耐受的研究不论是在理论上还是在医学实践中都有重要意义。免疫耐受的建立和终止与临床疾病的发生、发展及转归密切相关。生理性的免疫耐受对自身组织抗原不应答,不发生自身免疫病;病理性的免疫耐受,对感染的病原体或肿瘤细胞抗原不产生特异免疫应答,不能执行免疫防御功能,则可导致机体持续性感染和肿瘤的发生和发展。利用免疫原建立与打破机体的免疫耐受可作为临床治疗免疫相关性疾病的有效预防与治疗策略。在临床的一些治疗中,希望建立免疫耐受,以达到治疗目的,如对同种异体器官或异种器官的移植,若能使受者的T细胞和B细胞对供者的器官组织特异性抗原不发生应答,则移植物可长期存活。免疫耐受的打破,会导致不同临床后果。打破对自身组织抗原的耐受,则自身应答性T细胞和B细胞克隆被活化,发生自身免疫病;反之,打破对感染性病原体及肿瘤的免疫耐受,机体恢复正常的免疫应答,则有助于清除病原体及杀伤肿瘤细胞,使疾病得以控制及治愈。目前相关的研究多处于临床前实验阶段,直接进入临床试验及治疗者较少。

一、建立免疫耐受

1. 口服或静脉注射抗原　口服免疫原,可致局部肠道黏膜发生特异性免疫应答,但同时可能抑制全身免疫应答。小鼠的实验性变态反应性脑脊髓炎(EAE)是由T细胞应答诱导的迟发型超敏反应或CTL应答,损伤靶细胞和靶器官所致。口服髓鞘碱性蛋白(MBP),肠道局部CD4⁺T细胞产生TGF-β及IL-4,这些细胞因子能诱导局部特异性应答B细胞产生IgA型抗体,且抑制 T 细胞的功能,从而缓解变态反应性脑脊髓炎。然而,一旦自身免疫病已经发生,则难以用此方法建立免疫耐受。口服热休克蛋白 HSP65,对治疗类风湿性关节炎有一定效果,其机制可能与诱导 Treg 有关。在器官移植前,静脉注射供者同种异型抗原的血细胞,能建立一定程度的免疫耐受,延长移植器官的存活的时间。

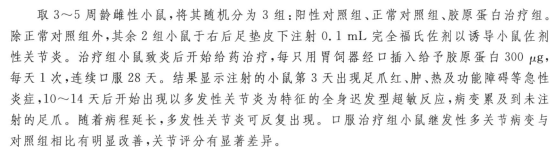

案例引导

取 3～5 周龄雌性小鼠,将其随机分为 3 组:阳性对照组、正常对照组、胶原蛋白治疗组。除正常对照组外,其余 2 组小鼠于右后足垫皮下注射 0.1 mL 完全福氏佐剂以诱导小鼠佐剂性关节炎。治疗组小鼠致炎后开始给药治疗,每只用胃饲器经口插入给予胶原蛋白 300 μg,每天 1 次,连续口服 28 天。结果显示注射的小鼠第 3 天出现足爪红、肿、热及功能障碍等急性炎症,10～14 天后开始出现以多发性关节炎为特征的全身迟发型超敏反应,病变累及到未注射的足爪。随着病程延长,多发性关节炎可反复出现。口服治疗组小鼠继发性多关节病变与对照组相比有明显改善,关节评分有显著差异。

问题:试述口服胶原蛋白诱导免疫耐受的机制。

案例引导
问题解析

2. 移植骨髓和胸腺 T 细胞及 B 细胞分化发育阶段,接触适量抗原,可通过阴性选择,诱导免疫耐受。在小鼠实验中,在同种异型器官移植前,移植同种异型骨髓及胚胎胸腺,既可预防移植物抗宿主反应,又可延长移植物存活的时间。人患自身免疫病如系统性红斑狼疮时,由于多种自身抗原特异性应答 T 细胞及 B 细胞的产生,导致造血微环境的损害及造血干细胞的缺陷。给患者移植骨髓及胚胎胸腺,可部分建立正常免疫系统的网络调节功能,减轻或缓解自身免疫病。

3. 使用可溶性抗原或自身抗原肽拮抗剂 可溶性抗原不容易被 APC 摄取,而且不能有效诱导抗原受体交联,不仅不能诱导淋巴细胞活化,而且常常引起免疫耐受。此外,在确定自身免疫病的自身抗原肽鉴定后,可从人工肽库中,筛选其拮抗肽。应用相应拮抗肽与相应 T 细胞及 B 细胞的 TCR 及 BCR 的结合,抑制免疫应答,用于治疗相应的自身免疫病。此种设想,已在动物实验中被验证。

4. 诱导产生具有特异性拮抗作用的调节性细胞 小鼠变态反应性脑脊髓炎是特异性 T 细胞的应答所导致的病理过程,此特异性 T 细胞表达独特型 TCR,可经独特型-抗独特型网络调节,诱导抗独特型 T 细胞产生,抗独特型 T 细胞拮抗效应 T 细胞功能,从而抑制变态反应性脑脊髓炎。分析并克隆效应 T 细胞的 TCR 类型及其编码基因,经基因工程技术制备重组蛋白,以此作为免疫原,诱导产生特异拮抗对自身组织有攻击作用的效应细胞的调节性细胞,可能是特异治疗自身免疫病的一个重要方向。

二、打破免疫耐受

在慢性持续性感染及肿瘤患者中,常因诱导免疫应答的条件缺陷,如缺乏活化性辅助刺激分子或 Treg 水平异常升高等,导致免疫耐受的发生。改变相应条件,有可能恢复机体的免疫应答。

1. 免疫原及免疫应答分子的应用 由于肿瘤细胞不仅表达肿瘤特异性抗原(TSA)及肿瘤相关抗原(TAA)的密度低,而且其表面 MHC 分子表达下调或丧失,因此在肿瘤细胞表面不易形成足够的抗原肽-MHC 分子复合物,不足以活化 T 细胞。此外,肿瘤患者的抗原提呈细胞也可能有缺陷,如 B7、CD40 等分子表达水平降低可导致第二信号缺陷。可以采取以下措施:①经基因克隆 TSA/TAA,产生足量重组蛋白,可作为肿瘤抗原疫苗;②对肿瘤细胞的MHC 基因及 B7 或 CD40 基因转染,以提高 MHC 分子及 B7 分子在瘤细胞表面的表达水平,通过提供 T 细胞活化的第二信号,增强其免疫应答。

2. 抗免疫抑制分子及抑制调节性 T 细胞的应用 抗 CTLA-4 单抗可阻断 CTLA-4 对免疫应答的负调控作用。利用 CD25 抗体,可以部分去除体内的 Treg,增强免疫应答能力。在小鼠肿瘤免疫研究中发现,小鼠 Treg 表达 TLR9,用其相应配体(CpG)可逆转 Treg 的抑制功能,增强抗肿瘤免疫。这对人类的肿瘤免疫有参考价值。

3. 细胞因子及其抗体的合理使用 IFN-γ 能上调巨噬细胞及 APC 表达 MHC Ⅱ 类分子,增强其对抗原的加工处理及提呈能力。IFN-γ 自身及其诱导的巨噬细胞产生的 IL-12 可诱导增强 Th1 细胞功能,增强迟发型超敏反应及效应 CTL 产生。GM-CSF 与其他细胞因子联合应用,既可以支持粒细胞和单核细胞生成,又可诱导树突状细胞功能成熟,用于抗肿瘤免疫应答,进行免疫治疗。肿瘤细胞常产生 TGF-β 抑制免疫应答,可用抗 TGF-β 抗体治疗。

小结

免疫耐受是指机体的免疫系统接受某些抗原刺激后产生的特异性无应答状态。在生理条件下,机体对自身组织细胞表达的自身抗原,表现为"免疫不应答",从而不引起自身免疫病。机体不仅在胚胎期或新生期对所接触的抗原产生免疫耐受,在后天接触某些抗原的诱导也可以产生免疫耐受。其后天免疫耐受的形成主要取决于机体和抗原两个主要因素。

免疫耐受形成的主要机制:①T 细胞和 B 细胞在发育过程中经历阴性选择,自身抗原特异性被克隆消除或克隆无能;②部分逃脱阴性选择的自身反应性的 T 细胞和 B 细胞,因克隆无能、克隆不活化、免疫忽视及免疫调节性细胞作用,不能执行免疫应答。

免疫耐受的建立和终止与临床疾病的发生、发展及转归密切相关。利用免疫原建立与打破机体的免疫耐受可作为临床治疗免疫相关性疾病的有效预防与治疗策略。人工建立免疫耐受,可使移植物长期存活。打破生理性免疫耐受,可导致自身免疫病;打破对感染性病原体及肿瘤的免疫耐受,则有助于清除病原体及杀伤肿瘤细胞,使疾病得以控制及治愈。

能力检测答案

能力检测

1. 最易诱导耐受的时期是(　　)。

A. 胚胎期　　　　　　　　B. 新生儿期　　　　　　　　C. 儿童期

D. 青年期　　　　　　　　E. 老年期

2. 首先发现天然免疫耐受现象的是(　　)。

A. Richard　　　　　　　　B. Jerne　　　　　　　　C. Medawar

D. Owen　　　　　　　　E. Burnet

3. 哺乳动物自身反应性 B 细胞克隆消除主要发生在(　　)。

A. 胸腺　　　　　　　　　B. 骨髓　　　　　　　　C. 淋巴结

D. 脾脏　　　　　　　　　E. 黏膜淋巴组织

4. 在胸腺中,自身反应性 T 细胞通过哪一种机制被消除?(　　)

A. 阴性选择　　　　　　　B. 阳性选择　　　　　　　C. MHC 限制性

D. 免疫忽视　　　　　　　E. 受体交联

5. 胚胎期易于诱导免疫耐受,其原因是(　　)。

A. 免疫系统处于免疫抑制状态　　　　　　B. 免疫系统已发育成熟

C. 免疫系统尚未发育成熟　　　　　　　　D. 具有从母体获得的 IgG 抗体

E. 免疫系统处于异常活跃状态

6. 最易引起免疫耐受的途径是(　　)。

A. 静脉注射　　　　　　　　　B. 腹腔注射　　　　　　　　　C. 皮下注射

D. 口服　　　　　　　　　　　E. 肌内注射

7. 在胸腺中,T 细胞的 TCR 与微环境基质细胞表面表达的自身抗原肽-MHC 分子复合物呈高亲和力结合时,启动细胞程序性死亡导致克隆消除,这个过程是(　　)。

A. 外周耐受　　　　　　　　　B. 中枢耐受　　　　　　　　　C. 克隆无能

D. 克隆清除　　　　　　　　　E. 免疫抑制

8. 关于免疫耐受描述错误的是(　　)。

A. 具有免疫特异性,只对特定抗原不应答

B. 一般不影响适应性免疫应答整体功能

C. 只能在中枢免疫器官内发生

D. 不同于免疫缺陷和免疫抑制

E. 胚胎期很易发生免疫耐受

9. 一般最易诱导全身免疫耐受的免疫途径是(　　)。

A. 口服　　　　　　　　　　　B. 皮下注射　　　　　　　　　C. 静脉注射

D. 腹腔注射　　　　　　　　　E. 肌内注射

(石金舟)

第十四章 免疫调节

免疫调节(immunoloregulation)是指在遗传基因控制下,免疫细胞之间、免疫细胞与免疫分子之间以及免疫系统与机体其他系统(如神经-内分泌系统)之间相互作用,使机体对抗原产生最适应答,维持机体环境稳定的一种生理功能。免疫应答作为一种生理功能,无论是对自身成分的耐受现象,还是对"非己"抗原的排斥都是在机体的免疫调节机制的控制下进行的。免疫调节机制是维持机体内环境稳定的关键,如果免疫调节功能异常,对自身成分产生强烈的免疫攻击,造成细胞破坏,器官功能丧失,就会发生自身免疫病。如果对外界病原微生物感染不能产生适度的反应(反应过低可引起严重感染,反应过强则发生超敏反应),也可造成对机体的有害作用。因此,免疫调节作用是精细的、复杂的,调节功能作用于免疫应答过程中的多个环节。有效利用免疫调节机制,开发免疫干预措施,有助于肿瘤、自身免疫病、免疫缺陷病、超敏反应或严重感染等疾病的预防和治疗。

第一节 基因水平的免疫调节

不同个体针对特定抗原的刺激是否发生免疫应答以及应答的强弱都存在明显的差异,表明了免疫应答受遗传背景的严格控制。

一、MHC对免疫应答的调节

MHC基因多态性是控制免疫应答水平的主要遗传因素。经典的MHC I、II类分子通过提呈抗原肽激活 T 细胞而参与适应性免疫应答的免疫调节。T 细胞活化受 MHC 分子多态性制约,T 细胞只能识别自身 MHC 分子提呈的抗原肽,即 CD4$^+$ T 细胞识别 MHC II 类分子提呈的抗原肽,CD8$^+$ T 识别 MHC I 类分子提呈的抗原肽。T 细胞在胸腺中发育成熟过程中受到 MHC 分子的制约。MHC 在 B 细胞活化、增殖、分化中也发挥重要作用。B 细胞通过 MHC II 类分子向 Th 细胞提呈抗原使之活化,活化的 Th2 细胞向 B 细胞活化提供第二信号及细胞因子,此过程中 T、B 细胞的 MHC 必须为同一基因型。经典的 HLA III 类基因编码的补体及炎症相关基因编码的分子参与病原体的杀伤以及炎症反应从而调节固有免疫应答。非经典的 I 类基因以及 MICA 基因产物可作为配体,与杀伤活化和抑制受体结合,参与调节 NK 细胞和部分杀伤细胞的活性。

二、非 MHC 基因的免疫调节

知识链接

许多非 MHC 基因也参与对免疫应答的调节。它们比 MHC 基因多态性少,对疾病易感性的控制弱于 MHC。有的非 MHC 基因如细胞色素 b-β 亚单位基因突变影响 Mφ 和中性粒细胞的功能,从而影响对相关抗原的免疫应答,使杀菌功能受阻导致持续慢性感染。细胞因子 IL-2、4、7、9、15 受体的基因突变导致共有的 γ 链缺失,导致严重免疫缺陷病,T 细胞发育停滞,NK 细胞发育受阻。

最近微小 RNA 对免疫应答调节也逐渐成为免疫学研究热点。

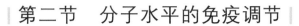

第二节 分子水平的免疫调节

一、抗原对免疫应答的调节

抗原对免疫应答的调节包括调节抗原性质、剂量和免疫途径等。机体与抗原的亲缘关系远近、抗原的化学性质、相对分子质量大小、结构复杂性以及与淋巴细胞上抗原识别受体亲和力大小等性质均可以影响机体对抗原的应答强度。当抗原浓度下降,刺激减弱,免疫应答也会随之减弱。

二、抗体或免疫复合物对免疫应答的调节

抗体与抗原形成的免疫复合物能通过激活补体形成抗原-抗体-补体复合物,这种复合物和前面的免疫复合物可与滤泡树突状细胞(FDC)表面的 Fc 受体、补体受体相互作用,持续刺激 B 细胞,诱发免疫应答。

体液免疫应答产生的抗体还可通过以下机制产生抗体的负调节作用:①抗体与抗原结合促进吞噬细胞吞噬作用,使抗原迅速被清除,降低了抗原对免疫活性细胞和免疫记忆细胞的刺激作用,抑制抗体进一步产生。②特异性中和抗体 IgG 与 BCR 竞争结合抗原,阻断抗原对 B 细胞的刺激和活化。③免疫复合物使受体交联:复合物中抗原与 BCR 结合,抗体 Fc 段与同一 B 细胞 FcγR Ⅱ b 结合,产生抑制信号,终止 B 细胞增殖、分化。

独特型抗体的调节可分为增强和抑制两方面,针对抗原的 Ab1 和 Ab3 可增强对抗原的应答,而针对 Ab1 的 Ab2 可减弱对外来抗原的特异性应答。独特型-抗独特型抗体对体液免疫应答的调节作用见图 14-1。

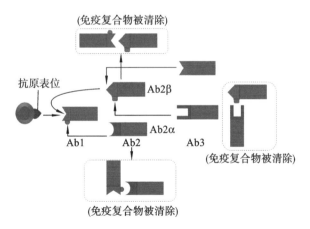

图 14-1 独特型-抗独特型抗体对体液免疫应答的调节作用示意图

三、补体对免疫应答的调节

补体活化以后产生的活性片段可上调免疫应答。如:①免疫调理作用:C3b、C4b 等可结合中性粒细胞或巨噬细胞上相应的补体受体增强与 C3b、C4b 等补体黏附的病原微生物等抗原性物质的吞噬功能。②APC 可通过 CR1 与抗原-抗体-C3b 复合物结合提高抗原提呈效率。③C3b、iC3b、C3dg、C3d 可形成补体-抗原-抗体复合物从而同时与 B 细胞上的 CR1(CD21)和 BCR 结合,降低 B 细胞活化阈值,促进 B 细胞活化。

补体系统自身存在负调节机制可抑制补体的过度活化,保证有效清除病原体的同时严格

控制补体活化强度和范围,防止补体过度消耗和对自身组织细胞的损伤。具体参与补体调节的成分及作用见第五章。

四、炎症因子分泌的反馈调节

吞噬细胞上模式识别受体(PRR)与病原相关分子模式(PAMP)结合后,促使吞噬细胞活化,表达多种参与趋化和活化的细胞因子受体,感染部位组织细胞产生的 CCL2、CCL3、GM-CSF、IFN 等细胞因子可募集并活化吞噬细胞,增强其杀菌能力。活化的吞噬细胞又可分泌 CXCL8 等趋化因子及 IL-1、IL-6、TNF-α 等促炎症因子参与炎症反应。过度炎症会导致局部或全身疾病,机体又会启动相应机制抑制炎症介质释放从而终止炎症。

五、免疫细胞活化性受体/抑制性受体的免疫调节作用

(一)免疫细胞激活信号的转导调控

免疫细胞表面有活化性和抑制性两类受体,其中活化性受体的胞内段携带 ITAM 结构域,抑制性受体的胞内段携带 ITIM 结构域。而胞内信号转导涉及蛋白磷酸化,蛋白激酶使蛋白磷酸化,参与活化信号传递;蛋白磷酸酶使蛋白脱磷酸化,参与抑制信号传递。胞质中有游离蛋白酪氨酸激酶(PTK)和蛋白酪氨酸磷酸酶(PTP),ITAM 和 ITIM 各自招募 PTK 或 PTP 分别传递活化信号或抑制信号,即 ITAM 招募 PTK 启动活化信号,ITIM 招募 PTP 终止激活信号传导。

(二)各种免疫细胞的抑制性受体及反馈调节

1. FcγRⅡb 受体对 B 细胞的反馈调节 BCR 是 B 细胞活化性受体,而 FcγRⅡb 是 B 细胞上 Fc 受体家族中胞内带有 ITIM 的成员,FcγRⅡb 发挥抑制作用需要与 BCR 交联,可以是抗原-抗体复合物也可以是抗 BCR 的抗体,抗 BCR 的抗体在体内一般在以独特型为表位时出现,参与独特型抗独特型网络调节,抑制抗体产生。作用方式见图 14-2。

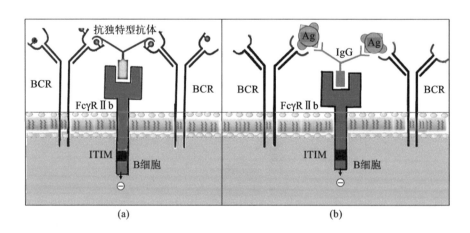

图 14-2　FcγRⅡb 受体对 B 细胞的反馈调节作用示意图
(a) IgG 抗独特型抗体对 B 细胞活化抑制;(b)抗原-抗体复合物对 B 细胞活化抑制

2. 共刺激分子对 T 细胞增殖的反馈调节 T 细胞活化需要双信号,其中第二信号来自共刺激分子与其配体的结合。共刺激分子家族成员中有的发挥激活作用,有的发挥负调节功能。CD28 家族中,CD28 胞内区带有 ITAM 结构域,传递活化信号;CTLA-4、PD-1 胞内区带有 ITIM 结构域,传递抑制信号。CD28 组成型表达,当 T 细胞活化后约 24 h CTLA-4 被诱导表达,它们的配体均为 CD80/CD86(B7 分子),且 CTLA-4 与 CD80/CD86 的亲和力明显高于

CD28,从而发挥对活化的 T 细胞的反馈调节。

3. **NK 细胞的杀伤抑制受体调节 NK 细胞活性** 具体内容见第十二章。

4. **肥大细胞的反馈调节** 肥大细胞 FcγRⅡb 与活化性受体 FcεRⅠ交联,发挥负调控作用(表 14-1)。

表 14-1 免疫细胞活化性受体和抑制性受体

免疫细胞	活化性受体	抑制性受体
T 细胞	TCR,CD28	CTLA-4,PD-1
B 细胞	BCR,CD40	FcγRⅡb
NK 细胞	CD16,NCR,NKG2D	CD94/NKG2A,KIR
肥大细胞	FcεRⅠ	FcγRⅡb

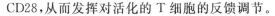
案例引导

案例引导
问题解析

支气管哮喘患者,女,18 岁,症状:喘息、气急、胸闷或咳嗽。体征:发作时双肺可闻及散在或弥漫性哮鸣音,以呼气相为主。痰液涂片在显微镜下可见较多嗜酸性粒细胞。肺功能检查:支气管舒张试验阳性。流式细胞仪分析其血细胞成分,$CD4^+CD28^+T$、$CD8^+CD28^+T$ 细胞高于正常人水平,CTLA-4 T 细胞低于正常人水平。

问题:1. CTLA-4 在免疫调节中发挥什么作用?

2. CTLA-4 分子有何临床意义?

第三节 细胞水平的免疫调节

一、抗原提呈细胞对免疫应答的调节

抗原提呈细胞通过处理提呈抗原为 T 细胞活化提供活化的第一信号,同时分泌相应的细胞因子调节免疫应答的发生,影响淋巴细胞分化类型。如:巨噬细胞提呈抗原时若分泌 IL-4 为主的细胞因子,则使 Th0 细胞分化为 Th2 细胞,参与体液免疫应答;若分泌 IL-12、IFN-γ 为主的细胞因子,Th0 细胞分化为 Th1 细胞,参与细胞免疫应答。

二、辅助性 T 细胞的免疫调节

某些 $CD4^+Th$ 细胞可通过分泌不同类型细胞因子对其他 $CD4^+Th$ 细胞的形成、增殖、分化产生负调节作用。如:Th1 细胞通过释放 IFN-γ 抑制 Th2 细胞增殖;活化的 Th2 细胞通过释放 IL-4、IL-10 抑制 DC 或巨噬细胞活化产生 IL-12 的方式抑制 Th1 细胞形成;Th1 细胞或 Th2 细胞通过释放 IFN-γ 或 IL-4 拮抗 IL-6 产生,抑制 Th17 细胞形成。

三、调节性 T 细胞的免疫调节

调节性 T 细胞包括自然调节性 T 细胞和诱导调节性 T 细胞。自然调节性 T 细胞(nTreg)为胸腺发育成熟的 $CD4^+CD25^+Foxp3^+T$ 细胞,表面高表达 CTLA-4,发挥负调节作用。

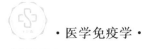

四、其他细胞对免疫应答的调节

B 细胞、NKT 细胞、NK 细胞、γδT 细胞、肥大细胞等细胞具有调节作用,在此不深入介绍。

五、活化诱导的细胞死亡对 T/B 细胞的调节

活化诱导的细胞死亡(activation-induced cell death,AICD),指免疫细胞活化并发挥免疫效应后,诱导的一种自发的细胞凋亡。此现象为仅针对被抗原活化并发生克隆扩增的 T/B 细胞,是特异性的生理性反馈调节,达到限制抗原特异性淋巴细胞克隆的容量。AICD 的机制一般认为是免疫细胞活化后表达 Fas 分子增加,活化的 CTL、NK 细胞大量表达和分泌 FasL,FasL 与免疫细胞表面的 Fas 结合,诱导细胞凋亡。

第四节　整体水平的免疫调节

一、神经系统和内分泌系统对免疫系统的调节

免疫系统行使功能时和神经系统以及内分泌系统发生相互作用。神经细胞和内分泌细胞能够分泌多种神经递质、激素和细胞因子(IL-1、IL-2、IL-6、TNF-α、IFN 等);免疫细胞大多能表达多种不同类型神经递质受体、激素受体和细胞因子受体,从而接受相应的神经递质、激素和细胞因子刺激上调或下调免疫应答。

二、免疫系统对神经系统和内分泌系统的调节

免疫细胞也可通过合成分泌多种神经递质和激素样物质对神经系统产生调节作用。免疫细胞通过分泌 IL-1、IL-6、TNF-α 等细胞因子作用于神经元或内分泌细胞,如:IL-参与神经细胞的发育修复;免疫细胞也可分泌激素或神经肽(如肾上腺皮质激素、生长激素、脑啡肽等)调控神经-内分泌系统。小胶质细胞为中枢神经系统内的固有免疫细胞,对神经系统实施免疫监视和调控。

第五节　群体水平的免疫调节

一、BCR 库和 TCR 库多样性与免疫调节

BCR 库和 TCR 库的多样性,使不同种群或群体对不同抗原的免疫应答及其强度表现呈现差异性。BCR 库和 TCR 库的多样性是免疫应答特异性的分子基础,同时是在群体水平显示免疫调节的遗传学基础。

二、MHC 多态性与免疫调节

MHC 基因多态性是控制免疫应答水平的主要遗传因素。由于 T 细胞识别抗原是 MHC Ⅰ类分子或 MHC Ⅱ类分子结合的抗原肽,因此 MHC 分子的多态性制约 T 细胞的活化。不同个体 MHC 等位基因差异使其表达的 MHC 分子结合抗原能力也会不同,不同个体之间对同样抗原产生免疫应答的强度以及有无会有较大差异。

NOTE

小结

免疫调节作用是在免疫应答过程中,多种免疫分子(抗体、补体、细胞因子和膜表面分子)、多种免疫细胞(B 细胞、T 细胞、NK 细胞、DC、巨噬细胞等)和机体多个系统(神经系统、内分泌系统、免疫系统)共同参与,各成分之间相互促进和相互制约,使机体产生最适应答,从而维持内环境的稳定。同时免疫应答还受到遗传因素的调控。

能力检测

能力检测答案

1. 与转导抑制信号相关的是(　　)。

A. PTK　　　　　B. SH2　　　　　C. ITAM　　　　　D. PTP　　　　　E. ZAP-70

2. T 细胞活化后表达的抑制性分子是(　　)。

A. CTLA-4　　　B. KAR　　　　　C. TCR　　　　　D. IL-1R　　　　E. IL-2R

3. 哪项与 Th2 细胞辅助无关?(　　)

A. 浆细胞产生　　　　　　　　B. 抗体生成　　　　　　　　C. C3b 调理吞噬

D. 抗体调理吞噬　　　　　　　E. ADCC 效应

4. 独特型-抗独特型网络调节的本质是(　　)。

A. Ag 与 Ab 形成复合物　　　　　　　　　B. 妨碍致敏 T 细胞与抗原的结合

C. 使免疫应答处于稳定状态　　　　　　　D. 使抗体不受抑制地产生

E. 使 NK 细胞明显活化

5. 关于 $CD4^+$ T 细胞的免疫调节的叙述,下列哪项是错误的?(　　)

A. Th1 细胞分泌 IL-2、IFN-γ、IL-12 促进细胞免疫应答

B. Th2 细胞分泌 IL-4、IL-5、IL-10、IL-13 参与体液免疫

C. Th1 细胞分泌 IFN-γ 可抑制 Th0 向 Th2 的转化

D. Th2 细胞产生的 IL-4 促进 Th0 向 Th1 的转化

E. Th1 和 Th2 细胞处于动态平衡状态,维持正常的免疫应答

6. 关于细胞因子的调节作用的叙述,下列哪项是错误的?(　　)

A. IL-12 促进 Th0 细胞分化为 Th1 细胞

B. IL-10 抑制 Th0 细胞向 Th1 细胞分化

C. 1L-6 促进 Th0 细胞向 Th1 细胞分化

D. IL-4 促进 Th0 细胞分化为 Th2 细胞

E. IFN-γ 抑制 Th0 细胞分化为 Th2 细胞

7. CTL 活化、增殖、分化与下列哪种分子无关?(　　)

A. 协同刺激分子　　　　　　　B. MHC Ⅰ类分子　　　　　　　C. IL-4

D. IFN-γ　　　　　　　　　　E. IL-2

8. 关于免疫-内分泌-神经系统的相互作用,下述描述错误的是(　　)。

A. 免疫细胞可以通过分泌细胞因子作用于神经元或内分泌细胞

B. 免疫细胞可以通过分泌激素或神经肽调节神经-内分泌系统

C. 神经细胞及内分泌细胞能够分泌多种细胞因子直接作用于免疫细胞

D. 免疫细胞表面不表达神经递质受体和内分泌激素受体

E. 小胶质细胞负责对神经系统的免疫监视与调控

9. 关于抗原对免疫应答的调节作用,下列哪项是错误的?(　　)

A. 抗原的存在是免疫应答发生的前提

B. 抗原在体内耗尽,免疫应答将停止

C. 一定范围内免疫应答水平与抗原的量呈正相关

D. 抗原的量与免疫应答的产生与否有关

E. 抗原的性质与免疫应答的类型无关

10. 对细胞免疫应答起负调节作用的细胞因子是(　　　)。

A. IL-2、IL-4、IL-5　　　　　　　　　　　　　　　B. IL-2、IL-8、IL-10

C. IL-1、IL-6、TGF-β　　　　　　　　　　　　　　D. IL-4、IL-10、TGF-β

E. IL-12、INF-γ、TGF-β

11. 关于活化诱导的细胞死亡(AICD),错误的叙述是(　　　)。

A. 活化诱导的细胞死亡是指免疫细胞活化并发挥效应后诱导的一种自发的细胞凋亡

B. 具有高度特异性

C. 可限制抗原特异性淋巴细胞克隆的容量

D. 是由 Fas 和 FasL 结合诱导的细胞凋亡

E. 活化诱导的细胞死亡是一种对发生克隆扩增的免疫细胞的生理性的正反馈调节

12. 关于免疫复合物免疫调节作用的叙述,下列哪项是错误的?(　　　)

A. 免疫复合物引起 B 细胞的 BCR 与 FcR 交联,抑制 B 细胞的活化与增殖

B. 免疫复合物与抗原提呈细胞表面的 FcR 结合,增强抗原提呈细胞的功能

C. 免疫应答后期,IgG 类抗体形成的免疫复合物有增强免疫应答的作用

D. 免疫应答初期,IgM 类抗体形成的免疫复合物有增强免疫应答的作用

E. 免疫复合物促进吞噬细胞的吞噬作用,使抗原迅速被清除,抑制抗体的进一步产生

(曾令娥)

第十五章 超敏反应

超敏反应(hypersensitivity)是机体对某抗原产生初次应答后,再次接受相同抗原刺激时,发生的一种以机体生理功能紊乱或组织细胞损伤为主的病理性免疫应答。现在多把引起超敏反应的抗原称为变应原(allergen)。1963 年 Gell 和 Coombs 根据反应发生速度、发病机制和临床特征,将超敏反应分为 4 种类型:Ⅰ型又称速发型超敏反应或变态反应;Ⅱ型又称细胞毒型或者细胞溶解型;Ⅲ型又称免疫复合物型或者血管炎型;Ⅳ型亦称细胞反应型或者迟发型。Ⅰ、Ⅱ和Ⅲ型均由抗体介导,可经血清被动转移,参与的抗原和抗体不同类型也是这三型分类的主要依据;Ⅳ型主要由 T 细胞介导,无抗体参与,可经致敏淋巴细胞被动转移。由超敏反应所导致的疾病称为超敏反应性疾病。

第一节 Ⅰ型超敏反应

Ⅰ型超敏反应(typeⅠhypersensitivity)分为局部反应或全身反应,主要由 IgE 抗体介导,肥大细胞和嗜碱性粒细胞是关键的效应细胞,其活化释放的生物活性介质是引起相应局部或者全身的临床表现的重要分子基础。Ⅰ型超敏反应的主要特点:①发作快,一般在机体再次接触相同抗原后数秒到几十分钟内发生,消退也快,故又称速发型超敏反应(immediate type hypersensitivity)。② 由 IgE 抗体介导,肥大细胞和嗜碱性粒细胞等效应细胞以释放生物活性介质的方式参与反应。③ 常引起机体生理功能紊乱和局部组织炎症反应和损伤。④ 有明显的个体差异和遗传倾向,患者对某些抗原易产生 IgE 抗体,称为特应性个体(atopic individual)。

一、发生机制

根据Ⅰ型超敏反应发生的迅速程度,可将其分为两类:①速发相反应,于机体再次接触相同抗原后数秒至数十分钟内发作,主要由生物活性介质引起功能异常,一般在数小时后消退,但严重时发生过敏性休克则可致死。② 迟发相反应,一般在机体再次接触相同抗原后数小时发生,持续 24 h 后逐渐消退,以局部炎症反应为特征,也伴有某些功能异常。

下面以变应原能诱导机体产生 IgE 抗体为例,介绍参与Ⅰ型超敏反应的物质及发生机制。

(一) 参与Ⅰ型超敏反应的常见变应原

引起Ⅰ型超敏反应的变应原种类繁多,主要有以下几类:①吸入性变应原,如植物花粉或纤维、粉尘、羽毛、真菌孢子或菌丝、螨类碎片或排泄物、昆虫毒液或酶类及动物脱落皮屑等。②食物变应原,如牛奶、鸡蛋、鱼和虾等海产类食物、蘑菇等真菌类食物以及食物添加剂、防腐剂、保鲜剂和调味剂等。③药物类,如青霉素、磺胺、普鲁卡因和有机碘等药物。它们是半抗原,进入机体与某些蛋白质结合而成为变应原。④近年来还发现有些酶类物质可作为变应原引起Ⅰ型超敏反应,如尘螨中的半胱氨酸蛋白可引起呼吸道过敏反应,细菌酶类物质(如枯草菌溶素)可引起支气管哮喘等。

知识链接

（二）变应原诱导机体产生 IgE

变应原入侵机体诱发适应性免疫应答产生特异性 IgE 类抗体，亦称变应素（allergin）。正常人血清中 IgE 水平极低，而过敏症患者体内血清 IgE 水平可高于正常人上千甚至上万倍。IgE 的重要生物学特点是具有嗜细胞性，能迅速与肥大细胞和嗜碱性粒细胞表面 FcεR I 结合，在过敏原和效应细胞间建立功能联系。IgE 主要由鼻咽、扁桃体、气管及胃肠道等处黏膜固有层淋巴组织中的浆细胞合成，这些部位也是超敏反应的好发部位。

B 细胞产生 IgE 的过程受多种细胞因子的调节作用，例如：Th2 细胞释放 IL-4 和 IL-13，可促进 IgE 类抗体类别转换和合成；Th1 细胞产生 IFN-γ 和 IL-12，可拮抗 IL-4 诱生 IgE 的作用；Treg 分泌 IL-10 或 TGF-β，可抑制 IgE 的产生，而促进 IgG4 的产生。

（三）IgE 抗体的 Fc 受体

IgE Fc 受体（FcεR）包括有高亲和力受体 FcεR I 和低亲和力受体 FcεR II 两类。两种受体表达与不同细胞，FcεR I 主要表达于肥大细胞和嗜碱性粒细胞和活化的嗜酸性粒细胞表面，是介导 I 型超敏反应的关键受体。血清中 IgE 水平可以调节肥大细胞和嗜碱性粒细胞表面 FcεR I 表达。FcεR II 主要分布在 B 细胞、单核巨噬细胞和嗜酸性粒细胞等细胞膜表面，可参与调节机体 IgE 产生。

（四）参与 I 型反应的效应细胞

1. 肥大细胞 肥大细胞广泛分布于皮肤、黏膜下层结缔组织中的微血管周围，以及内脏器官的黏膜下。正常人每个肥大细胞表面表达 $3 \times 10^4 \sim 20 \times 10^4$ 个 FcεR，IgE 通过其 Fc 段与肥大细胞表面的 FcεR I 结合，继而触发肥大细胞活化并脱颗粒。活化的肥大细胞发挥如下生物学效应：①释放颗粒，其内含有组胺、肝素、前列腺素 D2（PGD2）、5-羟色胺、白三烯及多种酶类，可作用于靶器官和组织而引起速发相反应。②表达 CD40L，通过与 B 细胞和 DC 表面 CD40 相互作用，可促进肥大细胞分泌 IL-4 及 IL-13，从而诱导 IgE 类别转换并上调局部 IgE 合成，形成 I 型超敏反应的正反馈环。③分泌多种趋化因子，上调血管内皮细胞 VLA-4 表达，参与招募嗜酸性粒细胞和单核细胞等炎症细胞，启动迟发相反应。

2. 嗜碱性粒细胞 主要存在于血液循环中，I 型超敏反应时可迁移至组织。嗜碱性粒细胞组成性表达 FcεR I，通过与 IgE 的 Fc 段结合而呈致敏状态，受变应原刺激时可释放组胺、白三烯、血小板活化因子及各种酶类物质，从而引起血管反应并造成组织损伤。活化的嗜碱性粒细胞也可表达 CD40L，参与 I 型超敏反应的正反馈环。

3. 嗜酸性粒细胞 主要分布于呼吸道、消化道和泌尿生殖道黏膜组织中，循环中嗜酸性粒细胞数量甚微，且在静息状态下不表达 FcεR I，脱颗粒阈值很高。I 型超敏反应中，嗜酸性粒细胞在肥大细胞所释放的多种细胞因子（如组胺、白三烯和血小板活化因子等）作用下可被募集至炎症局部，并被活化，上调 FcεR I 表达，释放大量颗粒。

4. 其他炎症细胞 除嗜酸性粒细胞外，迟发相反应中可见中性粒细胞、单核巨噬细胞及炎性 T 细胞亚群（如 Th17 细胞等），这些细胞可通过释放各种炎症因子、介质和酶类引起炎症反应和组织损伤。

（五）参与 I 型反应的介质

肥大细胞和嗜碱性粒细胞产生的介质有两类：①在细胞颗粒内预先储备于颗粒内的介质，如组胺（histamine）、激肽原酶（kininogenase）和嗜酸性粒细胞趋化因子（eosinophilic chemotactic factor of anaphylaxis，ECF-A）等。②受刺激活化后新合成的介质，如白三烯（leukotriene，LT）、前列腺素（prostaglandin，PG）、血小板活化因子（platelet activating factor，PAF）和细胞因子等。

1. 细胞内预先贮备的介质　此类介质通常以复合物形式存在于颗粒内,当颗粒排至胞外后,即可通过离子交换而被释放。

(1)组胺:组胺通过与组胺受体结合而发挥作用,主要使小血管扩张、毛细血管通透性增加、支气管和子宫等平滑肌收缩、促进黏膜腺体分泌。组胺释放后很快被血浆中或嗜酸性粒细胞释放的组胺酶灭活,作用十分短暂。但是当机体释放大量的组胺使全身组织血管扩张和通透性增加,可导致血压下降甚至过敏性休克。

(2)激肽原酶:激肽原酶可将血浆中激肽原转变成激肽类物质。激肽类物质能引起平滑肌(尤其是支气管平滑肌)缓慢收缩,强烈扩张血管和增加局部毛细血管通透性,趋化嗜酸性粒细胞和中性粒细胞,还可引起疼痛等生物学效应。

(3)嗜酸性粒细胞趋化因子:嗜酸性粒细胞趋化因子可以趋化嗜酸性粒细胞。因此Ⅰ型超敏反应的个体外周血和发生反应的局部组织和分泌液中嗜酸性粒细胞增加。

2. 细胞内新合成的介质　此类介质主要是细胞膜磷脂代谢产物。

(1)白三烯:白三烯是肥大细胞或嗜碱性粒细胞活化后经脂氧合酶途径新合成的花生四烯酸代谢产物,主要有LTC4、LTD4和LTE4三种。LT引起支气管平滑肌强烈而持久地收缩,是超敏反应支气管持续痉挛的主要介质。LT还能使毛细血管扩张和通透性增加以及促进腺体分泌增强。

(2)前列腺素:前列腺素是肥大细胞或嗜碱性粒细胞活化后经环氧合酶途径新合成的花生四烯酸代谢产物,种类达十多种。PGD2等前列腺素可与平滑肌细胞表面相应受体结合,产生支气管收缩和血管扩张等生物学效应。

(3)血小板活化因子:血小板活化因子是多种细胞产生的膜磷脂分解产物。PAF能直接刺激支气管收缩,诱导血小板聚集、活化并释放血管活性胺类物质,导致毛细血管扩张和通透性增加以及活化白细胞。PAF除了由肥大细胞或嗜碱性粒细胞活化后产生外,还可以由组胺和白三烯刺激血管内皮细胞产生。

(4)细胞因子:肥大细胞或嗜碱性粒细胞活化后可产生一系列细胞因子,如IL-4、IL-5、IL-6及TNF等,趋化相应细胞到反应组织局部,诱导淋巴细胞、单核巨噬细胞及粒细胞释放多种细胞因子和其他炎症介质以及参与炎症反应调节等。

（六）Ⅰ型超敏反应的发生过程

Ⅰ型超敏反应的发生过程可分为致敏阶段、发敏阶段和生物学效应阶段。某些变应原能诱导机体产生IgE抗体并结合于肥大细胞或者嗜碱性粒细胞表面,使机体处于致敏状态的过程被称为致敏阶段。在机体致敏状态持续期间,当相同变应原再次进入致敏机体时,即可与吸附在肥大细胞或者嗜碱性粒细胞表面的IgE结合,刺激肥大细胞和嗜碱性粒细胞活化、脱颗粒和释放生物活性介质的过程是发敏阶段。生物活性介质作用于组织器官,引起局部或者全身性的过敏反应是生物学效应阶段(图15-1、图15-2)。

1. 致敏阶段　抗原进入机体后,诱发B细胞产生IgE抗体后,IgE以其Fc段与靶细胞(肥大细胞和嗜碱性粒细胞)表面的FcεRⅠ结合。IgE一旦与靶细胞结合,机体即呈致敏状态。如果此期间不接触相同变应原,致敏状态可逐渐消失。

2. 发敏阶段　相同变应原再次侵入致敏机体,当两个或两个以上变应原表位分别与结合在肥大细胞或嗜碱性粒细胞表面的相邻IgE分子结合时,可使两个或两个以上IgE分子连接,导致FcεRⅠ聚集并发生构型改变,即发生FcεRⅠ受体交联,从而启动激活信号。交联的FcεRⅠ通过一系列复杂的胞内信号传导,导致肥大细胞或嗜碱性粒细胞内颗粒膜与胞浆膜融合,将具有各种生物学活性颗粒内容物释放至细胞外,此即脱颗粒(degranulation)。肥大细胞或嗜碱性粒细胞脱颗粒后,暂时处于脱敏状态,1~2天后细胞将重新形成颗粒。凡是能使FcεRⅠ

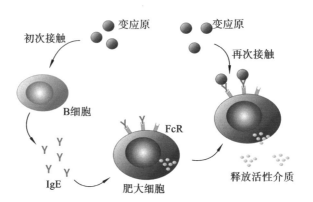

图 15-1　Ⅰ型超敏反应发生机制模式图

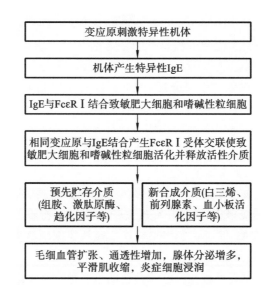

图 15-2　Ⅰ型超敏反应机制示意图

交联的任何刺激,如抗 IgE 或者抗 FcεRⅠ抗体等均可以活化肥大细胞或嗜碱性粒细胞,但是此类反应因无 IgE 参与被称为过敏样反应。

除肥大细胞和嗜碱性粒细胞外,活化的嗜酸性粒细胞也可以参与Ⅰ型超敏反应。嗜酸性粒细胞在一定条件下活化后可诱导性表达 FcεRⅠ,通过 IgE 介导脱颗粒效应,释放相应生物活性介质。

3. 活性介质产生生物学效应　肥大细胞或嗜碱性粒细胞活化后释放一系列活性介质产生相应的生物学效应,如扩张小血管和增加毛细血管通透性,促进黏膜腺体分泌,趋化炎症细胞和引起局部炎症反应,刺激平滑肌收缩等。

二、临床常见疾病

临床Ⅰ型超敏反应性疾病主要常见有药物过敏性休克、血清过敏性休克、皮肤过敏反应、呼吸道过敏反应和胃肠道过敏反应等。

1. 药物过敏性休克　某些药物进入体内与相应蛋白质结合为变应原,诱导机体产生 IgE 而致敏,当再次应用相同药物时可产生Ⅰ型超敏反应。临床上以青霉素引起的过敏性休克最常见。青霉素或者其降解产物(青霉噻唑醛酸、青霉烯酸、青霉酮酸盐等)可与体内蛋白质的氨基或巯基结合成为具有免疫原性的完全抗原,刺激机体产生 IgE 抗体而使嗜碱性粒细胞和肥大细胞致敏,当机体再次接触青霉素时,致敏的嗜碱性粒细胞和肥大细胞活化而释放生物活性介质可产生过敏性休克。少数人初次注射青霉素也可发生过敏性休克,可能原因是曾经使用过被青霉素污染的医疗器械或吸入空气中的青霉菌孢子等使机体已经处于致敏状态。药物过敏性休克患者如果抢救不及时可导致其死亡。

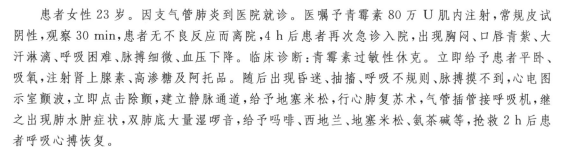

案例引导
问题解析

患者女性 23 岁。因支气管肺炎到医院就诊。医嘱予青霉素 80 万 U 肌内注射,常规皮试阴性,观察 30 min,患者无不良反应而离院,4 h 后患者再次急诊入院,出现胸闷、口唇青紫、大汗淋漓、呼吸困难、脉搏细微、血压下降。临床诊断:青霉素过敏性休克。立即给予患者平卧、吸氧,注射肾上腺素、高渗糖及阿托品。随后出现昏迷、抽搐、呼吸不规则、脉搏摸不到,心电图示室颤波,立即点击除颤,建立静脉通道,给予地塞米松,行心肺复苏术,气管插管接呼吸机,继之出现肺水肿症状,双肺底大量湿啰音,给予吗啡、西地兰、地塞米松、氨茶碱等,抢救 2 h 后患者呼吸心搏恢复。

问题:1. 结合病例说明青霉素皮试阴性,为什么患者会出现过敏性休克?
　　　2. 临床上注射青霉素药物时应注意什么? 出现过敏性休克应采取哪些措施?

2. 血清过敏性休克　被异种蛋白致敏的机体再次接触相同来源的抗体或血清制品时,可立即发生过敏性休克。如临床上常用破伤风抗毒素和白喉抗毒素等动物免疫血清进行治疗或紧急预防时,这些异种蛋白可使部分患者产生 IgE。当再次注射时可出现血清过敏性休克。

3. 皮肤过敏反应　荨麻疹(urticaria)、湿疹(eczema)、血管性水肿(angioedema)为常见的皮肤过敏反应,多由药物性、食物性或吸入性变应原诱发。某些感染或物理性因素(如寒冷等)也能诱导皮肤局部肥大细胞释放介质而导致荨麻疹和血管神经性水肿。

4. 呼吸道过敏反应　过敏性鼻炎和过敏性哮喘为临床最常见的呼吸道过敏反应,主要由花粉、尘螨、真菌、动物皮毛等引起。支气管哮喘多在吸入或食入变应原后发生,导致平滑肌痉挛、小支气管黏膜水肿、黏液分泌增多、局部炎症反应等而引起的相应临床症状。其急性发作属速发相反应,发作 48 h 后进入迟发相反应阶段,出现典型的气道炎症特征,此时嗜碱性粒细胞等炎症细胞释放细胞因子及其他炎症介质,可强烈损伤呼吸道上皮细胞,加重临床症状。

5. 胃肠道过敏反应　少数特异性个体食入某些食物或者药物可出现恶心、呕吐、腹泻等胃肠道过敏症状。此类患者胃肠道分泌型 IgA 明显低下,往往伴有蛋白水解酶缺乏,局部黏膜防御功能减弱,因此食物中的蛋白不能被完全分解而通过黏膜被吸收,或经损伤的胃肠道黏膜进入机体引起致敏,产生胃肠道过敏反应。

三、防治原则

防治 I 型超敏反应性疾病的主要原则包括确定变应原并避免接触变应原、脱敏或者减敏疗法以及药物防治等。

1. 确定变应原和尽量避免接触变应原　通过询问过敏史或者借助皮肤试验查找变应原。一旦确定变应原,尽量避免接触。

2. 脱敏疗法

(1)异种免疫血清脱敏疗法:对必须注射免疫血清治疗而又过敏的患者,可先注射极少量的免疫血清,再每隔半小时适量重复多次注射。其基本原理可能是少量变应原仅引起致敏靶细胞释放少量生物活性介质而不足以导致明显临床症状。同时短时间内多次注射使致敏靶细胞内活性介质逐渐耗竭,从而使机体处于脱敏状态,若此时再注射大量免疫血清时则不发生过敏反应。脱敏疗法仅能暂时维持疗效,一段时期后机体将恢复致敏状态。

(2)特异性变应原脱敏疗法:当变应原已确定的某些患者难以避免接触变应原时,可应用低剂量变应原,反复多次皮下注射进行脱敏。其基本机制可能是这种脱敏方式诱导机体产生了大量 IgG 类抗体和减少了 IgE 类抗体的产生,而且 IgG 类抗体可以通过中和变应原的方式来阻断变应原与致敏靶细胞结合,从而避免严重的超敏反应发生。

3. 药物防治

(1) 干扰超敏反应过程和抑制活性介质合成与释放:① 阿司匹林可抑制环氧合酶,阻止前列腺素合成。② 色甘酸钠和肾上腺糖皮质激素等可稳定肥大细胞膜,使细胞不能脱颗粒释放活性介质。③ 肾上腺素、异丙肾上腺素和前列腺素 E2 等可促进 cAMP 的合成,甲基嘌呤和氨茶碱可阻止 cAMP 的分解,此二类药物通过增高细胞内 cAMP 水平,防止脱颗粒和释放活性介质。④ 一些新的免疫制剂如人源化单抗 IgE 抗体和细胞因子等也在尝试用于干扰超敏反应过程和抑制活性介质合成与释放。

(2) 拮抗生物活性介质发挥效应:第一代抗组胺药物扑尔敏、苯海拉明、异丙嗪、曲吡那敏等,第二代抗组胺药物氯雷他定、西替利嗪等,第三代抗组胺药物地氯雷他定;这类药物可通过与组胺竞争性结合效应器官细胞膜上的组胺受体从而阻止组胺发挥效应;阿司匹林对缓激肽有拮抗作用;多根皮苷酊磷酸盐对白三烯有拮抗效应。

(3) 改善效应组织器官反应性:肾上腺素可以解除支气管平滑肌痉挛和减少腺体分泌,收缩外周毛细血管而升高血压,对救治休克有重要意义;葡萄糖酸钙、氯化钙和维生素 C 等可解痉、降低毛细血管通透性和减轻炎症反应等。

知识链接

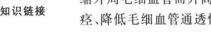

第二节　Ⅱ型超敏反应

Ⅱ型超敏反应(typeⅡ hypersensitivity)又称为细胞溶解型(cytolytic type)或细胞毒型(cytotoxic type)超敏反应,是指抗体(IgG 或 IgM 等)直接与靶细胞表面相应抗原结合,在补体、吞噬细胞和 NK 细胞参与下,导致靶细胞以溶解为主的病理性免疫反应。

一、发生机制

(一) 抗原诱导机体产生抗体

引起Ⅱ型超敏反应的抗原特征是存在于细胞表面,其主要种类有同种异型抗原、异嗜性抗原、改变的自身抗原或者暴露的隐蔽抗原和吸附在组织细胞的外来抗原或半抗原等。

1. 同种异型抗原　引起Ⅱ型超敏反应的同种异型抗原主要有 ABO 血型抗原和 HLA 抗原等。在血型不符个体间输血时,红细胞表面血型抗原可与受者体内的天然抗体结合而导致红细胞溶解。若供/受者的 HLA 型别不同,供者 HLA 抗原可在受者体内诱导产生抗 HLA 抗体从而可导致受者相应组织细胞损伤。

2. 异嗜性抗原　异嗜性抗原是指某些异种抗原与自身成分间存在的共同或类似抗原,例如,溶血性链球菌与人心肌、心瓣膜、肾小球基底膜间存在某些共同的抗原等。抗异嗜性抗原的抗体能交叉与机体相应自身抗原发生反应。

3. 吸附在组织细胞表面的外来抗原或半抗原　某些外来抗原以及药物等小分子半抗原进入机体后,可非特异性黏附或结合于细胞表面,诱导针对该抗原的免疫应答,产生相应抗体可发生相应病理性细胞溶解损伤。

4. 改变的自身抗原或者暴露的隐蔽抗原　外伤、感染、药物等因素可使自身组织发生抗原性改变,或者使某些隐蔽的自身抗原暴露等,从而诱导机体产生相应自身抗体。

(二) 抗体和靶细胞表面抗原或者受体结合

抗体和靶细胞表面抗原或者受体结合通过一定方式破坏相应靶细胞或改变靶细胞的功能。

破坏相应靶细胞的方式主要有激活补体溶解细胞、通过调理作用促进吞噬细胞吞噬、ADCC 效应等(图 15-3、图 15-4)。

1. **激活补体溶解细胞** 主要由 IgG 和 IgM 类抗体与细胞表面相应抗原结合,能激活补体经典途径,通过形成攻膜复合物而溶解破坏靶细胞。

2. **通过调理作用促进吞噬细胞吞噬** 抗体通过与吞噬细胞表面 FcR 结合而介导调理作用,促进吞噬细胞吞噬靶细胞。补体裂解片段则通过与细胞表面的补体受体结合而介导免疫粘连和调理作用,促进吞噬细胞吞噬靶细胞。

3. **ADCC 效应** IgG 的 Fab 段与靶细胞表面抗原结合,而其 Fc 段与 NK 细胞和吞噬细胞表面 FcγR 结合,从而产生 ADCC 效应,使 NK 细胞和吞噬细胞杀伤靶细胞。

4. **刺激或者阻断效应** 某些抗细胞表面受体的自身抗体与细胞表面相应受体结合,并不引起靶细胞溶解,而是通过刺激或者阻断效应导致靶细胞功能紊乱。

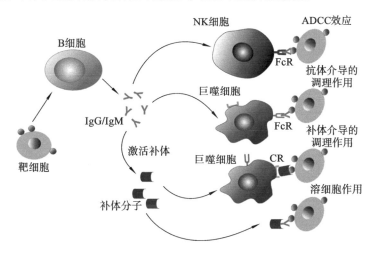

图 15-3 Ⅱ型超敏反应发生机制模式图

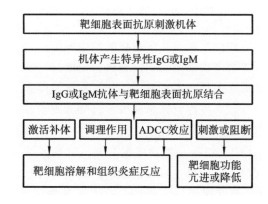

图 15-4 Ⅱ型超敏反应发生机制示意图

二、临床常见疾病

临床常见Ⅱ型超敏反应性疾病可以归为两大类。一类是同种异体间Ⅱ型超敏反应,可引起输血反应、新生儿溶血症和移植排斥反应等。另外一类是Ⅱ型超敏反应参与的自身免疫病,如免疫性血细胞减少症、抗基底膜型肾小球肾炎和风湿性心肌炎、肺出血-肾炎综合征(Goodpasture 综合征)、甲状腺功能亢进症和重症肌无力等。

1. **输血反应** 输血反应主要有溶血性输血反应和非溶血性输血反应两种类型。溶血性输血反应是指当 ABO 血型不符的个体间输血时,供体血液中的抗体和受体红细胞表面的抗原结合可激活补体导致红细胞大量破坏。非溶血性输血反应是指反复输入含异型 HLA 的血液可在受者体内诱导产生抗白细胞的抗体,通过与白细胞上的相应 HLA 抗原结合而导致白细胞溶解。

2. 新生儿溶血症 新生儿溶血症主要包括母胎 Rh 血型不符引起的新生儿溶血症和母胎 ABO 血型不符引起的新生儿溶血症。

(1) 母胎 Rh 血型不符:母胎 Rh 血型不符引起的新生儿溶血症发生在孕妇为 Rh⁻ 血型,胎儿为 Rh⁺ 血型的情况下。Rh⁻ 血型母亲初次妊娠 Rh⁺ 血型胎儿时因流产、胎盘出血或分娩时胎盘剥离,胎儿少量 Rh⁺ 红细胞可进入母体,诱导母体产生抗 Rh 的 IgG 类抗体。再次妊娠胎儿仍为 Rh⁺ 时,母体体内的抗 Rh 抗体通过胎盘进入 Rh⁺ 胎儿体内,并与 Rh⁺ 红细胞表面抗原结合,导致红细胞破坏,引起流产、死产或新生儿溶血症(图 15-5)。在初产妇分娩后 72 h内注射抗 Rh 抗体或者血浆置换,可阻断 Rh⁺ 红细胞抗原对母体的致敏,从而预防再次妊娠时发生新生儿溶血症。

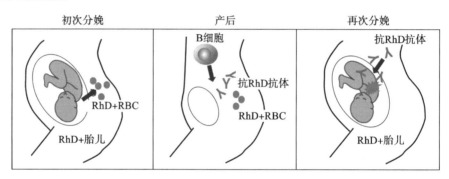

图 15-5 新生儿溶血症发生机制示意图

(2) 母胎 ABO 血型不符:母胎 ABO 血型不符引起的新生儿溶血症多发生在母亲为 O型,胎儿为 A 型或 B 型的情况下。进入母体的少量胎儿红细胞表面抗原能在母体诱导产生 IgG 类抗体,并通过胎盘进入胎儿血流,但胎儿血清及其他组织中存在的 A、B 型抗原物质能中和一部分 IgG 类抗体,而且母体天然血型抗体属 IgM 类,不能通过胎盘,这样仅有少量 IgG 类抗体作用于胎儿红细胞,因此此型新生儿溶血症的发生率虽高,但症状一般比较轻。当抗体效价高导致症状比较重时,需要考虑采用一定措施进行阻断。

3. 药物过敏性血细胞减少症 某些理化、生物和药物等因素均可改变血细胞膜抗原性质,并诱导产生相应抗体而导致免疫性血细胞减少症。如青霉素、磺胺等药物与血细胞膜表面蛋白质结合,刺激产生针对药物的特异性抗体。此种抗体可与血细胞表面的药物发生结合,通过激活补体、调理吞噬及 ADCC 效应,导致血细胞溶解。甲基多巴、吲哚美辛等药物或病毒感染等可造成红细胞膜成分改变,通过诱生自身抗体而引起自身免疫性溶血性贫血。

4. 抗基底膜型肾小球肾炎和风湿性心肌炎 乙型溶血性链球菌与人类肾小球基底膜有共同抗原,故链球菌感染机体后产生的抗链球菌抗体可结合肾小球基底膜发生交叉反应,导致肾小球病变。另外,链球菌也可使肾小球基底膜抗原变性产生自身抗体导致肾小球基底膜炎症。此类肾炎称为肾毒性肾炎或抗基底膜型肾小球肾炎。A 族链球菌蛋白质抗原与人类心肌细胞有共同抗原,链球菌感染机体后产生的抗体可与心肌细胞发生交叉反应,引起风湿性心肌炎。

5. 肺出血-肾炎综合征 即 Goodpasture 综合征,是由针对 Ⅳ 型胶原的自身抗体引起的以肺出血和严重肾小球肾炎为特征的疾病。自身抗体与肺泡和肾小球毛细血管基底膜中 Ⅳ 型胶原结合,并在局部激活补体和中性粒细胞,在攻击靶抗原的同时,损伤邻近的血管内皮细胞。显微镜下可见组织坏死、白细胞浸润及抗体和补体沿基底膜呈线状沉积。

6. 甲状腺功能亢进症和重症肌无力 某些针对自身细胞表面受体的抗体可导致细胞功能紊乱,而非细胞破坏而引起疾病,如甲状腺功能亢进症和重症肌无力。机体内产生的抗促甲状腺激素(thyroid stimulating hormone,TSH)受体的IgG类自身抗体能高亲和力结合并持续激活TSH受体,使甲状腺细胞产生大量甲状腺素导致甲状腺功能亢进症(图15-6)。重症肌无力患者体内生成抗乙酰胆碱受体的自身抗体,该抗体结合乙酰胆碱受体后,使乙酰胆碱受体数量减少和功能减弱,从而导致肌无力。

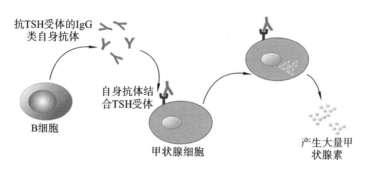

图15-6 甲状腺功能亢进症发生机制示意图

第三节 Ⅲ型超敏反应

Ⅲ型超敏反应(type Ⅲ hypersensitivity)是因可溶性抗原与相应抗体结合,形成中等分子可溶性免疫复合物(immune complex,IC),在一定条件下沉积于全身或局部血管基底膜,引起基底膜组织局部充血、水肿、坏死和中性粒细胞侵入为主要特征的炎性病理反应。因免疫复合物沉积是导致Ⅲ型超敏反应的关键因素,故Ⅲ型超敏反应又称免疫复合物型超敏反应。Ⅲ型超敏反应多发生在血管基底膜,故也称为血管炎型超敏反应。

一、发生机制

1. 可溶性抗原诱导机体产生特异性抗体 参与Ⅲ型超敏反应的抗原主要分为两种类型。一种是内源性抗原包括变性DNA、核抗原和肿瘤抗原等;另外一种是外源性抗原包括病原微生物抗原、异种血清以及药物半抗原与组织蛋白质结合形成的完全抗原等。这些抗原诱导机体产生抗体的类型主要有IgG、IgM或IgA类,再次遇到相应抗原时结合为免疫复合物。

2. 抗体结合抗原形成可溶性IC 在一定条件下在机体发生沉积,可溶性IC在一定的条件下才可在机体发生沉积。影响IC沉积的主要因素有抗原/抗体比例和IC相对分子质量、抗原和抗体的理化特性、抗原物质在机体是否持续存在、机体组织学结构与血流动力学因素和机体清除IC能力等。

(1)抗原/抗体比例和IC相对分子质量:当抗原和抗体比例适合时,形成大分子IC,易被吞噬细胞吞噬清除;当抗原(或抗体)高度过剩时,形成微分子IC,可通过肾小球滤出;当抗原(或抗体)略多于抗体(或抗原)时,则沉降系数约为19S的中等相对分子质量大小的IC,既不易被吞噬细胞吞噬,又不易通过肾小球滤出,而随血液循环播散,并容易沉积在不同组织部位。

(2)抗原和抗体的理化特性:抗原和抗体的带电性、结合价、相互作用的亲和力,抗体的类别等均可影响IC形成及沉积。如带正电荷抗原所形成的IC特别容易和带负电荷的肾小球基底膜结合,引起严重和持久的组织损伤。

(3)抗原物质在机体是否持续存在:自身抗原和肿瘤抗原等长期存在于体内或反复感染、

长期用药和长期接触外源性抗原,均使抗原在机体持续存在而不断刺激机体产生抗体,形成过量 IC 且在血液循环滞留时间较长而不易被彻底清除,从而有利于 IC 沉积。

(4)机体组织学结构与血流动力学因素:机体组织学结构与血流动力学因素对 IC 的沉积有重要影响。容易导致 IC 发生沉积的部位往往有如下特点:血流缓慢的血管分叉;血流量大而易产生涡流;血流静水压力较高;细胞因子和血管活性介质等引起毛细血管通透性增加;血管内皮细胞表达特定受体(C3bR 或 FcR)。机体肾小球、关节和心脏瓣膜的血管是 IC 容易沉积的部位。

(5)机体清除 IC 能力:机体清除 IC 能力减弱往往使 IC 容易发生沉积。例如,当机体补体与补体受体缺陷或者吞噬细胞表达 FcγR 异常等导致机体吞噬细胞清除 IC 的能力减弱,可促进 IC 沉积。

3. 沉积的 IC 可引起机体炎症损伤 IC 往往沉积在血管基底膜,通过一定作用方式来引起基底膜组织局部充血、水肿、坏死和中性粒细胞侵入为主要特征的炎性病理反应(图 15-7、图 15-8)。主要的作用方式包括有激活补体,吸引中性粒细胞浸润、聚集和活化血小板。

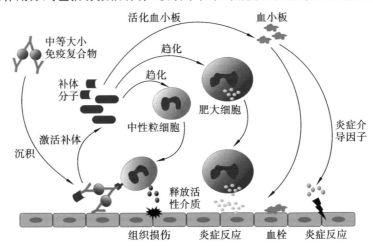

图 15-7　Ⅲ型超敏反应发生机制模式图

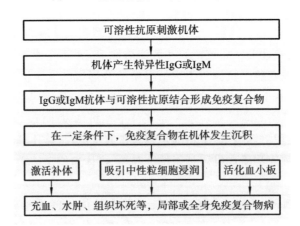

图 15-8　Ⅲ超敏反应发生机制示意图

(1)激活补体:补体在沉积的 IC 作用下可活化产生补体裂解片段 C3a 和 C5a 过敏毒素等。C3a 和 C5a 过敏毒素等可趋化肥大细胞和嗜碱性粒细胞到血管基底膜局部释放生物活性介质。上述介质和过敏毒素均可引起局部血管通透性增高,导致组织局部渗出和水肿。

(2)吸引中性粒细胞浸润、聚集:在 C3a 和 C5a 过敏毒素等作用下中性粒细胞可趋化至 IC 局部,在吞噬 IC 时释放各种毒性物质和溶酶体酶,损伤邻近组织。

（3）活化血小板：聚集于 IC 沉积局部的血小板激活，可释放血管活性胺类物质，导致毛细血管扩张和通透性增加，加剧 IC 沉积局部渗出和水肿，并且激活凝血系统，形成微血栓堵塞血管，导致局部组织缺血坏死。

二、临床常见疾病

Ⅲ型超敏反应导致的疾病也称为免疫复合物病（immune complex disease，ICD），依据发病部位可分为两种类型。一类是发生于抗原进入部位的局部 ICD，如 Arthurs 反应和人局部ICD。另外一类是 IC 随血流播散沉积在多个部位所导致的全身 ICD，如血清病（serum sickness）、系统性红斑狼疮（systemic lupus erythematosus，SLE）、急性免疫复合物型肾小球肾炎、类风湿性关节炎（rheumatoid arthritis，RA）和风湿热（rheumatic fever）等。

1. **Arthurs 反应** 1903 年 Arthurs 发现用马血清皮下注射免疫家兔，数周后再次在兔皮下多次注射相同马血清，局部可出现红肿、出血和坏死等剧烈炎症反应，反应可以自行消退，这种反应被称为 Arthurs 反应。其机制是多次注射异种蛋白抗原刺激机体产生大量抗体，局部注射的抗原与过量相应抗体结合形成 IC，沉积在局部血管基底膜，导致组织局部补体激活、中性粒细胞浸润和血小板活化等从而引起相应的组织病理损伤。

2. **类 Arthurs 反应** 人局部 ICD 类似 Arthurs 反应。如胰岛素依赖型糖尿病患者反复注射动物源性胰岛素后，体内可产生过量抗胰岛素抗体，再次注射相同胰岛素可在局部出现类似Arthurs 反应的变化。另外，人体长期大量吸入植物性或动物性蛋白质以及霉菌孢子引起的超敏反应性肺泡炎或间质性肺泡炎，以及人体长期反复局部注射动物来源的抗毒素等导致的局部炎症反应均属此类反应。

3. **血清病** 血清病是指采用注射大剂量异种动物血清（如白喉抗毒素血清或者破伤风抗毒素血清等）或者异种来源的抗体进行治疗相关疾病时，7～14 天后，可出现体温升高、全身荨麻疹、淋巴结肿大、关节疼痛等症状，病程较短，可自行消退。血清病的机制是注入异种蛋白抗原过量，机体产生的抗体与尚未被清除的较多抗原结合，形成中等分子 IC，沉积在全身各处组织，引起相应临床症状。

4. **系统性红斑狼疮** SLE 发病原因复杂，常反复发作。可能机制是患者体内产生的抗核抗体等多种自身抗体与自身成分结合成 IC，沉积在关节和肾小球等全身多处血管基底膜，导致皮肤红斑、脉管炎、关节炎和肾小球肾炎等全身多组织器官病变。

5. **免疫复合物型肾小球肾炎** 免疫复合物型肾小球肾炎常常由慢性感染和自身免疫病使得抗原持续在机体内存在和相应的抗体形成 IC，沉积在肾小球基底膜所致。

6. **类风湿性关节炎** 类风湿性关节炎的可能发病机制：由于在某些病原微生物如病毒或支原体等持续反复感染情况下，机体产生变性 IgG 类抗体。该变性 IgG 类抗体可以作为抗原继而刺激机体产生抗变性 IgG 的 IgM 类抗体，即类风湿因子（rheumatoid factor，RF）。RF 与变性 IgG 结合成 IC，沉积在关节等组织部位，引起炎症损伤。

7. **风湿热** 风湿热往往在上呼吸道受溶血性链球菌感染 2～3 周后重新感染而发病。链球菌抗原和相应的抗体形成 IC 沉积在机体多部位造成炎症损伤，严重者可出现心肌炎和心瓣膜损伤。另外，溶血性链球菌和心肌、心瓣膜及关节滑液膜间存在共同抗原，Ⅱ型超敏反应也可以参与风湿热的发病。

第四节　Ⅳ型超敏反应

Ⅳ型超敏反应（type Ⅳ hypersensitivity）是由抗原刺激机体产生的致敏淋巴细胞再次接

触相同抗原所导致的,以单个核细胞(单核细胞、淋巴细胞)浸润为主要特征的局部或者全身炎症反应。该反应发生迟缓,一般在接触抗原18～24 h后出现,48～72 h达高峰,因此也称迟发型超敏反应(delayed type hypersensitivity,DTH)。DTH在抗原被清除后可自行消退。若抗原持续存在,可使单核巨噬细胞发挥慢性效应状态,导致局部组织出现纤维化和肉芽肿等病变。与上述特异性抗体介导的Ⅰ、Ⅱ和Ⅲ型超敏反应不同,Ⅳ型超敏反应不需要抗体和补体的参与,属细胞免疫应答的一种类型。

一、发生机制

1. 抗原刺激机体产生致敏淋巴细胞 引起Ⅳ型超敏反应的抗原主要有胞内寄生菌(如结核杆菌等)、病毒、真菌、寄生虫、细胞抗原(如肿瘤抗原和移植抗原等)以及药物等半抗原和机体蛋白结合的完全抗原等。抗原刺激机体T细胞活化、增殖和分化产生针对抗原的特异性致敏淋巴细胞。致敏淋巴细胞包括CD4$^+$ Th1细胞(也称迟发型超敏反应T细胞,即T$_{DTH}$细胞)和CD8$^+$ CTL两个亚群。

2. 致敏淋巴细胞再次接触相同抗原活化并介导DTH 相同抗原再次刺激致敏淋巴细胞活化并介导DTH。T$_{DTH}$细胞通过识别APC或靶细胞表面抗原肽-MHCⅡ类分子复合物而被活化发生炎症损伤反应参与DTH。CD8$^+$ CTL通过识别APC或靶细胞表面抗原肽-MHCⅠ类分子复合物而被活化介导细胞毒作用参与DTH(图15-9、图15-10)。

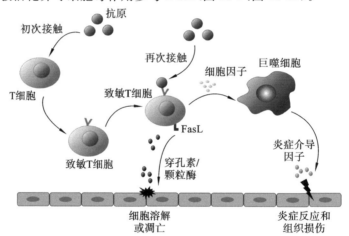

图15-9　Ⅳ型超敏反应发生机制模式图

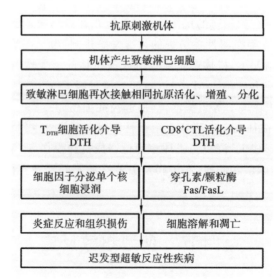

图15-10　Ⅳ型超敏反应发生机制示意图

（1）T_{DTH}细胞介导的炎症损伤：活化T_{DTH}细胞可释放IFN-γ、GM-CSF、IL-2、TNF-α/β、趋化因子和移动抑制因子等。这些细胞因子可导致血管通透性增加和渗出增多等炎症反应，还可使单核巨噬细胞等在炎症部位聚集并被激活分泌相关炎症介质，导致以单个核细胞浸润为主要特征的炎症反应和组织损伤。

（2）CTL介导的细胞毒作用：被激活CTL可以通过脱颗粒释放穿孔素从而导致靶细胞溶解及释放颗粒酶和经Fas/FasL途径引起靶细胞凋亡从而介导细胞毒作用。

二、临床常见疾病

1. 接触性皮炎 某些个体接触染料、油漆、化妆品、药物或某些化学物质，可在机体接触部位出现红肿、出疹、水疱等皮肤炎症发生接触性皮炎。其机制是由于接触物小分子半抗原可与皮肤角蛋白、胶原蛋白等皮肤成分结合成为完全抗原；该完全抗原可刺激机体T细胞活化、增殖和分化成致敏淋巴细胞；当致敏淋巴细胞再次遇此类物质即诱发DTH，出现接触性皮炎。

2. 感染性迟发型超敏反应 感染性迟发型超敏反应是指机体通过产生细胞免疫应答对胞内感染的病原体（如胞内寄生菌、病毒、某些寄生虫和真菌等）进行清除或阻止病原体扩散的同时产生了DTH而致的组织炎症损伤。例如，肺结核患者产生细胞免疫应答清除结核杆菌的同时也产生DTH，可出现肺空洞、干酪样坏死等。因此临床上常借助结核菌素试验以判定机体是否对结核杆菌有免疫力。结核菌素试验是将旧结核菌素（OT）或结核菌素纯蛋白衍生物（PPD）注入受试者皮内，48 h后若观察结果为阳性反应，表明该个体对结核杆菌具有细胞免疫力，也表明该个体曾经感染过结核杆菌或者接种过卡介苗。

3. DTH参与的其他疾病 DTH可参与移植排斥反应、甲状腺炎、变态反应性脑脊髓炎和多发性神经炎等疾病的发生和发展。

三、Ⅳ型超敏反应的皮试检测

采用皮试法检测机体细胞免疫（或Ⅳ型超敏反应）针对某种抗原的应答强度：上臂皮内注射一定量抗原，48～72 h观察注射部位的炎症反应。注射部位出现红肿、硬结为皮试阳性，说明该机体存在针对受试抗原的特异性致敏Th1细胞。例如，常通过皮内注射PPD，观察局部迟发型超敏反应的强度，用以判断卡介苗（BCG）接种诱导的免疫效果或某个体是否患有结核病。如受试者曾接种过卡介苗，则结核菌素试验可辅助判定机体细胞免疫的水平，肿瘤患者结核菌素试验常常转阴或者为弱阳性。

上述四种类型超敏反应主要依据其发生机制及参与反应的成分不同而划分（表15-1）。必须强调的是，临床上某些免疫相关疾病并非只由单一机制引起，例如，SLE的发生与Ⅱ、Ⅲ、Ⅳ型超敏反应机制均有关系，但以某一型损伤为主。同一抗原可引起不同类型的超敏反应，如青霉素除引起Ⅰ型超敏反应出现过敏性休克以外，还可通过Ⅱ、Ⅲ、Ⅳ型超敏反应机制诱发不同疾病。

表 15-1 四型超敏反应的比较

类型	参与反应的主要成分	发生机制	疾病举例
Ⅰ型超敏反应	IgE、肥大细胞、嗜碱性粒细胞、嗜酸性粒细胞	变应原与肥大细胞、嗜碱性粒细胞表面的IgE结合，使细胞释放活性介质，引起毛细血管扩张、通透性增加、平滑肌收缩、腺体分泌增强	过敏性休克过敏性哮喘食物过敏症荨麻疹等

续表

类型	参与反应的主要成分	发生机制	疾病举例
Ⅱ型超敏反应	IgG、IgM、补体、巨噬细胞、NK 细胞	抗体与靶细胞表面抗原结合,在补体、吞噬细胞和 NK 细胞参与下导致靶细胞溶解	药物过敏性血细胞减少症、新生儿溶血症、ABO 血型不符的输血反应等
Ⅲ型超敏反应	IgG、IgM、补体、中性粒细胞、肥大细胞、嗜碱性粒细胞、血小板	中等大小 IC 沉积于血管基底膜,激活补体,吸引中性粒细胞、肥大细胞、嗜碱性粒细胞、血小板等,引起炎症	免疫复合物型肾小球肾炎、血清病、类风湿性关节炎等
Ⅳ型超敏反应	致敏淋巴细胞单核巨噬细胞	致敏 T 细胞再次与抗原相遇,直接杀伤靶细胞或产生多种细胞因子,引起以单个核细胞浸润为主的炎症反应	接触性皮炎、传染性变态反应、急性移植排斥反应

小结

根据发生机制可将超敏反应分为四种类型,分别是Ⅰ、Ⅱ、Ⅲ和Ⅳ型超敏反应。但是临床实际情况是复杂的,有些超敏反应疾病可由多种免疫损伤机制引起。同一抗原在不同条件下可引起不同类型的超敏反应。

Ⅰ、Ⅱ、Ⅲ型超敏反应主要是由抗体介导。其中Ⅰ型超敏反应主要由IgE介导,肥大细胞、嗜碱性粒细胞和嗜酸性粒细胞起主要作用。Ⅱ型超敏反应是由抗组织或细胞表面抗原的IgG或IgM类抗体介导的以细胞毒效应为主要特征的超敏反应。Ⅲ型超敏反应是以可溶性抗原和IgG或IgM类抗体形成免疫复合物沉积为主要特征的超敏反应,补体、血小板、嗜碱性粒细胞和中性粒细胞引起充血性水肿、血管炎症反应和组织损伤。Ⅳ型超敏反应属于细胞免疫,主要是由 T 细胞介导,单核巨噬细胞和淋巴细胞在Ⅳ型超敏反应的炎症和组织损伤中发挥主要作用。

能力检测答案

能力检测

1. Ⅰ型超敏反应主要是哪一类抗体介导产生的?(　　)

A. IgG 　　　 B. IgE 　　　 C. IgA 　　　 D. IgD 　　　 E. IgM

2. 下列哪项不是Ⅰ型超敏反应的特点?(　　)

A. 发生在接触抗原后 24 h 　　　 B. 需要 IgE 的参与 　　　 C. 可逆性反应

D. 与遗传有关 　　　 E. 有明显的个体差异

3. 诱导 B 细胞产生特异性 IgE 抗体的细胞因子是(　　)。

A. IL-1 　　　 B. IL-2 　　　 C. IL-5 　　　 D. IL-3 　　　 E. IL-4

4. 与Ⅰ型超敏反应发生无关的是(　　)。

A. 变应原 　　　 B. IL-4、IL-6 　　　 C. IgM Fc 受体

D. 嗜碱性粒细胞 　　　 E. 肥大细胞

5. Rh 血型不符引起的新生儿溶血症多发生于(　　)。

A. Rh^- 母亲所生 Rh^- 胎儿 　　　 B. Rh^+ 母亲所生 Rh^+ 胎儿

C.Rh⁻母亲所生 Rh⁺胎儿　　　　　　　　　　　D.Rh⁺母亲所生 Rh⁻胎儿

E.以上均不可

6. ABO 血型不符输血后引起的溶血属于(　　)。

A.Ⅰ型超敏反应　　　　　　B.Ⅱ型超敏反应　　　　　　C.Ⅲ型超敏反应

D.Ⅳ型超敏反应　　　　　　E.不属于超敏反应

7. 下列哪项属于Ⅲ型超敏反应?(　　)

A.溶血性贫血　　　　　　　B.接触性皮炎　　　　　　　C.荨麻疹

D.类风湿性关节炎　　　　　E.异种皮肤排斥反应

8. Ⅲ型超敏反应造成组织损伤的始动因素是(　　)。

A.免疫复合物的形成　　　　　　　　　　B.免疫复合物激活补体

C.免疫复合物的沉积　　　　　　　　　　D.免疫复合物的清除

E.以上均不是

9. 以下哪一项特点不属于Ⅳ型超敏反应?(　　)

A.补体介导的细胞毒作用

B.细胞介导的免疫反应

C.在接触抗原 24 h 后发生

D.最终效应细胞是活化的单个核细胞

E.可通过致敏淋巴细胞被动转移

10. 下列关于青霉素引起超敏反应的描述哪项是错误的?(　　)

A.可引起Ⅰ、Ⅱ、Ⅲ或Ⅳ型超敏反应　　　　B.皮试阳性者可采用脱敏注射

C.初次注射也可引起过敏反应　　　　　　　D.个体差异明显

E.青霉噻唑和青霉烯酸为半抗原

11. 肥大细胞和嗜碱性粒细胞膜上均有大量高亲和力的哪种受体,可与 IgE Fc 牢固结合?(　　)

A.FcεR1　　　　B.FcεR2　　　　C.CR1　　　　D.CR2　　　　E.FcγR1

12. Ⅲ型超敏反应是以哪种类型细胞浸润为主的血管壁炎症反应?(　　)

A.T 细胞　　　　　　　　　B.肥大细胞　　　　　　　　C.中性粒细胞

D.嗜碱性粒细胞　　　　　　E.B 细胞

(段斯亮)

第十六章 自身免疫病

第一节 自身免疫病的概述

一、自身免疫和自身免疫病

免疫系统具有区分"自身"和"非己"的能力,对非己抗原能够产生适度免疫应答将其清除;对自身抗原则处于无应答状态,即形成自身免疫耐受。而正常人体内存在一定数量的自身反应性 T、B 细胞克隆,它们能对某些自身抗原发生自身免疫应答,产生天然自身抗体(nature autoantibody)和(或)自身反应性效应 T 细胞,有助于清除体内衰老损伤或自身变性的组织细胞,对维持机体生理平衡和自身稳定具有重要意义,称为自身免疫(autoimmunity)。自身免疫病(autoimmune disease)是机体自身免疫耐受机制失调或破坏,导致自身组织器官损伤或出现功能异常的免疫病理状态。

二、自身免疫病的分类

自身免疫病种类很多,具有以下共同特征:①病因不清,有明显的遗传倾向;②女性发病率高于男性,初发多在育龄阶段,老年人发病率较高;③患者体内可检出高效价自身抗体和(或)自身反应性 T 细胞;④病情反复发作和慢性迁延;⑤病情转归与自身免疫反应强度密切相关,应用免疫抑制剂治疗有效。

自身免疫病临床表现复杂多样,尚无统一分类标准。根据自身抗原在组织器官中的分布及其特点,可将自身免疫病分为器官特异性自身免疫病和系统性自身免疫病。

1. 器官特异性自身免疫病(organ specific autoimmune disease) 患者病理损伤和功能障碍通常只局限于具有某种自身抗原的特定器官,很少累及其他组织器官,如桥本甲状腺炎、1型糖尿病(胰岛素依赖型糖尿病)和重症肌无力等(表 16-1)。

2. 系统性自身免疫病(systemic autoimmune disease) 机体针对自身抗原产生的病理损伤累及多个组织器官,如系统性红斑狼疮、类风湿性关节炎和多发性硬化症等(表 16-1)。

表 16-1 几种常见的人类自身免疫病

自身免疫病	自身抗原	免疫效应分子和细胞
器官特异性自身免疫病		
桥本甲状腺炎	甲状腺球蛋白,甲状腺过氧化物酶	自身抗体
2型糖尿病	胰岛素受体	自身抗体
自身免疫性溶血性贫血	红细胞膜表面蛋白	自身抗体
重症肌无力	乙酰胆碱受体	自身抗体(阻断)
弥漫性甲状腺肿	促甲状腺激素(TSH)受体	自身抗体(刺激)

续表

自身免疫病	自身抗原	免疫效应分子和细胞
交感性眼炎	眼晶状体蛋白	自身反应性 CTL
1 型糖尿病	胰岛 B 细胞	自身反应性 CTL、自身抗体
系统性自身免疫病		
多发性硬化症（MS）	髓磷脂碱性蛋白	自身反应性 Th1 细胞
强直性脊柱炎（AS）	脊椎关节抗原	自身抗体、免疫复合物
类风湿性关节炎（RA）	变性 IgG	自身抗体、免疫复合物
系统性红斑狼疮（SLE）	DNA、核蛋白等	自身抗体、免疫复合物

第二节　自身免疫病的诱发因素

自身免疫病的发生是由于机体对自身抗原的免疫耐受性被打破，从而产生对自身抗原的免疫应答。诱发自身免疫病的因素复杂，主要包括遗传因素、抗原因素、免疫细胞和组织相关因素等。

一、遗传因素

自身免疫病多有家族发病倾向，个体对自身免疫病发生的易感性与其遗传背景密切相关。

1. 与人类自身免疫病相关的 HLA 基因　携带有特定 HLA 等位基因的个体与该基因型阴性的个体相比自身免疫病的发生概率明显增高，如：携带 HLA-DR3 的个体易患重症肌无力、系统性红斑狼疮和 1 型糖尿病；携带 HLA-DR4 的个体易患类风湿性关节炎和寻常型天疱疮；携带 HLA-DR2 的个体易患肺出血-肾炎综合征和多发性硬化症；携带 HLA-B27 的个体易患强直性脊柱炎；携带 HLA-DR5 的个体易患桥本甲状腺炎。

2. 与人类自身免疫病相关的免疫相关基因　C1q 或 C4 基因缺陷个体可因清除免疫复合物能力减弱，使体内循环免疫复合物持续存在而易患系统性红斑狼疮；Fas/FasL 基因缺陷个体可因活化诱导的细胞死亡机制出现障碍，而易患自身反应性淋巴细胞增殖综合征；CTLA-4 等位基因突变个体可因产生无活性 CTLA-4 分子，而易患糖尿病和甲状腺疾病等。

二、抗原因素

1. 隐蔽抗原的释放　存在于脑、睾丸和眼睛等免疫豁免部位的某些自身抗原成分，如神经髓鞘磷脂碱性蛋白、精子和眼晶状体蛋白等与免疫系统相对隔绝，在个体发育过程中，针对上述隐蔽自身抗原的自身反应性淋巴细胞因未能与之接触而被保留；在手术、外伤或感染等情况下，上述隐蔽抗原可释放入血液和淋巴液，与免疫系统接触，使相应自身反应性淋巴细胞活化，产生免疫应答引发自身免疫病。如：输精管损伤导致精子释放入血，可刺激机体产生抗精子抗体引发自身免疫性睾丸炎；一侧眼外伤导致眼晶体蛋白释放，刺激免疫系统产生特异性 CTL，对健侧眼组织发动攻击，引发自身免疫性交感性眼炎。

2. 自身成分的改变　微生物感染、药物、物理和化学等因素均有可能改变某些自身成分的结构或性质，使自身成分具有免疫原性，从而刺激机体产生免疫应答引发自身免疫病。如：肺炎支原体感染可改变红细胞表面抗原成分，刺激机体产生抗红细胞抗体引起溶血性贫血；变性的自身 IgG 可刺激机体产生 IgM 类自身抗体，称为类风湿因子（rheumatoid factor，RF），与变性的自身IgG形成免疫复合物引起类风湿性关节炎;吸附到红细胞上的药物(如青霉素、头孢菌素、磺胺等)可获得免疫原性,刺激机体产生抗体,引起药物诱导的溶血性贫血。

3. 分子模拟 某些微生物与宿主组织细胞具有相同或相似的抗原表位,它们感染机体后诱导宿主产生的针对微生物的抗体和(或)致敏淋巴细胞能与含有相同或相似抗原表位的组织细胞结合,并在其他固有免疫细胞和分子参与下使上述自身组织细胞损伤引发相应自身免疫病,这种现象称为分子模拟(molecular mimicry)。例如,A族链球菌细胞壁M蛋白与人肾小球基底膜、心肌肌球蛋白具有相同的表位,其诱导机体产生的抗体不仅能与链球菌M蛋白结合,也能与人心肌肌球蛋白相应结合导致心肌损伤。

4. 表位扩展 一个抗原可有多种表位,包括优势表位(dominant epitope)和隐蔽表位(cryptic epitope)。优势表位又称原发表位(primary epitope),是抗原分子众多表位中首先激发机体免疫应答的表位。隐蔽表位也称继发表位(secondary epitope),包括抗原表面密度较低的表位和隐藏于抗原内部的表位,在机体后续免疫应答中发挥作用。表位扩展(epitope spreading)是指机体免疫系统先针对抗原的优势表位发生免疫应答,如果未能及时清除抗原,可对隐蔽表位相继发生免疫应答的现象。表位扩展使免疫系统不断扩大所识别的自身抗原表位的范围,对自身抗原不断发动新的攻击,是系统性红斑狼疮和类风湿性关节炎等全身性自身免疫病迁延不愈和不断加重的主要原因之一(图16-1)。

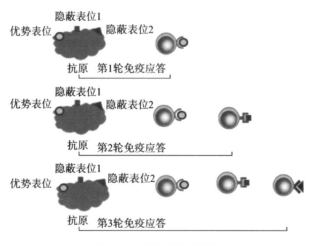

图16-1 表位扩展示意图

三、机体免疫功能异常

1. 自身反应性淋巴细胞逃避"克隆清除" 自身反应性T、B细胞分别在胸腺和骨髓中通过阴性选择机制而被"克隆清除"。但如果胸腺或骨髓功能障碍或微环境发生改变导致某些自身反应性淋巴细胞逃避阴性选择而免于"被清除",该淋巴细胞克隆进入外周后就可能针对相应的自身抗原产生应答,引起自身免疫病。

2. 免疫忽视被打破 免疫忽视(immunological ignorance)是指机体免疫系统对低水平抗原或低亲和力抗原不发生免疫应答的现象。一般认为,一个淋巴细胞需要识别并结合一个APC表面10~100个相同的抗原肽-MHC分子复合物才能被激活,而大多数自身抗原在细胞表面的抗原肽数量低于激活自身反应性T细胞所需的数量,因此,机体针对低水平的自身抗原处于免疫忽视状态,是潜在的自身反应性淋巴细胞。微生物感染、多克隆刺激剂等多种因素可打破这种免疫忽视状态,引发自身免疫病。

3. 淋巴细胞多克隆激活 某些病原体抗原为多克隆刺激剂或超抗原,可非特异性激活多克隆T、B细胞,其中包括激活自身反应性淋巴细胞,产生自身抗体和(或)致敏的自身反应性

T 细胞,引发自身免疫病。如:革兰阴性菌的脂多糖为 B 细胞多克隆刺激剂;EB 病毒感染引起传染性单核细胞增多症,患者体内可出现多种自身抗体。

4. T-B 细胞旁路活化 B 细胞作为专职抗原提呈细胞可通过其 BCR 直接识别结合抗原,并将加工后抗原裂解产物以抗原肽-MHCⅡ类分子复合物形式提呈给相应 CD4$^+$Th 细胞,即 T-B 细胞间的相互作用是由一种具有相应 B 细胞表位和 T 细胞表位的 TD 抗原介导产生的。研究发现,T 细胞与 B 细胞间可发生"旁路活化"现象,即 T、B 细胞在不识别同一 TD 抗原分子情况下,也可使 B 细胞活化产生抗体。如:细菌或病毒超抗原既能与自身抗原特异性 B 细胞表面 MHCⅡ类分子抗原肽结合槽外侧保守序列结合;又能与 Th 细胞表面 TCRβ 链可变区外侧保守氨基酸序列结合,并由此导致 T-B 细胞间的相互作用,使自身抗原特异性 B 细胞活化产生相应自身抗体。

5. 调节性 T 细胞异常 CD4$^+$CD25$^+$Foxp3$^+$自然调节性 T 细胞(nTreg)是一种具有免疫抑制作用的 T 细胞亚群,其功能异常是引发自身免疫病的主要原因之一。研究证实,nTreg功能缺陷或 Foxp3 基因敲除小鼠易发生自身免疫病;将同系正常小鼠 nTreg 过继给上述小鼠则可抑制自身免疫病的发生。

6. MHC 分子和共刺激分子表达异常 体内某些组织细胞表面具有器官特异性自身抗原,通常上述组织细胞不表达 MHCⅡ类分子或共刺激分子,不能将上述自身抗原以抗原肽-MHCⅡ类分子复合物形式表达在细胞表面或因缺乏共刺激信号,而无法诱导体内相应自身反应性 T 细胞产生免疫应答。感染发生时,某些微生物或其产物可刺激机体组织细胞产生IFN-γ 等细胞因子;此类细胞因子能够诱导上述组织细胞表达器官特异性自身抗原肽-MHCⅡ类分子复合物和共刺激分子,从而有效激活相应自身反应性 T 细胞引发器官特异性自身免疫病。

四、其他因素

性别、年龄、内分泌因素、精神因素及机体状态(感染、创伤、营养不良)等对自身免疫病的发生均有一定影响。研究表明,自身免疫病的发生与性激素相关,女性发生多发性硬化症和系统性红斑狼疮的可能性比男性大 10~20 倍,类风湿性关节炎发病率为男性的 3~4 倍;但男性发生强直性脊柱炎的可能性比女性大 3 倍。自身免疫病的发病率随年龄增长而升高,这可能由老年人胸腺功能低下或衰老导致免疫系统功能紊乱所致。

第三节 常见的自身免疫病及其免疫损伤机制

一、常见的自身免疫病

1. 系统性红斑狼疮(systemic lupus erythematosus,SLE) SLE 是一种病变累及全身结缔组织的系统性自身免疫病,患者体内可检测出多种自身抗体。多种自身抗体(如抗核抗体、抗血细胞抗体、抗肾小球基底膜抗体等)与相应自身抗原结合形成的循环免疫复合物沉积于皮下、关节和肾小球基底膜等处,通过激活补体系统和某些固有免疫细胞使局部组织细胞发生损伤。患者多为育龄妇女,主要临床表现为发热、关节疼痛、面部红斑、血尿、蛋白尿、红细胞沉降率加快和高丙种球蛋白血症等。SLE 病因尚不明确,可能与易感患者发生持续性病毒感染或免疫调节功能紊乱,导致体内某些自身抗原发生改变或多克隆自身反应性 B 细胞过度活化有关。

案例引导

患者,女,36岁,乏力半年,面部红斑2个月入院。患者半年前无明显诱因出现乏力不适,在当地医院查血常规示白细胞 $2.5×10^9/L$,予输液治疗,患者乏力症状无明显好转。2个月前出现面部红斑,主要为鼻尖部及双侧面颊部蝶形红斑、四肢关节疼痛。5天前门诊查:神志清醒,精神欠佳,体温 37.5℃,脉搏 78 次/分,血压 120/75 mmHg,血常规检查轻度贫血、血小板减少;尿蛋白＋＋,尿酮体＋;补体 C3、C4 减少,抗核抗体阳性。心肺检测未见明显异常。初步确诊:系统性红斑狼疮。

问题:1. 自身免疫病的共同特征有哪些?

2. 自身免疫病发生的相关因素有哪些?

2. 桥本甲状腺炎(Hashimoto thyroiditis,HT) HT 是一种病变累及甲状腺的器官特异性自身免疫病。患者体内出现的甲状腺过氧化物酶特异性自身抗体或甲状腺球蛋白特异性自身抗体与甲状腺组织相应自身抗原结合,通过 ADCC 效应和补体激活产生的细胞毒作用,使甲状腺组织损伤破坏,甚至萎缩。病程早期患者没有临床症状,但可检出上述自身抗体;中期患者甲状腺轻度肿大、滤泡破坏,可检出高滴度自身抗体;晚期甲状腺萎缩并且功能减退出现明显临床症状。桥本甲状腺炎是最常见的自身免疫性甲状腺病,女性发病率是男性的 3～4 倍。

3. 1 型糖尿病(diabetes mellitus type 1) 1 型糖尿病是一种病变累及胰腺的器官特异性自身免疫病,又称胰岛素依赖型糖尿病(insulin-dependent diabetes mellitus,IDDM)。由体内胰岛 B 细胞特异性自身反应性 CTL 和抗胰岛 B 细胞自身抗体作用于胰岛 B 细胞,导致胰岛素分泌不足,进而引起糖代谢紊乱和血糖浓度增高,患者必须依赖外源性胰岛素。患者发病年龄多为 11～12 岁,主要临床症状是多尿、烦渴、体重和视力下降等。

4. 多发性硬化症(multiple sclerosis,MS) MS 是由体内髓磷脂碱性蛋白特异性 CD4+Th1细胞持续作用于中枢神经组织引发的慢性进行性中枢神经系统脱髓鞘病。患者反复出现短暂视觉、运动和触觉等神经功能障碍,最终导致全身瘫痪和中枢神经系统功能丧失。研究发现:①患者中枢神经组织布满脱髓鞘而形成的白斑,其内富含巨噬细胞、T 细胞和 B 细胞;②多数患者血清中含有高水平抗麻疹病毒抗体,目前认为 MS 发生可能与麻疹病毒感染有关。

5. 重症肌无力(myasthenia gravis,MG) MG 是一种神经骨骼肌接头处信号传导障碍的自身免疫病,由患者血清中的抗乙酰胆碱受体(acetylcholine receptor,AChR)自身抗体与突触后膜上的 AChR 结合,激活补体,使突触后膜损伤,AChR 数量减少,导致肌肉收缩无力或麻痹等症状。

二、自身免疫病的损伤机制

自身抗体和(或)自身反应性 T 细胞介导的对自身抗原发生的免疫应答是导致自身免疫病免疫损伤的原因,其中多数自身免疫病主要通过某种超敏反应机制引发,有些自身免疫病如强直性脊柱炎、类风湿性关节炎和系统性红斑狼疮也可通过多种超敏反应机制引发。

1. 自身抗体介导的组织细胞损伤 自身组织细胞特异性抗体与靶细胞表面相应抗原结合后,可通过经典Ⅱ型超敏反应机制,即通过激活补体系统、调理吞噬和 ADCC 效应使上述组织细胞溶解破坏。自身免疫性血细胞减少症即为典型的由抗血细胞自身抗体介导产生的自身免疫病。

2. 自身抗体介导的组织细胞功能异常 某些针对组织细胞表面激素受体或神经递质受体的自身抗体,可通过模拟相应配体或竞争性抑制相应配体的作用方式使相关组织细胞功能发生紊乱引发自身免疫病。如:弥漫性甲状腺肿患者体内抗促甲状腺激素(TSH)受体的自身抗体与甲状腺上皮细胞表面 TSH 受体结合后,可模拟 TSH 刺激甲状腺上皮细胞合成分泌过量甲状腺素引发甲状腺功能亢进;重症肌无力患者体内抗乙酰胆碱受体(AchR)的自身抗体可通过与乙酰胆碱竞争结合神经肌肉接头处 AchR 的作用方式,对乙酰胆碱产生抑制或阻断作用从而使患者出现肌肉无力等临床症状。

3. **抗体复合物介导的组织器官损伤** 自身抗体与相应可溶性抗原结合形成的循环免疫复合物可通过以Ⅲ型超敏反应为主的作用机制引发全身性自身免疫病。例如:类风湿性关节炎患者体内由类风湿因子(IgM 类自身抗体)与相应抗原(变性自身 IgG)结合形成的循环免疫复合物沉积于皮肤、关节、肾小球等处毛细血管基底膜后,可通过激活补体系统、嗜碱性粒细胞、中性粒细胞而使多种组织细胞损伤,引发全身性自身免疫病。

4. **自身反应性 T 细胞介导的损伤** 某些自身免疫病主要由自身反应性 $CD4^+$ Th1 细胞或 $CD8^+$ CTL 介导产生,其组织细胞损伤机制与Ⅳ型超敏反应相同。自身反应性 Th1 细胞可通过释放 Th1 型细胞因子和在活化巨噬细胞参与作用下,使局部组织细胞发生慢性炎症性损伤。自身反应性 $CD8^+$ CTL 则可通过对局部自身组织细胞表面相应自身抗原肽-MHC Ⅰ类分子复合物的识别结合产生细胞杀伤作用,如:多发性硬化症患者体内髓磷脂碱性蛋白特异性 $CD4^+$ Th1 细胞可持续作用于中枢神经组织,引发慢性炎症性脱髓鞘病;1 型糖尿病患者体内胰岛 B 细胞特异性 $CD8^+$ CTL 可持续杀伤胰岛 B 细胞,导致胰岛素分泌不足引发胰岛素依赖型糖尿病。

第四节　自身免疫病的治疗原则

治疗自身免疫病的理想方法是重建机体对自身抗原的耐受性,但因人工诱导免疫耐受方法尚未成功建立而难以实现。目前临床治疗方案除控制发病诱因外,主要采用抑制或阻断体内病理性自身免疫应答方法以缓解或减轻患者临床症状。

一、去除引起免疫耐受异常的诱因

多种微生物可诱发自身免疫病,采用疫苗和抗生素控制微生物的感染,尤其是微生物持续性感染,可降低某些自身免疫病的发生率。对能引起自身免疫病的药物要谨慎使用。

二、抑制对自身抗原的免疫应答

1. **免疫抑制剂** 免疫抑制剂是目前治疗自身免疫病的有效药物。硫唑嘌呤、环磷酰胺等抑制细胞代谢的药物可杀伤快速增殖的细胞,抑制自身反应性淋巴细胞从而抑制自身免疫反应。环孢素 A 和 FK-506(他克霉素)均为来自真菌的代谢产物,可抑制 IL-2 基因活化,抑制 T 细胞的增殖和分化。糖皮质激素可通过抑制炎症反应减轻自身免疫病的临床症状。

2. **细胞因子及其受体的阻断剂** TNF 单克隆抗体和 IL-1 受体拮抗剂对类风湿性关节炎有明显的疗效。

3. **抗免疫细胞表面分子抗体** 抗 MHC Ⅱ类分子的单克隆抗体抑制 APC 的功能;抗 CD3 和抗 CD4 单克隆抗体抑制自身反应性 T 细胞。

小结

自身免疫病是机体自身免疫耐受机制失调或破坏,导致自身组织器官损伤或出现功能异

NOTE

常的免疫病理状态。自身免疫病可分为器官特异性自身免疫病和系统性自身免疫病。前者是指病变通常只局限于具有某种自身抗原的特定器官,后者是机体针对多种自身抗原产生的病变累及多个组织器官的病理性免疫反应。导致自身免疫病发生的因素包括三个方面:遗传因素、抗原因素和机体免疫功能异常等。常见的自身免疫病包括系统性红斑狼疮、桥本甲状腺炎、1型糖尿病、多发性硬化症和重症肌无力等。自身抗体和(或)自身反应性 T 细胞介导的对自身成分发生的获得性免疫应答是自身组织细胞损伤的主要机制,自身抗体与抗原形成的复合物可介导组织细胞损伤及功能异常,自身反应性 $CD4^+$ Th1 细胞或 $CD8^+$ CTL 介导的组织细胞损伤机制与Ⅳ型超敏反应相同。自身免疫病临床治疗主要通过控制发病诱因及抑制或阻断体内病理性自身免疫应答等方法以缓解或减轻患者临床症状。

能力检测答案

能力检测

1. 自身免疫是指(　　　)。

A.机体免疫系统对自身抗原不应答

B.机体对自身组织成分产生自身抗体和(或)自身反应性 T 细胞的现象

C.机体对自身抗原产生免疫应答,导致组织损伤并引起临床症状

D.对机体有害的免疫应答

E.对"非己"和自身抗原都产生免疫应答

2. 属于器官特异性自身免疫病的是(　　　)。

A.类风湿性关节炎　　　　　　　　　　B.桥本甲状腺炎

C.系统性红斑狼疮　　　　　　　　　　D.强直性脊椎炎

E.多发性硬化症

3. 与自身免疫病发生无关的原因是(　　　)。

A.隐蔽抗原释放　　　　　　　　　　　B.自身抗原性质改变

C.交叉抗原或分子模拟　　　　　　　　D.表位扩展

E.免疫球蛋白类别转换

4. 机体产生抗核抗体多见于(　　　)。

A.多发性骨髓瘤　　　　　　　　　　　B.系统性红斑狼疮

C.自身免疫性溶血性贫血　　　　　　　D.甲状腺肿大

E.重症肌无力

5. 下列哪一种自身免疫病患者最可能检出抗自身变性 IgG 的抗体?(　　　)

A.类风湿性关节炎　　　　　　　　　　B.重症肌无力

C.桥本甲状腺炎　　　　　　　　　　　D.自身免疫性溶血性贫血

E.多发性硬化症

6. 与人心肌肌球蛋白有交叉(共同)抗原成分的是(　　　)。

A.大肠杆菌 O 脂多糖　　　　　　　　B.衣原体

C.A 族链球菌产生的溶血素　　　　　　D.大肠杆菌 O86

E.A 族链球菌 M 蛋白

7. 关于类风湿因子的叙述,不正确的是(　　　)。

A.由变性 IgG 刺激产生　　　　　　　B.主要是 IgM 类抗体

C.是抗自身变性 IgG 的抗体　　　　　　D.产生与感染有关

E.机体自身变性 IgG 称为类风湿因子

8. 环孢素 A 治疗自身免疫病的机制是(　　　)。

A.阻断抗原和抗体的结合抑制 　　　　　　　　B.抑制 CD28 的表达

C.IL-2 基因的活化 　　　　　　　　　　　　D.抑制抗原提呈

E.降低自身抗原含量

9. 类风湿性关节炎及系统性红斑狼疮病程迁延不愈的主要原因是(　　　)。

A.隐蔽抗原不断释放 　　　　　　　　　　　B.抗原修饰

C.隐蔽表位暴露 　　　　　　　　　　　　　D.抗原表位扩展

E.分子模拟

10. 关于自身免疫病的叙述,下列哪项是错误的?(　　　)

A.血清中存在高效价的自身抗体

B.自身免疫一定会引起自身免疫病

C.血清中存在针对自身抗原的致敏淋巴细胞

D.对机体造成组织损伤

E.能引起相应的临床症状

11. 重症肌无力的自身抗原是(　　　)。

A.平滑肌 　　　　　　　　B.乙酰胆碱受体 　　　　　　　　C.细胞核

D.血小板 　　　　　　　　E.变性 IgG

12. 类风湿性关节炎患者血液中可检测出类风湿因子,它属于哪种 Ig?(　　　)

A.IgA 　　　　　　B.IgG 　　　　　　C.IgM 　　　　　　D.IgE 　　　　　　E.IgD

13. 下列哪项不是隐蔽抗原的特点?(　　　)

A.与免疫系统在解剖位置上处于隔绝状态

B.胚胎期未曾与免疫系统发生接触

C.与自身免疫系统接触可诱导免疫应答

D.需经生物、物理或化学因素改变才引起自身免疫反应

E.外伤、手术、感染等情况下可引起自身免疫病

14. 关于自身抗体的叙述,下列哪项是正确的?(　　　)

A.正常机体不可能检出自身抗体

B.检出自身抗体就意味着发生了自身免疫病

C.自身抗体的检出率随年龄增加而明显降低

D.某些非自身免疫病患者也可检出自身抗体

E.自身抗体导致组织损伤的机制是Ⅰ型超敏反应

(白　虹)

第十七章　免疫缺陷病

免疫缺陷病(immunodeficiency disease,IDD)是由先天性免疫系统发育障碍或后天损伤而引起的免疫细胞发生、分化、增殖、调节和代谢异常,并导致机体免疫功能降低或缺陷,临床上主要表现为易发生反复感染的一组综合征。

免疫系统中任何成分的缺失或功能不全包括免疫细胞、免疫分子或免疫细胞内信号转导的缺陷,都能导致免疫功能障碍,引起免疫缺陷病。一般将免疫缺陷病分为原发性免疫缺陷病(primary immunodeficiency disease,PIDD)和获得性免疫缺陷病(acquired immunodeficiency disease,AIDD)两大类。IDD的临床表现复杂多样,其共同特征为:①对外源性病原体的易感性明显增加,多反复发作,难以治愈,是患者死亡的主要原因。易感染的外源性病原体种类主要取决于免疫缺陷的类型,如体液免疫、吞噬细胞、补体缺陷时,患者易发生以化脓性细菌感染为主的细菌性感染,而细胞免疫缺陷患者则易发生病毒或其他细胞内寄生病原体的感染。②易发生恶性肿瘤和自身免疫病,尤以T细胞免疫缺陷者为甚。免疫缺陷病患者恶性肿瘤的发病率是同年龄正常人群的100～300倍,伴发自身免疫病者可高达14%。③易发生肿瘤,特别是淋巴系统恶性肿瘤。④多数PIDD有遗传倾向。

第一节　原发性免疫缺陷病

原发性免疫缺陷病又称为先天性免疫缺陷病(congenital immunodeficiency disease,CIDD),发生机制较为复杂,多为X连锁隐性遗传或常染色体隐性遗传,主要由免疫系统遗传基因异常或先天性免疫系统发育障碍所致,可发生于免疫系统发育成熟的各个环节,常伴有其他组织器官的发育畸形,多见于婴幼儿,严重者危及生命。原发性免疫缺陷病的种类已多达200余种,其中150余种已明确致病基因。2011年世界卫生组织(WHO)和国际免疫协会(IUIS)联合组织会议将PIDD分为八大类,即以抗体缺陷为主的免疫缺陷病;T、B细胞联合免疫缺陷病;其他定义明确的免疫缺陷综合征;免疫失调性疾病;吞噬细胞数量、功能先天性缺陷病;天然免疫缺陷病;自身炎症反应性疾病和补体缺陷病(表17-1)。

表 17-1　原发性免疫缺陷病及基因缺陷

分类及代表性疾病	基因缺陷/可能发病机制	免疫功能缺陷
以抗体缺陷为主的免疫缺陷病		
1.X连锁无丙种球蛋白血症(XLA)	Btk基因突变,功能缺陷	成熟B细胞和各类Ig减少或缺失
2.X连锁高IgM综合征	CD40L基因突变,功能缺陷	IgM含量升高,其余各类Ig水平低下
3.选择性IgA缺陷病	尚未确定,机制不清	血清型和分泌型IgA减少或缺失
4.常见变异型免疫缺陷病(CVID)	尚未确定,机制不清	IgG和IgA水平明显降低,IgM可能正常或降低,伴B细胞正常或降低

续表

分类及代表性疾病	基因缺陷/可能发病机制	免疫功能缺陷
原发性 T 细胞免疫缺陷病		
1. 先天性胸腺发育不全（DiGeorge 综合征）	胸腺发育不全	T 细胞发育和功能障碍 B 细胞介导的体液免疫功能异常
2. T 细胞活化及功能缺陷病	CD3 或链基因缺陷 ZAP-70 基因突变/缺失 TCR 表达异常/缺失 NF-AT 基因突变/缺失	T 细胞识别活化、分化发育和功能障碍
重度联合免疫缺陷病（SCID）		
1. XSCID	IL-2R 链基因突变	T 细胞数目减少、功能障碍 B 细胞功能障碍，血清 Ig 水平低下
2. 腺苷脱氨酶缺乏症	ADA 基因突变/缺失	T/B 细胞功能障碍，血清 Ig 水平低下
3. 嘌呤核苷磷酸化酶缺乏症	PNP 基因突变/缺失	T/B 细胞功能障碍，血清 Ig 水平低下
4. MHC I 类分子表达缺陷病	TAP 基因突变	CD8+ T 细胞功能低下
5. MHC II 类分子表达缺陷病	C II TA 基因缺陷 RFX5 基因突变	CD4+ T 细胞功能低下
其他定义明确的免疫缺陷综合征		
1. 共济失调毛细血管扩张症	DNA 修复缺陷 PI3K 基因缺陷	T 细胞数目减少、功能受损 IgA、IgG2 和 IgG4 减少或缺失
2. 湿疹-血小板减少-免疫缺陷综合征（Wiskott-Aldrich 综合征，WAS）	WAS 蛋白基因缺陷	T 细胞数目减少、功能受损 血清 IgM 减少或缺失
吞噬细胞功能缺陷病		
1. 慢性肉芽肿病	CYBB 基因突变	中性粒细胞、单核细胞杀伤功能受损
2. 白细胞黏附分子缺陷 1 型	ITGB2 基因突变	中性粒细胞、单核细胞黏附趋化及吞噬功能受累，同时伴 T 和 NK 细胞细胞毒性功能障碍
补体系统缺陷病		
1. 补体固有成分缺陷病	补体固有成分缺陷	免疫复合物病和反复感染
2. 阵发性睡眠性血红蛋白尿症	Pig-基因突变	Pig-基因突变导致补体介导的溶血
3. 遗传性血管神经性水肿	C1INH 缺陷	C2a 产生过多

一、抗体（B 细胞）免疫缺陷病

抗体（B 细胞）免疫缺陷病以免疫球蛋白水平的降低或缺失为主要特征，由于 B 细胞发育、分化和增殖受阻，或 Th 细胞功能异常，引起抗体合成或分泌缺陷。免疫球蛋白缺陷可以是某一类或亚类，甚至是五种 Ig 的缺乏，一般可分为 3 种类型：各类免疫球蛋白均缺陷；选择性缺乏某类或某亚类免疫球蛋白；总血清免疫球蛋白量正常或稍低，但特异性抗体反应低下。由于血清免疫球蛋白测定的常规化,这类疾病诊断已经较容易。

(一) X 连锁无丙种球蛋白血症

X 连锁无丙种球蛋白血症(X-linked agammaglobulinemia,XLA)又称布鲁顿无丙种球蛋白血症(Bruton 综合征),因 1952 年 Ogden Bruton 首次报道而得名。多见于男性婴幼儿,以血液循环中缺乏 B 细胞及 γ 球蛋白为主要特征,是最常见的先天性 B 细胞免疫缺陷病。在 B 细胞活化的早期,B 细胞胞浆中所特有的布鲁顿酪氨酸蛋白激酶(Bruton's tyrosine protein kinase,BtK)被磷酸化,与 G 蛋白、Src 家族成员结合,参与细胞内活化信号的传递。BtK 基因定位于 Xq22 染色体上。BtK 基因发生突变将影响前 B 细胞的分化成熟。在 X 连锁无丙种球蛋白血症患者中发现的 BtK 基因突变种类超过 118 种。该病属 X 连锁隐性遗传,多发生于男性,该病由一条染色体上携带有缺陷基因,经表型正常的母亲传给其儿子。患儿在出生后 6～8 个月起发病,临床表现为反复持久的化脓性细菌(如肺炎球菌、链球菌、嗜血杆菌等)感染。因为患者机体内的前 B 细胞不能分化为 SmIgM 阳性的 B 细胞,所以血清中缺乏 IgG(＜2 g/L)、IgM、IgA、IgD 和 IgE,患者血液循环和组织中没有成熟的 B 细胞,淋巴结中没有生发中心,组织中无浆细胞。患者接种抗原后不产生抗体应答,但因 T 细胞功能和数量正常,对病毒、真菌等细胞内寄生物有一定抵抗力。该病的治疗主要依赖免疫球蛋白的替代治疗和抗生素的运用。

案例引导
问题解析

案例引导

患儿朱某,男,5 岁,因"左膝关节肿痛半年、近日加重"入院;主述(由其母亲代述):患儿为足月顺产,3 岁以前很少患病,近 1 年反复发生中耳炎、扁桃体炎、肺炎等疾病。近日左膝关节肿痛加重,活动明显不便,入院。体格检查:体温 37 ℃,呼吸 24 次/分,脉搏 100 次/分,体重 21 kg;发育正常,营养中等,跛行,颈部、腋窝、腹股沟等浅表淋巴结无肿大,咽部充血,扁桃体无肿大,心、肺、腹部无阳性体征。左膝关节肿胀,皮温正常,有触痛。辅助检查:左膝关节 X 线片可见关节面毛糙,关节软组织肿胀;血常规、骨髓检查正常。血清蛋白电泳:Alb 正常,α1、α2 和 β 球蛋白正常,γ 球蛋白 5.8%(参考值 11.9%～23.0%);IgG 0.999 g/L(参考值 55.3～130.7 g/L),IgA＜0.034 g/L(参考值 0.33～1.08 g/L),IgM＜0.254 g/L(参考值 0.56～2.18 g/L),IgE 未测出。血中 B 细胞(CD19)测定值为 0,T 细胞及亚群(CD3、CD4、CD8)正常。根据患儿男性,且同胞兄弟中有一位因化脓感染死亡。此患儿 4 岁起病,有反复感染史,主要表现为大关节炎,检测各种 Ig 均低,血中 B 细胞未测出。入院诊断:X 连锁无丙种球蛋白血症。经给予丙种球蛋白静脉注射每月 400 mg/kg(每周 1 次)治疗,1 个月后减为每月 200 mg/kg,以后再根据患儿情况逐渐减量,寻找最小有效量维持,长期随访,终身治疗。

问题:本病例为什么会常患各种感染性疾病,并说明抗体的重要意义。

(二) 选择性免疫球蛋白缺陷病

选择性免疫球蛋白缺陷病包括选择性 IgA 缺陷、选择性 IgG 亚类缺陷、X 连锁高 IgM 综合征和常见变异型免疫缺陷病。

1. 选择性 IgA 缺陷病 该病是最常见的选择性免疫球蛋白缺陷病,主要的免疫学特征表现为:①IgA 水平低于 5 mg/dL,其余 Ig 水平正常,SIgA 含量很低。②细胞免疫功能正常。该病的确切发病机制尚不清楚。大多数患者无明显症状,或仅表现为反复呼吸道、消化道、泌尿道感染,少数患者出现反复严重感染,伴有类风湿性关节炎、SLE 等自身免疫病和哮喘、过敏性鼻炎等超敏反应性疾病。该病预后良好,少数患者可自行恢复合成 IgA 的功能。一般不采用丙种球蛋白注射治疗,不仅因其中所含 IgA 量很低,而且有可能导致抗 IgA 抗体产生,诱发严重甚至致死性的过敏反应。

2. 选择性 IgG 亚类缺陷 该病是由于 B 细胞分化为浆细胞异常所致,极少数是因为 IgG 恒定区基因的纯合子缺陷造成,患者的 B 细胞不能分泌 IgG 的某些亚类。虽然患者血清总 IgG 水平正常,但某一种或几种 IgG 亚类缺失,其中以 IgG3 亚类缺乏较常见。多数患者无临床表现,少数患者可发生反复化脓性感染。

3. X 连锁高 IgM 综合征 由于 T 细胞 CD40L 基因突变或缺失,使 T 细胞表达 CD40L 缺陷,导致 T 细胞与 B 细胞 CD40 结合受阻,B 细胞不能增殖和发生 Ig 类型转换。患者 B 细胞总数正常,因只能分泌 IgM,所以表现为血清 IgM 水平增高,而 IgG、IgA、IgE 水平低下,IgD 水平正常或增高。该病常为 X 性联隐性遗传,多见于男性,临床表现为反复发生化脓性感染。

4. 常见变异型免疫缺陷病(common variable immunodeficiency,CVID) 该病是最常见的产生临床症状的抗体免疫缺陷病,呈散发性或家族性发病,有家族史的患者可有常染色体显性或隐性遗传。临床表现多样,幼年和成年均可发病,多为反复发作的呼吸道和消化道细菌感染,部分患者常伴有慢性肉芽肿和自身免疫病。大多数患者存在 T 细胞功能缺陷,表现为 T 细胞对抗原的应答能力降低。

二、原发性 T 细胞免疫缺陷病

单独的 T 细胞免疫缺陷病较为少见。大多数患者,T 细胞免疫缺陷常伴随有 B 细胞免疫异常,因为在抗体形成过程中,T、B 细胞之间存在相互调节作用。虽然有些 T 细胞缺陷患者的免疫球蛋白水平正常,但对抗原的刺激却不产生特异性抗体,这种患者对胞内菌的易感性增高。

(一)先天性胸腺发育不全——DiGeorge 综合征

本病为典型的纯 T 细胞缺陷性疾病,起因于胚龄 6~8 周时第三和第四对咽囊管发生障碍,导致胸腺及甲状旁腺的发育不全。属于非遗传性疾病,主要临床特征有心脏和大血管畸形、新生 24 h 内可出现手足抽搐和反复发作的感染。免疫学特征表现:先天性胸腺发育不良,T 细胞数量减少,外周血中缺少 T 细胞,而 B 细胞数量正常,但抗体水平可能下降。胚胎胸腺移植对治疗该病有一定效果。

(二)T 细胞活化及功能缺陷病

某些患者外周血 T 细胞数量虽然正常,但细胞有活化及功能障碍,这是由 T 细胞上的某些膜蛋白或细胞内信号转导分子表达异常或缺失所致,患者出现细胞免疫缺陷的各种症状,严重时可发生联合免疫缺陷。其机制可能有:①TCR/CD3 分子的表达缺失;②TCR/CD3 复合物信号传导的异常;③协同刺激信号(如 B7 分子家族)表达缺失;④细胞因子(如 IL-2、IFN-γ 等)产生缺失;⑤细胞因子受体(如 IL-1R、IL-2R 等)表达缺乏。TCR 缺陷将严重影响细胞免疫功能;CD3 分子 γ 链、ε 链和 ζ 链缺失可使细胞内信号转导受阻,T 细胞活化异常。细胞内参与信号转导的分子如 NF-AT 基因缺陷,使细胞激活信号转导发生障碍,临床表现为免疫应答能力降低。

三、联合免疫缺陷病

联合免疫缺陷是指 T 细胞和 B 细胞均缺乏或功能缺陷,可由原发性淋巴细胞发育异常所致,或与其他先天性疾病伴随发生。患者的临床表现和发病机制较为复杂,一般免疫治疗很难有效。重度联合免疫缺陷病(severe combined immunodeficiency disease,SCID)是一组胸腺体积小,淋巴组织发育不全及免疫球蛋白缺乏的遗传性疾病。这类疾病可以是常染色体隐性遗传或 X 连锁隐性遗传。患者出生 6 个月即出现发育障碍,易患严重感染而死亡。引起 SCID

的原因很多,主要有下列四种:①SCID 伴有酶缺乏:腺苷酸脱氨酶缺乏、嘌呤核苷磷酸化酶缺乏。②SCID 伴有 MHC 表达缺乏:裸淋巴细胞综合征。③SCID 伴有 T 细胞缺乏:IL-2 缺陷、TCR/CD3 缺陷。④性联 SCID(XSCID):IL-2Rγ 缺陷。

(一)性联 SCID

性联 SCID(X-linked severe combined immunodeficiency disease,XSCID)是最常见的性染色体连锁遗传重度联合免疫缺陷病,约占 SCID 病例的 50%。骨髓移植可治愈本病。XSCID 患者的主要免疫学特征表现:T 细胞缺乏或数量显著减少;B 细胞数量正常而功能异常,如 Ig 水平降低,对特异性抗原应答能力下降。在 XSCID 患者的 B 细胞上发现有 pre-B 的特异性标志 P120 抗原,表明患者的 B 细胞亦存在成熟障碍。

根据 IL-2R 的亲和力大小可将其分为三类,低亲和力 IL-2R 含有 IL-2Rα 链,中等亲和力 IL-2R 含有 IL-2Rβ 链和 γ 链,高亲和力 IL-2R 则含有 α、β、γ 三条链。研究表明 IL-2Rγ 链是构成核心信号受体的重要组分,涉及配体的内在化及信号的转导。IL-2Rγ 链不仅参与 IL-2R 的组成,而且是 IL-4R、IL-7R 的组成部分,所以又将其命名为共用 γ 链(common γ chain,γc)。IL-4 是 B 细胞生长因子,IL-7 是前 B 细胞和胸腺细胞的生长因子,均可通过和其相应的受体结合而发挥作用,所以 XSCID 患者的 X 染色体上 IL-2Rγ 链基因的突变,使得共用 γ 链不能正常表达,IL-2R、IL-4R、IL-7R 缺陷,导致 T、B 细胞的成熟受阻,从而形成 XSCID。

(二)MHCⅡ类分子表达缺陷病

MHCⅡ类分子表达缺陷病又被称为裸淋巴细胞综合征(bare lymphocyte syndrome,BLS),是一种极为罕见的原发性严重免疫缺陷病,属常染色体隐性遗传病,其主要特征表现为 MHCⅡ类基因的表达缺失,其机制是控制 MHCⅡ类基因表达的因子缺陷。所以此病实际上是一种基因调节缺陷病。实验发现患者的任何组织细胞上均不表达 MHCⅡ类分子,细胞内没有任何类型的 MHCⅡ类 mRNA,然而 MHCⅡ类分子的基因却并不缺失,提示 MHCⅡ类基因的表达异常与其表达调控异常有关。现已证实有两种分子在 MHCⅡ类基因表达中起重要作用,一种是Ⅱ类转化活化因子(class Ⅱ gene transactivator,CⅡTA),另一种是促进子结合蛋白复合物,此复合物含有三类分子:RFX(X box binding complex)、X2BP(protein binding to the X2 box)和 NF-Y(protein binding to the Y box)。这些分子的缺陷将导致 MHCⅡ类抗原基因转录障碍,使抗原提呈细胞表面缺乏 MHCⅡ类抗原,导致 APC 向 CD4[+] T 细胞提呈抗原发生障碍,从而形成严重的免疫缺陷。患者表现为迟发型超敏反应能力低下,对 TD 抗原的抗体应答反应缺失,对各种微生物的易感性增高。

(三)伴有酶缺陷的联合免疫缺陷病

伴有酶缺陷的联合免疫缺陷病均为常染色体隐性遗传病,包括腺苷脱氨酶缺陷和嘌呤核苷磷酸化酶缺陷所致联合免疫缺陷病,后者较少见。腺苷脱氨酶(adenosine deaminase,ADA)基因定位于第 20 对染色体,该基因的缺失或突变,导致 ADA 缺乏。ADA 分布广泛,在淋巴细胞内特别丰富,活性最高。ADA 缺陷将导致腺苷、dGTP、dATP 在细胞内聚积。这些代谢产物进一步抑制核苷酸还原酶和 S-腺苷同型半胱氨酸水解酶活性,使 S-腺苷同型半胱氨酸增多,抑制甲基转移反应,影响 RNA、DNA、蛋白质和磷脂的合成。腺苷的积聚导致细胞内 cAMP 增加,抑制淋巴细胞功能,特别是影响 T 细胞。部分患者成熟 T 细胞数量减少,或数量接近正常,但对抗原刺激不起反应。本病患者的 T、B 细胞均受损,但对 B 细胞的影响较轻。

四、吞噬细胞功能缺陷病

主要的原发性吞噬细胞功能缺陷病见表 17-2。

表 17-2　原发性吞噬细胞功能缺陷病

名称	功能缺陷	受损细胞	缺损机制	遗传及其他
慢性肉芽肿病(CGD)	杀菌力↓	中性粒细胞、单核巨噬细胞	过氧化酶、超氧化酶产生障碍	X性联隐性、常染色体隐性
髓过氧化酶缺乏症	杀菌力↓	中性粒细胞	同上	常染色体隐性
葡萄糖-6-磷酸脱氢酶缺乏症(G-6-PD)	杀菌力↓	中性粒细胞	同上	性联隐性
白细胞异常色素减退综合征(Chediak-Higashi 综合征)	移动性↓、杀菌力↓	中性粒细胞、单核巨噬细胞	膜流动性异常？	常染色体隐性、毛发和皮肤色素变化、NK细胞缺陷
肌动结合蛋白缺乏症	移动性↓	中性粒细胞	肌动蛋白缺乏	常染色体隐性
迟钝白细胞综合征	移动性↓	中性粒细胞	细胞膜缺陷？	外周粒细胞减少

慢性肉芽肿病(chronic granulomatous disease,CGD)：本病绝大多数是性联隐性遗传病，表现为中性粒细胞的功能不全，其主要临床特征为反复发作的化脓性感染。感染的细菌大多为过氧化氢酶阳性菌，如表皮葡萄球菌、沙雷氏菌等。患者的中性粒细胞缺乏还原型烟酰胺腺嘌呤二核苷酸(NADH)或还原型烟酰胺腺嘌呤二核苷酸磷酸(NADPH)氧化酶，使细胞内不能生成足够的过氧化氢、单态氧、超氧阴离子等，导致氧依赖性杀菌功能减弱。细菌虽然被中性粒细胞吞噬，却不能被杀死，反而得到细胞的保护，不受抗体、补体、抗生素的影响，从而得以在细胞内繁殖，并随吞噬细胞游走引起感染的播散，形成反复发作的化脓性感染，在淋巴结、肝、脾、肺、骨髓内形成肉芽肿性病灶或伴有瘘管形成。本病可利用定量四氮唑蓝(NBT)试验和吞噬细胞杀菌试验进行确诊。

五、补体系统缺陷病

在补体系统中几乎所有的补体成分和调控蛋白均可发生遗传性缺陷。大多数补体缺陷属常染色体隐性遗传，少数为常染色体显性遗传。

参与经典途径的早期补体成分 C1、C4、C2 缺陷常引发肾小球肾炎、系统性红斑狼疮、类风湿性关节炎等免疫复合物病。C3、P 因子、D 因子缺陷多导致反复化脓性细菌感染。C5～C9 缺陷常出现反复奈瑟菌属感染。

在补体调控蛋白中，以 C1INH 缺陷最常见，C1INH 缺陷引起遗传性血管神经性水肿。患者表现为反复发作的局部皮肤、黏膜水肿。已知 C1INH 可抑制体内 C1、凝血因子Ⅻ、激肽和纤溶系统，因而当 C1INH 缺乏时，上述系统过度激活并消耗增多，在此过程中生成的许多产物都有使血管扩张和毛细血管通透性增高的作用。患者可表现为皮肤和黏膜水肿，当水肿波及喉头时可因窒息而致死。应用纤溶抑制剂降低缓激肽生成或用雄激素刺激 C1INH 生成以及输入新鲜血清对治疗该病有一定疗效。衰变加速因子(DAF)和 CD59 分子都是保护细胞免遭 MAC 攻击的膜结合型补体调控蛋白，它们都借助糖基磷脂酰肌醇(GPI)锚着在细胞膜上。当编码 N-乙酰葡糖胺转移酶的 Pig-A 基因发生突变时，细胞不能合成 GPI，红细胞因为缺乏 DAF 和 CD59 的保护作用而发生补体介导的溶血，即引发阵发性睡眠性血红蛋白尿症 (paroxysmal nocturnal hemoglobinuria,PNH)。

第二节　继发性免疫缺陷病

继发性免疫缺陷病是出生后由某些原因导致的免疫功能低下,比原发性免疫缺陷病发病率高,而该病的免疫缺陷程度、类型与造成免疫功能低下的原因有关。

引起继发性免疫缺陷病的常见原因包括感染、肿瘤、营养不良、蛋白合成不足或消耗增加,使用有抑制免疫功能的药物,以及电离辐射、手术麻醉、脾切除、中毒、妊娠、年老等。继发性免疫缺陷病多数是暂时性的,消除病因后能够恢复。少数继发性免疫缺陷病则不容易恢复,如由人类免疫缺陷病毒(human immunodeficiency virus,HIV,又称艾滋病病毒)引起的获得性免疫缺陷综合征(acquired immunodeficiency syndrome,AIDS)。病例于 1981 年首次报道,1983年分离出该病毒。1986 年,国际微生物学会及病毒分类学会将此病毒命名为 HIV。HIV 的感染将导致免疫缺陷,特别是细胞免疫的缺陷。患者以 CD4$^+$ 细胞的减少为主要特征,同时伴随反复机会感染、恶性肿瘤以及中枢神经系统的退化。本病流行广泛,病死率很高,至今尚无有效的治疗措施,因而受到高度重视,本节将予以着重介绍。

一、AIDS 病原学

HIV 是带有包膜的 RNA 逆转录病毒,属逆转录病毒科中的慢病毒亚科。目前发现 HIV-1 型和 HIV-2 型,其结构及致病性相似,由 HIV-1 感染导致 AIDS 者更为常见。HIV 由病毒核心和外膜组成,外膜上有与 HIV 侵入宿主细胞有关的糖蛋白 gp120 和 gp41(图 17-1)。HIV 主要通过 gp120 与靶细胞膜表面的受体 CD4 分子结合而感染宿主细胞,侵入细胞后,其RNA 经逆转录酶作用转录成 DNA,并整合到宿主细胞的 DNA 中,即前病毒。前病毒可长期处于静止状态,在某些因素(如 TNF、IL-6 和某些抗原等)的刺激下,进入活动期,合成大量病毒体,释放到细胞外,感染新的靶细胞。表达 CD4 抗原的细胞主要是 Th 细胞,此外单核巨噬细胞、B 细胞、神经胶质细胞、骨髓细胞、肾小球细胞等也可表达少量的 CD4 分子,因而在临床上可引起广泛免疫功能缺陷和机体损害。另外,最近发现 HIV 侵入宿主细胞需要趋化因子受体,一个是表达在巨噬细胞的 CCR5,另一个是 T 细胞表面的 CXCR4。

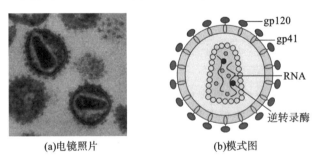

(a)电镜照片　　　　　　(b)模式图

图 17-1　人类免疫缺陷病毒-1(HIV-1)的结构

二、AIDS 免疫学异常

AIDS 的免疫学异常主要是由 CD4$^+$ T 细胞数量显著减少和细胞免疫功能下降所致。HIV 感染 CD4$^+$ 细胞后,在细胞内大量复制,大量的病毒体在细胞内聚集导致细胞死亡,加上HIV 感染细胞表面表达的 gp120 分子与未感染细胞表达的 CD4 分子结合,导致细胞融合形成多核巨细胞,以及通过 HIV 抗体和 gp120 特异性 CTL 对 HIV 感染的靶细胞的攻击,导致CD4$^+$ 细胞进行性减少,CD4/CD8 细胞比例下降(正常 2∶1),甚至倒置。HIV 病毒感染不仅使 CD4$^+$T 细胞数量明显减少,还抑制 T 细胞的激活和应答能力,使患者淋巴细胞转化率下降,迟发型皮肤超敏反应消失。

HIV 可多克隆性激活 B 细胞,患者血清 Ig 水平明显增高,自身抗体水平增高。这可能是因为 HIVgp120 本身属超抗原,加上 HIV 感染者易合并感染 EBV,造成多克隆 B 细胞激活。由于 B 细胞本身功能紊乱和缺乏 Th 细胞的辅助功能,患者对抗原的特异性应答能力降低。

HIV 感染单核巨噬细胞,将损伤其趋化、杀菌能力,同时引起细胞表面 MHC Ⅱ 类抗原表达减少,抗原提呈能力下降。HIV 感染巨噬细胞,能诱导细胞分泌大量 IL-1 和 TNF-α,导致患者长期低热,进而引起恶病质。AIDS 患者的 NK 细胞功能也降低,从而更加降低机体抵抗病毒感染和抗肿瘤免疫能力。

三、AIDS 临床特点

AIDS 患者从感染 HIV 到出现临床症状,可分为四期,即急性感染期、无症状感染期、全身性持续性淋巴结肿大期和艾滋病期。

急性感染期一般在感染 HIV 后 2～6 周出现,有一过性单核细胞增多或流感样症状出现。病程有自限性,一般持续约 2 周自行消退。有时也可以出现神经系统症状,如头痛、全身关节酸痛和肌肉痛、脑膜炎或多发性神经炎等。不是所有患者均有明显的急性感染期,出现率为 50%～70%。此时病毒在体内大量复制,并经血液向全身播散,随后在 CD4$^+$ 细胞内潜伏。

无症状感染期实际上是 AIDS 的潜伏期,其特点是没有明显的临床症状,CD4$^+$T 细胞计数正常或高于 $0.6×10^9$/L。潜伏期的长短因机体感染 HIV 的剂量、感染途径、个体免疫状态和一般营养健康状态而异,一般为 8～10 年,但短的不到一年,长的可达 15 年以上。此期内 HIV 在机体内低度复制,并刺激机体产生相应的 HIV 抗体。抗 HIV 抗体通常在病毒感染后 3～20 周出现,是重要的诊断指标,但由于中和 HIV 的能力较低,在体内缺少保护作用。处于潜伏期内的 HIV 感染者有传染性,即 HIV 携带者,其 HIV 抗体阳性检出率几乎达 100%。

全身性持续性淋巴结肿大期为无症状感染期发展到艾滋病期的过渡阶段,也可说是艾滋病期的前(早)期。随着潜伏期的推延,病毒在机体内不断复制,破坏免疫系统,逐渐出现相关症状。此期内除了表现为非特异性全身性症状如持续性发热、腹泻、乏力、盗汗等外,最突出的表现是除腹股沟以外全身两处以上部位淋巴结肿大,一般 1 cm 大小,无局部疼痛感,可融合。HIV 抗体阳性。CD4$^+$T 细胞计数下降,CD8$^+$T 细胞计数增高。

HIV 感染的终末期即为艾滋病期,其主要特征是体内免疫系统全面严重破坏,表现为各种病毒性、细菌性、真菌性、寄生虫性机会性感染,继发性肿瘤和神经系统症状。因而临床表现极为多样化,一般归纳为 5 种类型。

A 型表现为全身性症状,如持续性低热、全身性淋巴结肿大、腹泻、体重显著下降、盗汗明显等。

B 型表现为神经精神症状,如疲倦、记忆力减退、反复发作性头痛等。

C 型有多种机会性感染,常见的有卡氏肺孢子虫肺炎、结核病、隐孢子虫肠炎、白色念珠菌感染、疱疹病毒或巨细胞病毒感染、弓形虫感染等。

D 型表现为肿瘤症状,以卡波西肉瘤常见,女性易致宫颈癌。

E 型指慢性全身性非特异性淋巴性间质性肺炎,需经活检加以证实。

四、AIDS 流行病学及防治

据联合国艾滋病规划署发布的《2016 年全球艾滋病流行报告》,目前全世界有 3670 万人感染上艾滋病病毒,这一数字比 2015 年的 3610 万有所上升。在非洲东部和南部,感染艾滋病病毒的人数最多,占全世界所有感染人数的 53%。虽然没有针对艾滋病病毒感染的治愈方法,但通过有效的抗逆转录病毒药物(ARV)可使病毒得到控制且利于预防传播。2000—2016年全球艾滋病新发感染下降了 39%,相关死亡减少了 1/3。2016 年中国 1.69 亿人次接受艾滋病病毒检测,占全球检测量的三分之一,新发现病毒感染者和患者 12 万多例。艾滋病是严重危害人民健康和生命安全的重大疾病,迫切需要全世界和全社会共同参与防治,才能抵御 AIDS 的流行。

AIDS 的传染源是 HIV 的无症状携带者和 AIDS 患者。HIV 存在于血液、精液、阴道分泌液、乳汁、唾液和脑脊液中,通过 HIV 污染的液体而感染,主要是血源传播,其传播方式有三种途径:①性接触传播;②血源性传播,经注射途径输入被 HIV 污染的血制品或感染者血液、毒瘾者共用 HIV 污染的注射器等;③母婴垂直传播,HIV 可经胎盘、产道分泌物及乳汁传播。危险人群有:男性同性恋者、静脉吸毒者、接受污染血制品治疗者、患 AIDS 的母亲所生的孩子、感染 HIV 的异性恋伴侣。

目前对 AIDS 尚缺少有效的治疗方法,一般主张联合用药(鸡尾酒)疗法,又称高效抗逆转录病毒治疗(highly active anti-retroviral therapy,HAART),即联合使用核苷类逆转录酶抑制剂、非核苷类逆转录酶抑制剂和蛋白酶抑制剂,并坚持综合、及时和持久治疗的原则,最终能控制 AIDS 的进一步发展,提高生命质量,也可减少传染性,但达不到治愈的目的。而且,发展中国家的患者往往无法支付长期昂贵的医疗费用,最终被迫放弃治疗。

主要预防措施是开展社会宣传教育,严禁吸毒,加强性教育,以控制性接触传播。对血液及血液制品进行严格的检查管理,减少医源性的传播机会。加强对高危人群和献血员的 HIV 抗原抗体检测。HIV 疫苗正在研制中,但由于对 HIV 的致病机制和宿主对 HIV 的免疫应答了解仍不多,加上 HIV 抗原变异性很大,给疫苗研究带来较大困难。我们期待着高效 HIV 疫苗的出现,这将是预防 AIDS 的关键。

知识链接

小结

免疫缺陷病(IDD)是因先天性免疫系统发育不全或后天损伤所致的疾病,分为 PIDD 和 AIDD 两大类。IDD 的共同特点:易反复感染、高发恶性肿瘤和自身免疫病,临床表现多种多样。

原发性 IDD:XLA 是最常见的先天性 B 细胞缺陷病,由 BtK 基因突变所致;选择性免疫球蛋白缺陷病有选择性 IgA 缺陷病、IgG 亚类缺陷病,X 连锁高 IgM 综合征(CD40L 基因缺陷)及 CVID。原发性 T 细胞免疫缺陷病,包括胸腺发育不全导致 DiGeorge 综合征、T 细胞活化及功能缺陷为主而导致的 PIDD;T、B 细胞联合缺陷或功能异常导致的 XSCID;MHC 分子表达缺陷病、伴有酶缺陷的联合免疫缺陷病(如 ADA 缺乏症)。还有吞噬细胞功能缺陷和补体系统缺陷病等。

AIDD 最常见的是 AIDS,由 HIV 主要侵犯宿主的 CD4$^+$T 细胞和表达 CD4 分子的单核巨噬细胞、树突状细胞和神经胶质细胞等。HIV 感染后,CD4$^+$T 细胞数量不断减少,免疫系统逐渐被破坏,最终导致严重的免疫缺陷引起各种并发症而死亡。

能力检测答案

能力检测

1. 选择性免疫球蛋白缺陷不包括(   )。

A. 选择性 IgA 缺陷　　　　　　　B. 选择性 IgM 缺陷　　　　　　　C. 选择性 IgE 缺陷

D. 选择性 IgG 亚类缺陷　　　　　E. IgM 升高的 IgG 和 IgA 缺陷

2. 属于 T 细胞免疫缺陷病的是(   )。

A. 共济失调毛细血管扩张症　　　B. 慢性肉芽肿病　　　　　　　C. DiGeoge 综合征

D. X 连锁无丙种球蛋白血症　　　E. 白细胞黏附分子缺陷

3. DiGeoge 综合征的病因是(　　)。

A. 先天性补体缺陷　　　　　　　　　　　B. 先天性白细胞缺陷

C. 先天性吞噬细胞缺陷　　　　　　　　　D. 先天性胸腺发育不良

E. 先天性骨髓发育不良

4. 与 X 连锁无丙球蛋白血症不符的是(　　)。

A. 只在男性患儿发病

B. 患儿血清 Ig 水平很低，甚至测不出

C. 患儿 T 细胞数量较少

D. 患儿反复发生化脓性感染

E. 又称 Bruton 综合征

5. 属于吞噬细胞缺陷的免疫缺陷病为(　　)。

A. Wiskott-Aldrich 综合征　　　　　　　　B. 慢性肉芽肿病

C. 先天性胸腺发育不全　　　　　　　　　D. 共济失调毛细血管扩张症

E. X 连锁无丙种球蛋白血症

6. 慢性肉芽肿病病因是(　　)。

A. 原发性 T 细胞缺陷　　　　　　　　　　B. 原发性 B 细胞缺陷

C. 原发性补体缺陷　　　　　　　　　　　D. 原发性吞噬细胞缺陷

E. 继发性 T 细胞缺陷

7. DiGeorge 综合征是指(　　)。

A. 先天性胸腺发育不全　　　B. C3 缺乏　　　　　　　　　C. C1INH 缺乏

D. 慢性肉芽肿　　　　　　　E. 选择性 IgA 缺乏症

8. 采用胚胎胸腺移植治疗有效的是(　　)。

A. X 连锁无丙种球蛋白血症　　　　　　　B. DiGeorge 综合征

C. 选择性 IgA 缺陷病　　　　　　　　　　D. 遗传性血管神经性水肿

E. 慢性肉芽肿病

9. 性联重度联合免疫缺陷病的发病机制是(　　)。

A. C3 缺乏　　　　　　　　　B. CⅡNH 缺乏　　　　　　　C. 胸腺发育不全

D. IL-2 受体 γ 链基因突变　　D. 髓过氧化物酶缺乏

10. 遗传性血管神经性水肿的病因是(　　)。

A. MPO 缺乏　　　　　　　　　　　　　　B. CⅡNH 缺乏

C. NADH/NADPH 缺乏　　　　　　　　　　D. MHC Ⅰ 类分子缺如

E. MHC Ⅱ 类分子缺如

（钱中清）

第十八章　肿　瘤　免　疫

　　肿瘤是严重危害人类健康的常见病、多发病,是自身组织细胞的某些调控基因发生突变导致细胞恶性转化、异常增生的结果。肿瘤免疫学(tumor immunology)是研究肿瘤抗原的性质、机体对肿瘤的免疫应答、机体免疫功能与肿瘤发生发展和转归的关系,以及肿瘤的免疫诊断和免疫防治的科学。人们曾采用各种方法设法证实肿瘤特异性抗原,直到 20 世纪 50 年代,由于纯系小鼠培育成功,科学家们用这些小鼠进行肿瘤移植研究。用化学致癌剂 3-甲基胆蒽(3-methylcholanthrene,MCA)涂抹 A 小鼠的皮肤可以诱导 A 小鼠产生肿瘤,如果把 MCA 诱导的肿瘤从 A 小鼠体内分离下来并移植到同系的 B 小鼠体内,移植可以成功。但是如果把这些肿瘤细胞重新移植回 A 小鼠时却无法成功,因为 A 小鼠已经产生了针对该肿瘤的免疫性。并且,从 A 小鼠体内分离获得的 T 细胞可以消除 B 小鼠体内的肿瘤细胞。这证实了 MCA 等能诱导肿瘤表达肿瘤特异性移植抗原(tumor specific transplantation antigen,TSTA),并证明机体存在针对此肿瘤抗原的免疫应答(图 18-1)。随后,在其他致癌因素导致的肿瘤中亦证实了肿瘤抗原的存在。20 世纪 60 年代以后,肿瘤免疫学研究进展很快,"免疫监视"理论的提出和完善,杂交瘤技术的建立以及肿瘤特异性抗原分子水平研究等,有力地推动了肿瘤免疫学基础研究、肿瘤免疫诊断和免疫治疗的发展。目前,人们对肿瘤抗原的性质、肿瘤免疫的细胞与分子机制有了更深入的了解。利用分子生物学技术发现和成功克隆多种肿瘤抗原基因,进一步丰富了肿瘤免疫学理论,拓宽了肿瘤免疫诊断和免疫治疗新途径。

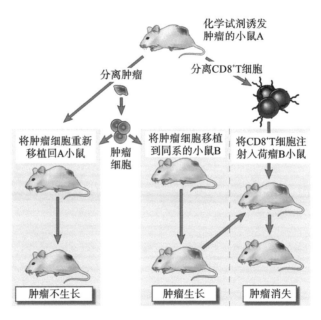

图 18-1　动物实验提示肿瘤免疫的存在

第一节 肿 瘤 抗 原

肿瘤能够诱发机体的免疫应答说明肿瘤细胞必然表达一些被机体认为是"异己"的分子，这些分子即是肿瘤抗原(tumor antigen)，它们通常是在肿瘤的发生和发展过程中新出现的或过度表达的分子，在肿瘤的发生发展及诱导机体产生抗肿瘤免疫应答中具有重要作用，是肿瘤免疫诊断和免疫防治的分子基础。

在人和小鼠中已经鉴定出了能够被 T 细胞或者 B 细胞识别的不同的肿瘤抗原。按照肿瘤抗原的特异性，肿瘤抗原可被分为两大类：肿瘤特异性抗原(tumor specific antigen，TSA)和肿瘤相关抗原(tumor associated antigen，TAA)。前者是指仅表达于肿瘤细胞而不表达于正常细胞的抗原，后者则指在肿瘤细胞和正常细胞中都表达的抗原，这些抗原常常原本是正常细胞的组成成分，但是在肿瘤细胞中表达发生了异常。相对于肿瘤特异性抗原而言，肿瘤相关抗原的"异物性"没有那么强，其本身或许并不能有效地诱发机体的免疫反应，但是这些分子在肿瘤的诊断和预后判断中常常具有潜在的价值，而且这些分子在经过改造之后，往往可以成为很好的肿瘤抗原。除了按照肿瘤抗原的特异性将肿瘤抗原进行分类以外，现代免疫学则更倾向按照肿瘤抗原产生的原因对其进行分类。

一、肿瘤抗原的鉴定方法

人体自发性肿瘤细胞产生的肿瘤抗原的鉴定一直是肿瘤免疫学领域的前沿。许多的生物化学和分子遗传学手段都用于肿瘤抗原的鉴定。对于 CD8$^+$ T 细胞(CTL)识别的肿瘤抗原，研究者已经获得了从肿瘤患者体内克隆肿瘤反应性 CTL 的方法，并且以此为探针特异性地鉴定相关的抗原肽。例如，黑色素瘤是一种恶性肿瘤，外科手术切除的黑色素瘤可以在体外进行培养。将这些黑色素瘤细胞和从黑色素瘤患者的外周血、局部淋巴结或直接从手术切除的肿瘤组织中分离获得的 T 细胞在体外进行共培养，可以获得 T 细胞单克隆。因为这些 T 细胞和黑色素瘤细胞来自同一个患者，二者具有相匹配的主要组织相容性复合物(MHC)。这些 T 细胞可以用于从肿瘤来源的多肽库或肿瘤 cDNA 文库产生的蛋白中筛选肿瘤抗原(图 18-2)。这种方法首先用于发现黑色素瘤患者体内诱发 CTL 反应的抗原，后来用同样的方法，研究者们还鉴定出了 CD4$^+$ T 辅助性 T 细胞识别的抗原肽。

重组表达 cDNA 克隆的血清学分析技术(serological analysis of recombinantly expressed cDNA clone，SEREX)是成功鉴定诱发体液免疫肿瘤抗原的方法。SEREX 是将肿瘤患者 RNA 对应的 cDNA 文库转染到一个细胞系中，用肿瘤患者的血清对这些细胞进行筛选，鉴定出阳性克隆，从这些阳性克隆的基因即可获得它们所表达的肿瘤抗原的信息，这种方法的原理类似于细胞展示技术。

二、肿瘤抗原的分类

(一)基因突变的产物

1. 癌基因或抑癌基因突变　肿瘤细胞中一些基因的表达产物对于肿瘤的恶性转化或维护恶性表型是必需的。通常这些基因是由正常的基因通过点突变、染色体缺失或易位，或者病毒基因插入导致了原癌基因的活化或抑癌基因的失活引起的，如 10% 的肿瘤患者体内存在癌基因 Ras 的突变，50% 的肿瘤患者体内存在抑癌基因 p53 的突变。这些突变了的癌基因或抑癌基因的产物可被 MHC I 类分子提呈。此外，如果肿瘤细胞发生死亡并被吞噬细胞吞噬后，

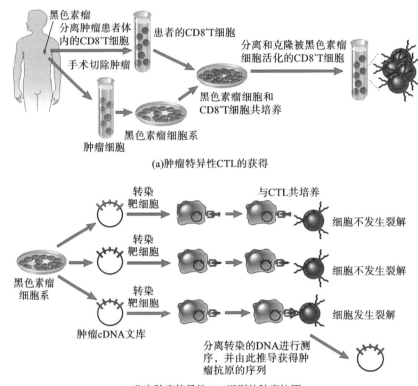

(a)肿瘤特异性CTL的获得

(b)鉴定肿瘤特异性CTL识别的肿瘤抗原

图18-2 来源于肿瘤患者的CTL克隆用于肿瘤抗原的鉴定

(a)将来源于肿瘤患者的黑色素瘤细胞和同样来源于肿瘤患者的CD8+T细胞在体外进行共培养,获得肿瘤特异性CD8+T细胞;(b)将来自于黑色素瘤细胞的cDNA文库转染靶细胞,并与上述CD8+T细胞共培养,分离能够与CD8+T细胞反应的重组细胞的DNA进行测序,由DNA序列即可推导获得其对应的肿瘤抗原的序列

这些蛋白质也可能被MHCⅡ类分子提呈。因为这些蛋白来自突变了的基因,正常的细胞中不含有这些蛋白,因此这些蛋白有可能刺激宿主的T细胞反应。一些肿瘤患者体内含有的CD4+和CD8+T细胞能够与发生突变的癌基因产物如Ras等或者与发生突变的抑癌基因产物如p53等反应。用突变的Ras或p53免疫小鼠可以诱发小鼠产生针对表达这些蛋白的肿瘤的CTL并消除这些肿瘤。但是,在许多肿瘤患者中,这些蛋白似乎并不是肿瘤特异性CTL的靶标。

2. 其他基因突变 致癌剂在实验动物体内诱发的肿瘤细胞含有的抗原称之为肿瘤特异性移植抗原,这些抗原是宿主细胞内蛋白的突变体。化学诱变剂可以诱发啮齿类动物产生肉瘤,而且同一种化学诱变剂诱发的不同的肉瘤表达不同的抗原。这些抗原都是一些发生了突变的自体蛋白,它们被MHCⅠ类分子提呈,激活CTL。这些抗原的种类多样,因为化学诱变剂在诱导基因突变时是随机的。和人类的自发性肿瘤相比,化学诱变剂和放射性诱变剂在动物体内诱导的肿瘤中常常发现突变的蛋白,这可能是因为化学诱变剂和放射性诱变剂诱变的靶标主要是细胞内的蛋白。但是因为肿瘤内部基因的不稳定性,肿瘤细胞中可能存在广泛的基因突变,即使这些突变对于肿瘤的恶性表型没有作用,但是它们编码的异常蛋白也可以被视为肿瘤抗原。

(二)表达异常的细胞蛋白

肿瘤抗原还包括一些非突变但是表达异常的细胞蛋白。这一类抗原在人类的肿瘤中比较普遍,如黑色素瘤等。这类抗原在正常细胞表达少,而在肿瘤细胞中表达上调,如酪氨酸激酶

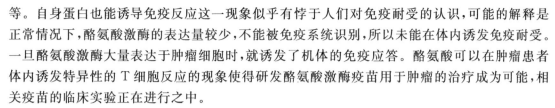

等。自身蛋白也能诱导免疫反应这一现象似乎有悖于人们对免疫耐受的认识,可能的解释是正常情况下,酪氨酸激酶的表达量较少,不能被免疫系统识别,所以未能在体内诱发免疫耐受。一旦酪氨酸激酶大量表达于肿瘤细胞时,就诱发了机体的免疫应答。酪氨酸可以在肿瘤患者体内诱发特异性的 T 细胞反应的现象使得研发酪氨酸激酶疫苗用于肿瘤的治疗成为可能,相关疫苗的临床实验正在进行之中。

肿瘤睾丸抗原(cancer testis antigen,CTA)在配子和滋养层以及肿瘤中表达,在正常组织中不表达。第一例 CTA 是在黑色素瘤抗原的鉴定中发现的,被称为 MAGE,后来在其他多种肿瘤如膀胱癌、乳腺癌、前列腺癌和一些肉瘤中都发现了 MAGE 的表达。特别有意思的是在睾丸中也发现了 MAGE 的表达。随后相继有 40 多种不同的 CTA 被发现,它们都只表达于肿瘤和睾丸,而在其他正常组织中不表达。而且超过一半的抗原都是由位于 X 染色体上的基因表达的。肿瘤中编码 CTA 的基因和正常细胞中的对应的基因是相同的,即这些基因并未发生突变,它们也不参与肿瘤的恶性表型,关于它们的作用目前知之甚少。目前一些以 CTA 为肿瘤疫苗的研究正在进行之中。

(三)致癌病毒产生的肿瘤抗原

致癌病毒的产物可以成为肿瘤抗原并诱发特异性的 T 细胞应答以清除肿瘤。DNA 病毒可以在人类和实验动物体内诱发多种肿瘤的产生。如 EB 病毒(Epstein-Barr virus,EBV)与 B 细胞淋巴瘤和鼻咽癌的发生有关,人乳头瘤病毒(human papilloma virus,HPV)与宫颈癌的发生有关。多瘤病毒、猴病毒 40(SV40)和腺病毒可以在新生儿或免疫缺陷的成年啮齿类动物中诱发恶性肿瘤。大多数 DNA 病毒诱发的肿瘤中,病毒编码的蛋白抗原可以位于细胞核和细胞质中,也可以位于细胞膜上。这些内源性合成的蛋白质以 MHC I 类分子复合物的形式提呈在肿瘤细胞表面,因为病毒蛋白对于机体而言是异源性蛋白,所以 DNA 病毒诱导的肿瘤是目前免疫原性最强的肿瘤。

多项研究表明适应性免疫可以抑制 DNA 病毒诱导的肿瘤的生长。例如,EBV 相关的淋巴瘤和 HPV 相关的皮肤癌和宫颈癌在免疫抑制性的个体(如服用免疫抑制剂的患者或者患有获得性免疫缺陷综合征(AIDS)的患者)中更容易产生。MCA 在不同的个体中诱发的肿瘤抗原不相同,因为 MCA 在诱发基因突变时具有随机性;而 DNA-病毒编码的肿瘤抗原在所有的个体中都是相同的,所以免疫系统可以很好地识别并且清除病毒感染的细胞。从这一点上说,相对于其他类型的肿瘤,机体的免疫监视对 DNA 病毒诱导的肿瘤的作用是最为有效的。抵抗病毒的免疫应答可以保护机体免受病毒诱导的肿瘤的侵害这一现象使得研发病毒疫苗用于肿瘤的防治成为可能。HPV 疫苗已经在临床上使用,用于降低女性宫颈癌的发病率。乙肝疫苗也可用于降低肝癌的发病率。HBV 虽然并不直接诱发肝癌,但是它引起的慢性炎症有可能导致肝癌的形成。

RNA 肿瘤病毒(逆转录病毒)是引起动物肿瘤的重要原因之一。理论上,逆转录病毒癌基因的产物应该具有和细胞内突变蛋白同样的抗原特性,实验中可以观察到针对逆转录病毒癌基因产物的体液应答和细胞应答。唯一明确的人类逆转录病毒是人 T 细胞白血病病毒 1 型(HTLV-1),是导致成人 T 细胞白血病/淋巴瘤的病因(ATL),是一种 CD4$^+$T 细胞恶性肿瘤。虽然在感染该病毒的个体中已经观察到存在针对 HTLV-1 编码抗原的特异性免疫应答,但是目前尚不清楚它们是否能降低 ATL 的发病率。此外,感染该病毒的患者往往处于免疫抑制的状态,这可能是因该病毒攻击的是 CD4$^+$T 细胞,使得体内的免疫功能不健全所致。

(四)癌胚抗原

癌胚抗原是指在肿瘤细胞和胚胎中高表达但在成体组织中不表达的蛋白。这些蛋白在胚胎发育时表达量较高,但是随着个体的发育,这些蛋白的表达渐渐变少了。癌胚抗原为肿瘤诊断提供了很好的分子标记。随着抗原检测技术的提高，人们发现，癌胚抗原不仅仅表达于肿瘤细胞，当机体处于炎症状态时，癌胚抗原在特定组织以及血液循环中也可被检测到，甚至生理条件下，在一些正常组织上也可检测到少量癌胚抗原的表达。目前还没有证据明确癌胚抗原是抗肿瘤免疫的诱导者还是抗肿瘤免疫的靶标。目前，研究得最清楚的癌胚抗原是肝癌细胞产生的甲胎蛋白(alpha-fetoprotein，AFP)和结肠癌细胞表达的癌胚抗原(carcinoembryonic antigen，CEA)。

CEA(CD66)是一个高度糖基化的膜蛋白，属于细胞黏附分子的成员。在胚胎发育的前期，CEA高表达于肠、胰腺和肝脏，在成年个体中，CEA仅在肠黏膜和泌乳的乳房中有小剂量的表达。但是CEA在许多肿瘤中表达量升高，如结肠癌、胰腺癌、胃癌和乳腺癌等，在这些肿瘤患者的血清中均可检测到高水平的CEA。所以CEA可以用于检测肿瘤是否存在或肿瘤是否复发。但是因为在慢性肠炎、肝炎或者其他情况下，机体血清中CEA的浓度也会升高，这限制了CEA在临床上作为肿瘤诊断标志的应用。

AFP是一种存在于血液中的糖蛋白，其在胚胎发育的前期由卵黄囊和肝脏合成和分泌。胎儿血清中AFP的浓度高达2～3 mg/mL，但是在成年个体中，AFP被白蛋白取代，血清中只有少量的AFP存在。但是在肝细胞癌和生殖细胞肿瘤中，AFP的表达会升高，在胃癌和胰腺癌中，有时也可见AFP的表达升高。与CEA一样，血清中AFP的升高可以用于肝癌或生殖细胞癌的诊断以及术后复发的判断。但是在一些非肿瘤患者体内也有AFP升高的现象，如肝硬化患者的血清中AFP也是升高的，所以这也使得AFP在临床上的应用受限。

（五）糖脂或糖蛋白

大部分人类肿瘤和研究中诱导的肿瘤表面的糖蛋白或糖脂的表达量升高，如神经节苷脂、血型抗原和黏蛋白等。这些分子表达的改变可能与包括组织浸润和转移在内的一些肿瘤的恶性表型密切相关。虽然这些糖蛋白和糖脂并不是特异性表达于肿瘤细胞的，但是它们在肿瘤中的表达水平高于正常细胞，属于肿瘤相关抗原，在肿瘤诊断或治疗中具有潜在价值。神经节苷脂，包括GM2、GD2、GD3，是一种糖脂，其在神经母细胞瘤、黑色素瘤和许多肉瘤中高表达。由于这些分子在肿瘤中选择性表达，所以它们使肿瘤靶向性治疗成为可能，如可提供抗体治疗中诱人的靶点等。用抗神经节苷脂抗体和疫苗治疗或预防黑色素瘤的临床实验正在进行之中。黏蛋白是相对分子质量较高的糖蛋白，含有大量O—连接的糖基侧链。肿瘤中合成这些侧链的酶常常表达异常，所以导致这些侧链出现异常或多肽核心出现异常而形成肿瘤特异性抗原。在肿瘤的诊断和治疗中备受关注的黏蛋白，包括在卵巢癌中表达的CA-125和CA-199，以及在乳腺癌中表达的MUC-Ⅰ。和大部分黏蛋白不同，MUC-Ⅰ是一种跨膜蛋白，正常情况下，MUC-Ⅰ仅在乳腺导管上皮的表面存在，这个位置是免疫系统相对不活跃的地方。但是在乳腺导管癌中，MUC-Ⅰ的表达失去了这种分布的特异性，并且MUC-Ⅰ可以同时诱发机体的细胞免疫和体液免疫，在肿瘤的治疗中具有良好的前景，目前许多实验室正致力于基于MUC-Ⅰ的肿瘤疫苗的研发。

（六）组织特异性分化抗原

组织特异性分化抗原是指细胞在分化成熟不同阶段出现的抗原，不同来源、不同分化阶段的细胞可表达不同的分化抗原，这些抗原仅在某些特定的组织细胞中表达。肿瘤细胞上分布的组织特异性分化抗原不仅可以作为肿瘤免疫治疗的靶点，而且对于鉴定肿瘤的来源非常重要。例如，黑色素瘤中就含有黑色素细胞的组织分化抗原(如酪氨酸激酶)，而淋巴瘤之所以被认为是B细胞来源的肿瘤是因为在淋巴瘤中发现了CD10和CD20这一B细胞的组织分化抗原。世界上第一个被批准用于临床治疗非霍奇金淋巴瘤的单克隆抗体就是抗CD20的基因工程抗体(商品名为Rituxan)。另外，前列腺的组织特异性抗原——前列腺特异性抗原(prostate specific antigen，PSA)在前列腺癌的早期诊断、治疗反应的监测及预后的判断等方面发挥着重要作用。

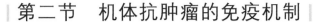

第二节 机体抗肿瘤的免疫机制

固有免疫和适应性免疫都参与了机体的抗肿瘤免疫应答,但是它们的机制和特异性各不相同,阐明抗肿瘤免疫应答的机制以及增强抗肿瘤免疫的特异性是肿瘤免疫学家面临的挑战,目前普遍认为抗肿瘤免疫效应以细胞免疫为主。

一、抗肿瘤的固有免疫机制

(一) NK 细胞

NK 细胞能够杀死许多类型的肿瘤细胞,特别是那些 MHC I 类分子表达下调同时表达可以激活 NK 细胞受体的配体的细胞。体外实验中,NK 细胞能够杀死病毒感染的细胞和一些肿瘤细胞系。NK 细胞识别抗原不需要 MHC I 类分子的提呈,因为 MHC I 类分子甚至对 NK 细胞传递抑制性的信号。而一些肿瘤细胞可以通过 MHC I 类分子的表达下调来逃避 CTL 的识别和杀伤,而这些肿瘤细胞正好成了 NK 细胞的靶细胞。有些肿瘤还表达一些激活 NK 细胞的表面受体 NKG2D 的配体,如 MIC-A、MIC-B 等。此外 NK 细胞还可以通过 Fc 受体识别已经结合了抗体的肿瘤细胞。一些细胞因子可以提高 NK 细胞对肿瘤的杀伤能力,如 IL-γ、IL-15、IL-12 等。从体外培养的外周血细胞或从给予了大剂量 IL-2 治疗的肿瘤患者的肿瘤浸润淋巴细胞中可以分离一种被称为淋巴因子激活的杀伤细胞(lymphokine-activated killer cell,LAK 细胞),或者称之为 IL-2 活化的 NK 细胞的物质。LAK 细胞比未活化的 NK 细胞具有更强的对肿瘤细胞的杀伤性。

NK 细胞在体内抗肿瘤免疫中的作用尚不明了。有些研究表明,T 细胞缺陷的小鼠并没有很高的自发性肿瘤发生率,这是因为 NK 细胞发挥了免疫监视的作用。同时还有研究表明 NK 细胞的缺失会提高 EBV 导致的淋巴瘤的风险。

(二) 巨噬细胞

巨噬细胞主要在活化状态下具有抑制肿瘤的生长和转移的作用。肿瘤细胞表面的抗原以及被肿瘤活化的 T 细胞分泌的 IFN-γ、IL-2 等可激活巨噬细胞。巨噬细胞活化后通过释放酶类、活性氧和 NO 等细胞毒性物质杀伤肿瘤细胞;也可分泌肿瘤坏死因子(tumor necrosis factor,TNF)作用于肿瘤;或通过 ADCC 效应和调理吞噬作用杀伤肿瘤细胞。

二、抗肿瘤的适应性免疫机制

肿瘤既可以诱发机体的细胞免疫应答,也可以诱发机体的体液免疫应答。T 细胞是抗肿瘤免疫的主力军,所以肿瘤免疫治疗策略的焦点也是增强机体 T 细胞对肿瘤的杀伤作用。

(一) 细胞免疫

CD8[+]T 细胞在针对肿瘤的细胞免疫中发挥着重要作用。在致癌剂诱导和 DNA 病毒诱导的荷瘤动物体内可以很清楚地观察到 CTL 的抗肿瘤作用。CTL 可能能够通过识别肿瘤抗原和 MHC I 类分子复合物而发挥免疫监视的作用。但是 CTL 是否对非病毒引起的肿瘤也具有免疫监视的作用还存有争议,因为这类肿瘤在 T 细胞缺陷的人群中的发病率并没有明显的升高。但是,从荷瘤动物以及肿瘤患者体内的确可以分离获得 CTL,并且有研究表明有 CTL 存在的肿瘤患者的预后比没有 CTL 存在的肿瘤患者的预后更好。从肿瘤浸润淋巴细胞 (tumor infiltrating lymphocytes,TIL)可以分离到杀伤肿瘤的 CTL。

CD8$^+$T 细胞对肿瘤的特异性应答可能需要树突状细胞对肿瘤抗原的交叉提呈。许多肿瘤并不是来自 APC,所以这些肿瘤细胞并不表达活化 T 细胞的共刺激分子或者活化辅助性 T 细胞的 MHC Ⅱ 类分子,辅助性 T 细胞可以促进 CD8$^+$T 细胞的分化。所以肿瘤细胞或者肿瘤抗原可能先被宿主的 APC 吞噬,特别是被 DC 吞噬,肿瘤抗原在 DC 中被加工,然后以抗原肽-MHC Ⅰ 类分子复合物的形式被 DC 交叉提呈给 CD8$^+$T 细胞。APC 含有共刺激分子使得CD8$^+$T 细胞分化成为 CTL。同时 DC 还可以将肿瘤抗原肽以抗原肽-MHC Ⅰ 类分子复合物的形式被提呈给 CD4$^+$T 细胞,从而活化辅助性 T 细胞(图 18-3)。活化的效应性 CTL 无须共刺激就可以识别和杀伤肿瘤细胞。分离肿瘤患者的 DC,将其和肿瘤患者的肿瘤细胞或肿瘤抗原共孵育后可以作为疫苗用于提高 T 细胞的抗肿瘤反应。

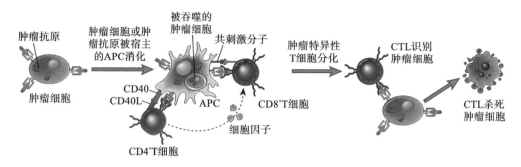

图 18-3　T 细胞对肿瘤的免疫应答

CD4$^+$T 细胞在抗肿瘤免疫中的作用主要表现在辅助 CD8$^+$T 细胞的活化。其可以分泌 IFN-γ 和 TNF 等细胞因子,上调肿瘤细胞表面 MHC Ⅰ 分子的表达从而提高 CTL 识别肿瘤细胞的敏感性。研究中发现 IFN-γ、IFN-γ 受体或者 IFN-γ 信号通路相关成分的基因敲除小鼠肿瘤的发病率升高,提示 IFN-γ 在肿瘤免疫中的重要性。另一方面 CD4$^+$T 细胞分泌的细胞因子在巨噬细胞和 NK 细胞的活化中也发挥着重要作用。

(二)体液免疫

肿瘤可以诱导机体的体液免疫应答。例如,EBV-相关淋巴瘤患者体内可以检测到抗 EBV 抗原的抗体。抗体发挥抗肿瘤作用的机制主要包括:①抗体依赖性细胞介导的细胞毒作用效应(ADCC 效应),如 IgG 类抗体能使多种效应细胞如巨噬细胞、NK 细胞、中性粒细胞等发挥 ADCC 效应,使肿瘤细胞溶解;②激活补体系统溶解肿瘤细胞,如 IgM 和某些 IgG 亚类(IgG1、IgG3)与肿瘤细胞结合后,可在补体参与下,溶解肿瘤细胞;③调理作用,如 IgG 类的抗体结合于肿瘤细胞后,吞噬细胞可通过其表面 Fc 受体与 IgG 抗体结合从而增强其吞噬肿瘤细胞的作用;④抗体使肿瘤细胞的黏附特性改变或丧失,抗体与肿瘤细胞膜抗原结合后,可修饰其表面结构,使肿瘤细胞黏附特性发生改变甚至丧失,从而有助于控制肿瘤细胞的生长和转移。

但是值得注意的是虽然体外实验表明抗体可以杀死肿瘤细胞,但是体内关于体液免疫可以有效地作用于肿瘤细胞的证据非常有限。

第三节　肿瘤的免疫逃逸机制

肿瘤可以通过内源性的方式以及其他细胞介导的方式躲避机体免疫系统对它们的监视(图 18-4)。阐明肿瘤免疫逃逸的机制,从而提高肿瘤的免疫原性并最大限度地调动机体针对肿瘤的免疫应答一直是肿瘤免疫学领域备受关注的课题之一。致癌剂在免疫缺陷小鼠体内诱

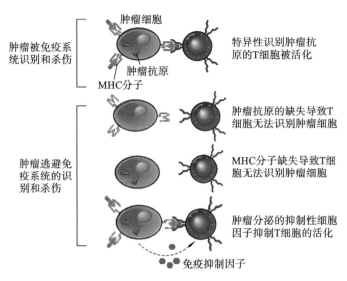

图 18-4 肿瘤免疫逃逸的主要机制

导的肿瘤的免疫原性高于致癌剂在正常小鼠体内诱导的肿瘤的免疫原性,这提示免疫应答会将选择压力传递给肿瘤细胞,从而使得肿瘤细胞降低自己的免疫原性而得以在机体中存活,这被称之为"肿瘤编辑"。肿瘤可以通过内在和外在的方式进行肿瘤编辑。

一、肿瘤细胞免疫逃逸的内在机制

1. 肿瘤抗原和 MHC I 类分子表达下调 某些可以诱导免疫应答的抗原在肿瘤中不表达,这种抗原丢失的现象在快速生长的肿瘤细胞中十分常见。因为肿瘤有丝分裂的频率很高,编码肿瘤抗原的基因发生突变或者丢失是很正常的。如果这些抗原对于肿瘤的生长或肿瘤恶性表型的维持并不重要,那么这些抗原的表达缺失对于肿瘤逃避机体的免疫监视是十分有利的。此外,在肿瘤中还可以经常观察到 MHC I 类分子表达下调的现象,使得肿瘤抗原无法有效地被提呈在肿瘤细胞表面,这对于肿瘤细胞逃逸 T 细胞的识别同样是有利的。

2. 肿瘤抗原无法被免疫系统识别 肿瘤细胞表面的抗原可以被多糖,如唾液酸黏多糖掩蔽,使得免疫系统无法对其进行识别,这被称之为抗原掩蔽(antigen masking)。这可能是为什么相对于正常细胞,肿瘤细胞表面经常分布有更多的糖分子的原因。

3. 肿瘤细胞缺乏共刺激分子或 MHC II 类分子 共刺激分子对于 CD8$^+$ T 细胞的活化是很重要的,MHC II 类分子可以活化辅助性 T 细胞,而活化的辅助性 T 细胞在有些情况下对于 CD8$^+$ T 细胞的分化是必需的。所以诱导肿瘤特异性的 T 细胞应答常常需要 DC 的交叉致敏(cross-priming),DC 既表达共刺激分子也表达 MHC II 类分子。如果 DC 没有摄取、加工提呈肿瘤抗原活化辅助性 T 细胞,则机体中常常无法有效产生肿瘤特异性 CTL。在肿瘤细胞中转染共刺激分子,如 B7-1(CD80)和 B7-2(CD86)可以诱发强烈的细胞应答。

4. 肿瘤诱导的免疫抑制 T 细胞的抗肿瘤应答可以被一些抑制性分子介导的信号通路抑制,如 CTLA-4 和 PD-1。提呈肿瘤抗原的 APC 表面的 B7 共刺激分子表达水平较低,所以它们会优先和亲和力更高的 CTLA-4 结合,从而激活了免疫抑制信号通路。PD-L1(programmed death ligand 1)是 B7 家族的成员之一,该分子在多种肿瘤表面高表达,它能够与 T 细胞的抑制性受体 PD-1 结合。动物实验表明,肿瘤表面高表达的 PD-L1 可以抑制 T 细胞的抗肿瘤反应。PD-L1 还可以表达于 APC 上,同样也发挥了抑制肿瘤特异性 T 细胞活性的作用。还有些肿瘤可以表达 FasL,通过与淋巴细胞表面的 Fas 结合诱导淋巴细胞的凋亡。但是这一机制在肿瘤免疫逃逸中的重要性还没有完全建立,因为只有很少的肿瘤天然表达

FasL,而且人为地将 FasL 转染入肿瘤细胞中时,它也不是总是起到保护作用的。

除了肿瘤膜表面的分子可以启动免疫抑制性信号通路以外,肿瘤还可以分泌一些抑制性的细胞因子,例如,许多肿瘤可以大量分泌 TGF-β,该分子可以抑制淋巴细胞和巨噬细胞的增殖和功能。

二、肿瘤细胞免疫逃逸的外在机制

除了肿瘤细胞本身具有逃逸免疫监视的能力之外,在肿瘤微环境中还存在许多发挥免疫抑制作用的细胞亚群。

1. 肿瘤相关巨噬细胞　肿瘤相关巨噬细胞(tumor associated macrophage,TAM)是一群异质性的细胞,它们的组成与氧气的浓度(缺氧或正常)以及肿瘤的进程有关。在肿瘤发展早期,M1 型巨噬细胞可以浸润到肿瘤组织中,激活后释放一些促炎性细胞因子和趋化因子,如 CXCL19 和 CXCL10 等,用来募集和促进 Th1、Th17 和 NK 细胞的分化。与之相反的是,在肿瘤发展的晚期或在肿瘤缺氧的微环境中,TAM 极化为 M2 型巨噬细胞,释放促进 Th2 细胞分化和募集的因子。M2 型巨噬细胞表达一组特异的细胞因子和趋化因子包括 CCL17、CCL22 和 CCL24,这些因子促进 Treg 的募集和形成。而且 M2 型巨噬细胞在组织的修复和重塑中发挥着积极的作用,包括产生 VEGF 和 EGF 促进血管新生等。总之,TAM 可以是 M1 型的炎症细胞,通过分泌 IL-6、TNF、IL-12 和 IL-23 来抑制肿瘤生长,也可以是 M2 型的细胞,通过产生 TGF-β 和 IL-10 抑制免疫细胞而促进肿瘤生长。

2. 调节性 T 细胞　调节性 T 细胞(regulatory T cells,Treg)是一群可以抑制 $CD4^+$ 和 $CD8^+$ T 细胞的 T 细胞,其分子标记是 $CD4^+CD25^+FoxP3^+$。在肿瘤微环境中 Treg 亦发挥下调效应 T 细胞的活性而促进肿瘤生长的作用。动物实验和临床研究均发现 Treg 的数目与肿瘤的体积成正比。动物实验提示去除 Treg 可以增强机体的抗肿瘤反应并减少肿瘤的生长。

3. 髓样抑制性细胞　髓样抑制性细胞(myeloid-derived suppressor cells,MDSCs)是一群不成熟的、处于早期分化阶段的细胞,包括未成熟的巨噬细胞、粒细胞、树突状细胞以及骨髓前体细胞。小鼠体内 MDSCs 的分子标记通常被认为是 $Gr1^+CD11b^+$,关于人体内 MDSCs 的分子标志目前还存有争议,通常认为是 $CD14^-CD11b^+$ 细胞;或者表达髓系共同标志 CD33,但不表达 MHC Ⅱ 类分子 HLA-DR 及成熟的髓系或淋巴系标记的细胞。前列腺素 E2、IL-6、VEGF 和补体成分 C5a 等都可以诱导 MDSCs 的生成。该群细胞可以通过活性氧类(ROS)物质和 TGF-β 等分子抑制 $CD4^+$ 和 $CD8^+$ T 细胞的功能作用,并能通过促进肿瘤血管生成等多种途径抑制机体的抗肿瘤免疫,使肿瘤细胞逃避机体的免疫监视和攻击,促进肿瘤发展。

4. Th17 细胞　Th17 细胞参与了多种自身免疫病和慢性炎症综合征。它能够促进炎症的发生和肿瘤微环境中的血管生成并减少 $CD8^+$ 细胞的浸润。Th17 细胞还可以抑制 $CD4^+$ T 细胞的分化和功能,从而推动肿瘤的生长。但是也有研究发现在 Th17A 缺陷小鼠体内过继性输入肿瘤特异性 Th17 细胞可增强 $CD8^+$ T 细胞的活性。

第四节　肿瘤免疫治疗的策略

传统的放疗和化疗的特异性较低,在杀死肿瘤细胞的同时对机体正常的细胞也产生严重的损伤,肿瘤免疫疗法则具有很高的特异性。肿瘤免疫治疗的目的主要在于一方面增强机体免疫系统对肿瘤细胞的识别和应答能力,另一方面解除机体所处的免疫抑制状态,肿瘤免疫治疗主要包括使用肿瘤疫苗、非特异性的免疫系统激活剂治疗,细胞因子治疗,抗体和过继性细胞对肿瘤的治疗等。

一、使用肿瘤疫苗治疗

肿瘤疫苗主要是指利用肿瘤细胞或肿瘤抗原物质免疫机体,使宿主免疫系统产生针对肿瘤抗原的抗肿瘤免疫应答,从而阻止肿瘤生长、转移和复发。肿瘤疫苗包括很多种,如肿瘤死细胞疫苗、肿瘤多肽(蛋白)疫苗、树突状细胞疫苗、DNA 疫苗肿瘤抗原等,表 18-1 列举了一些主要的肿瘤疫苗的类型。传统的以肿瘤抗原肽和佐剂对肿瘤患者进行免疫的方法仍然是激活机体免疫应答的策略之一,近年来人们在树突状细胞疫苗方面也取得了很大的进展。树突状细胞疫苗是指分离肿瘤患者的树突状细胞,将其和肿瘤抗原共孵育,或者将表达肿瘤抗原的基因转染入树突状细胞,然后再把这些树突状细胞回输入肿瘤患者体内(图 18-5)。基于此策略的细胞疫苗已被批准用于治疗前列腺癌。该疫苗是先从前列腺癌患者的外周血中分离树突状细胞,将树突状细胞在体外与 GM-CS 和前列腺酸性磷酸酶的重组融合蛋白共孵育,然后回输给患者。另一项肿瘤疫苗的设计策略是构建编码肿瘤抗原的病毒载体作为 DNA 疫苗。细胞疫苗和 DNA 疫苗都是最有效的诱导 CTL 的策略,因为这两种策略产生的抗原均合成于细胞质中,可以被 MHC I 类分子提呈。那些只在某一种肿瘤上表达的抗原不适合用于肿瘤疫苗的设计,因为它要求分离鉴定每一种肿瘤的抗原,这在实际操作中不太现实。而那些在多种肿瘤中均有的肿瘤抗原,如 MAGE、酪氨酸激酶、gp100 以及突变的 Ras 和 p53 则比较适合作为肿瘤疫苗的候选分子。用疫苗来对肿瘤患者进行治疗的一个限制性因素是这些疫苗应该是治疗性疫苗而非仅仅是预防性的,而治疗性疫苗常常很难诱导足够强的免疫反应去清除所有的肿瘤细胞。

表 18-1 肿瘤疫苗的类型

疫苗类型	疫苗的准备	动物模型	临床实验
肿瘤死细胞疫苗	肿瘤死细胞+佐剂	黑色素瘤、结肠癌	黑色素瘤、结肠癌
	肿瘤细胞裂解物+佐剂	肉瘤	黑色素瘤
纯化的肿瘤抗原疫苗	黑色素瘤抗原	黑色素瘤	黑色素瘤
	热休克蛋白	多种肿瘤	黑色素瘤、肾癌、肉瘤
树突状细胞疫苗	负载肿瘤抗原的树突状细胞	黑色素瘤、B 细胞淋巴瘤、肉瘤	前列腺癌、黑色素瘤、非霍奇金淋巴瘤、其他
	转染了编码肿瘤抗原基因的树突状细胞	黑色素瘤、结肠癌	多种肿瘤
细胞因子和共刺激因子增强的疫苗	转染了细胞因子或 B7 基因的肿瘤细胞	肾癌、肉瘤、B 细胞白血病、肺癌	黑色素瘤、肉瘤、其他
	转染了细胞因子基因的 APCs 并负载了肿瘤抗原		黑色素瘤、肾癌、其他
DNA 疫苗病毒载体	编码肿瘤抗原的质粒	黑色素瘤	黑色素瘤
	腺病毒、痘苗病毒	黑色素瘤、肉瘤	黑色素瘤、前列腺癌

肿瘤细胞疫苗的制备可以采用两种方式:一种是在分离的树突状细胞中外源性表达肿瘤抗原;另一种是将树突状细胞和肿瘤抗原共孵育,使树突状细胞负载肿瘤抗原。

预防性疫苗可以用于预防病毒引起的肿瘤。如前面提到的 HPV 疫苗可以降低 HPV 导致的宫颈癌的发病率。这种方法在预防猫白血病病毒诱发的猫的白血病和疱疹病毒诱发的鸡的淋巴瘤,又称马立克氏病(Marek's disease)方面非常成功。

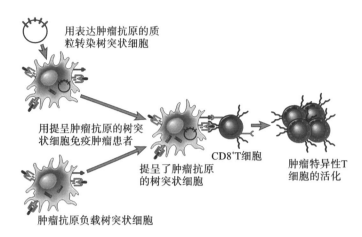

图 18-5　肿瘤细胞疫苗

此外,针对肿瘤细胞表面缺少共刺激分子和 MHC 类分子的表达,从而只能诱发机体微弱的免疫应答的情况,可以制备外源性高表达共刺激分子或者细胞因子的肿瘤疫苗(图 18-6)。

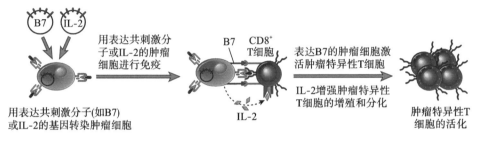

图 18-6　在肿瘤细胞中转染共刺激分子或细胞因子以增强肿瘤细胞的免疫原性

在动物实验中,外源性表达 B7 的肿瘤细胞可以诱发机体对肿瘤的特异性免疫应答,在临床实验中,分离获得患者的肿瘤细胞并在体外进行扩大培养,然后将表达共刺激分子的基因转染肿瘤细胞构建重组的肿瘤细胞,经过照射灭活后,将用这些重组的肿瘤细胞重新免疫肿瘤患者进行治疗。这种方法的优点是无须明确知道肿瘤抗原是什么。

二、使用非特异性的免疫系统激活剂治疗

肿瘤疫苗可以特异性地激活机体的免疫系统,同时一些非特异性的免疫系统激活剂,如卡介苗(BCG)、短小棒状杆菌、酵母多糖、香菇多糖和 OK432 可以非特异性地激活机体的免疫系统,这些物质在肿瘤免疫治疗中也备受关注。例如,BCG 能激活巨噬细胞从而促进巨噬细胞介导的对肿瘤的杀伤作用。而且 BCG 本身还具有免疫佐剂的功能,可以激活 T 细胞对肿瘤抗原的识别。BCG 目前正用于膀胱癌的治疗。

三、细胞因子治疗

细胞因子也可以直接用于不同肿瘤的治疗(表 18-2)。临床上使用最多的是高剂量的 IL-2,它能够刺激 T 细胞产生其他细胞因子,如 TNF、IFN-γ 等,这些细胞因子可以作用于血管内皮细胞和其他一些类型的细胞。IL-2 在黑色素瘤和肾细胞癌患者体内能够诱导 10% 的患者产生肿瘤消退,目前 IL-2 已被批准用于这两种肿瘤的治疗。IFN-α 和化疗联合应用被批准用于黑色素瘤、淋巴瘤以及白血病等的治疗。其作用可能是抑制肿瘤细胞的增殖,提高 NK 细胞的细胞毒活性,提高 MHC I 类分子在肿瘤细胞的表达。其他一些细胞因子,如 TNF、IFN-γ 等,在动物实验中表现出了良好的抗肿瘤效果,但是在临床实验中却诱发了严重的毒副作用,

因而限制了它们在临床上的使用。造血生长因子如 GM-CSF 和 G-CSF 等在肿瘤治疗中的主要作用是缩短化疗引起的中性粒细胞减少期或自体骨髓移植后引起的血小板减少期。

表 18-2　用于肿瘤治疗的细胞因子

细胞因子	动物实验中肿瘤是否消退	临床实验	毒性
IL-2	是	黑色素瘤、肾癌、结肠癌阳性反应率<15%	血管渗漏、休克、肺水肿
IFN-α	否	已被批准用于黑色素瘤的治疗	发热、无力
TNF	局部消退	肉瘤、黑色素瘤	脓毒性休克综合征
GM-CSF	否	常规用于促进造血功能的恢复	骨痛

四、抗体对肿瘤的治疗

单克隆抗体具有高亲和力、高特异性的特征,因而对于恶性肿瘤的治疗具有高度靶向性。自第一款单克隆抗体药物 Rituximab 被美国 FDA 批准上市以来,超过 100 种的单克隆抗体类药正在进行动物实验或临床实验,其中许多药物已获批用于肿瘤的治疗。单克隆抗体治疗肿瘤的机制有多种,主要包括:①阻断癌变信号通路而影响细胞的增殖及凋亡,如靶向 ECRG 的抗体 Erbitux 被批准用于治疗结直肠癌及头颈癌,靶向 Her-2 的抗体 Herceptin 被批准用于治疗 Her-2 阳性的乳腺癌等;②阻断肿瘤的血管新生,如靶向 VEGF-A 的抗体 Avastin 被批准用于治疗转移性结直肠癌、卵巢癌、非鳞状非小细胞肺癌、转移性乳腺癌、宫颈癌和恶性胶质瘤等;③调节机体对于肿瘤细胞的免疫反应,例如,程序性死亡受体 PD-1 的全人源单克隆抗体 Keytruda 被批准用于不可切除的或转移性黑色素瘤、晚期或转移性肾细胞癌、转移性鳞状细胞非小细胞肺癌等的治疗。

近些年分子生物学及蛋白质工程的发展也使得嵌合性、人源化乃至全人源的单克隆抗体成为治疗癌症的新手段,特别是嵌合型抗体可以将高细胞毒性的抗肿瘤药物直接输送至肿瘤所在的微环境中。例如,由抗 Her-2 的单抗与细胞毒性药物 DM1 组成的抗体药物偶联体 Kadcyla 已获批主要用于 Her-2 过表达细胞。

五、过继性细胞对肿瘤的治疗

过继性细胞免疫疗法是从肿瘤患者体内分离淋巴细胞,在体外进行扩大培养并使之成为具有抗肿瘤活性的细胞后回输至肿瘤患者体内的方法。主要包括 LAK、NK 细胞、细胞因子诱导的杀伤细胞(CIK 细胞)、TIL、γδT 细胞、NKT 细胞、CD3 单抗激活的杀伤细胞(CD3AK 细胞)等。例如,通过将来自肿瘤患者的外周血单核细胞在体外和高浓度的 IL-2 共培养形成 LAK 后,将 LAK 回输给肿瘤患者(图 18-7)。此方法和化学药物的联合应用在荷瘤小鼠实验中取得了令人赞叹的消退实体瘤的结果。过继性 LAK 目前主要用于晚期肿瘤患者的治疗,其治疗效果具有个体差异性。过继性 TIL 也是过继性细胞治疗的热点。因为 TIL 中可能富含肿瘤特异性 CTL 和活化的 NK 细胞。目前过继性 TIL 主要用于黑色素瘤的研究。继 TIL 和 LAK 之后,嵌合抗原受体 T 细胞(chimeric antigen receptor T cell,CAR-T)成为过继性细胞治疗的另一颗耀眼的新星。CAR-T 是通过基因工程技术,使能够识别肿瘤特异性抗原的受体表达在其表面的 T 细胞。嵌合抗原受体使得 T 细胞对肿瘤抗原的杀伤绕过了抗原提呈阶段以及 MHC 的限制性,使其杀伤活性得到最大化(图 18-8)。2012 年,世界上第一位接受试验性 CAR-T 疗法的儿童患者艾米丽·怀特海德(Emily Whitehead)在接受 CAR-T 治疗后,肿瘤完全消失。2017 年 8 月 31 日美国食品药品监督管理局批准诺华的 CAR-T 疗法 Kymriah(tisagenlecleucel)上市,用于治疗急性淋巴细胞白血病,这是 FDA 批准的首款基因治疗药物。

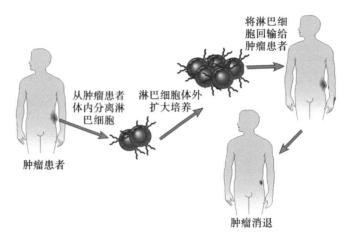

图 18-7　过继性细胞治疗

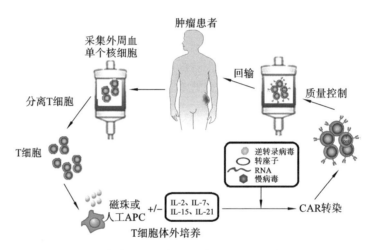

图 18-8　嵌合抗原受体 T 细胞(CAR-T)的治疗流程

案例引导
问题解析

案例引导

　　患者,女性,43 岁,2009 年出现脊椎压缩性骨折后经 IgA Kappa 诊断为多发性骨髓瘤。在经过顺铂、阿霉素、环磷酰胺和依托泊苷的 96 h 输注疗法之后,2010 年 5 月 14 日,患者接受了高剂量(200 mg/m² 体表面积)马法兰治疗并进行了自体造血干细胞移植,初次自体移植获得了部分响应,但效果并不理想。2014 年 6 月在接受了 9 项一线疗法后,患者加入了自体抗 CD19 嵌合抗原受体 T 细胞(CTL019)治疗。治疗方案为利用自体白细胞制备 CTL019 细胞,CTL019 剂量为(1～5)×10⁷,表达嵌合抗原受体的 T 细胞。临床治疗显示,患者的单克隆 IgA 浓度和血清总 IgA 浓度在移植后开始下降,并在 CTL019 输注后进一步下降。IgA 最低浓度低于下限量(7 mg/dL)。在移植后 100 天骨髓活检显示整体细胞密度为 1‰～2‰ 且无浆细胞。患者尿蛋白电泳检测到微弱的 κ 轻链,但在 1 个月后的复检中不存在。100 天骨髓取样的流式细胞检测和 IGH 深度测序检测微小残留病灶为阴性。移植后 12 个月,患者血液和尿液中没有出现单克隆免疫球蛋白的证据,没有出现多发性骨髓瘤症状或临床征兆。与第一次移植和其他全部现有的治疗相比,移植联合 CTL019 细胞疗法可更完全、更持久地降低多发骨髓瘤负荷。

　　问题:CTL019 细胞治疗属于肿瘤治疗中的哪一类治疗方法? 该方法有哪些优点?

小结

机体的免疫系统具有免疫监视的功能,不仅能够直接摧毁肿瘤细胞,而且也能够在转化细胞形成肿瘤组织前就识别和清除这些转化细胞。肿瘤抗原包括基因突变的产物、非突变但是表达异常的细胞蛋白、致癌病毒产生的肿瘤抗原、癌胚抗原、糖脂或糖蛋白以及组织特异性分化抗原等。机体可以通过固有免疫(如 NK 细胞、巨噬细胞等)和适应性免疫(如 CTL 和抗体等)来对肿瘤进行免疫监视;但是肿瘤细胞常常可以通过免疫编辑,如下调肿瘤抗原和 MHC 分子的表达,降低共刺激分子的表达等方式躲避机体的免疫监视;同时机体中还存在多种抑制免疫监视的细胞,如 M2 型巨噬细胞、Treg、Th17 细胞、MDSC 等。肿瘤的免疫治疗一方面可以通过肿瘤疫苗、共刺激因子和细胞因子增强宿主的免疫应答,阻断抑制性的免疫信号通路等方法激活机体对肿瘤的免疫应答;另一方面也可以通过过继性细胞治疗,如 LAK、TIL 和 CAR-T 等和抗体对肿瘤进行被动免疫治疗。

能力检测

能力检测答案

1. CTA 属于(　　)。

A.致癌病毒产生的肿瘤抗原　　　　　　　　B.胚胎抗原

C.表达异常的细胞蛋白　　　　　　　　　　D.癌基因突变的产物

E.组织特异性分化抗原

2. CEA 属于(　　)。

A.致癌病毒产生的肿瘤抗原　　　　　　　　B.胚胎抗原

C.表达异常的细胞蛋白　　　　　　　　　　D.癌基因突变的产物

E.组织特异性分化抗原

3. PSA 属于(　　)。

A.致癌病毒产生的肿瘤抗原　　　　　　　　B.胚胎抗原

C.表达异常的细胞蛋白　　　　　　　　　　D.癌基因突变的产物

E.组织特异性分化抗原

4. 参与抗肿瘤固有免疫应答的细胞包括(　　)。

A. Treg　　　　　　　　　　B. NK 细胞　　　　　　　　　　C.B 细胞

D. FDC　　　　　　　　　　E. M2 型巨噬细胞

5. 肿瘤细胞逃逸免疫监视的机制不包括(　　)。

A.肿瘤抗原表达下调

B.肿瘤细胞表面表达的抗原被掩盖

C.肿瘤细胞共刺激分子表达缺乏

D.肿瘤表面的分子可以激活抑制免疫细胞的信号通路

E.肿瘤可以分泌杀伤免疫细胞的细胞因子

6. 发挥免疫抑制作用的细胞不包括(　　)。

A. MDSC　　　　B. Treg　　　　C. TAM　　　　D. Th17 细胞　　　　E. Th1 细胞

7. 以下哪一项属于癌基因突变产生的肿瘤抗原?(　　)

A. 突变的 Ras　　　　　　　　　　　　B. 突变的 PTEN

C. HPV 编码的蛋白　　　　　　　　　　D. EBV 编码的蛋白

E. AFP

8. 可以直接对肿瘤细胞产生细胞毒作用的是下列哪种细胞？（   ）

A. CD8$^+$T 细胞　　　　　　　　　B. CD4$^+$T 细胞　　　　　　　　　C. Th1T 细胞

D. Th2 T 细胞　　　　　　　　　　　E. Th17 T 细胞

9. 肿瘤的主动免疫治疗策略不包括（   ）。

A. 注射肿瘤疫苗　　　　　　　　　　B. 阻断抑制性的免疫信号通路

C. 使用共刺激因子和细胞因子　　　　D. 非特异性激活免疫系统

E. 使用抗体

10. 肿瘤的过继性细胞治疗不包括（   ）。

A. LAK　　　　　B. TIL　　　　　C. CAR-T　　　　　D. NKT 细胞　　　　E. Treg

（秦　鑫）

第十九章 移 植 免 疫

移植(transplantation)是用异体或自体正常细胞、组织、器官置换病变或功能缺损的细胞、组织、器官，以维持和重建机体生理功能的一种医疗手段。在移植术中被转移的器官、组织或细胞称为移植物(graft)；提供移植物的个体称为供体(donor)；接受移植物的个体称为受体或宿主(recipient or host)。所植入的移植物能否被宿主接受，与供、受者的遗传背景有着密切关系。若二者遗传背景相同，植入的移植物将被接受，发挥相应生理功能；若二者遗传背景存在差异，移植术后，受者免疫系统可识别移植物抗原并产生应答，移植物中免疫细胞也可识别受者组织抗原并产生应答，移植物会发生炎症和坏死，称为移植排斥反应(graft rejection response)。自1952年人类首例双胞胎间同种异体肾移植获得成功以来，随着人类主要组织相容性抗原的发现，移植排斥反应机制的深入研究，组织分型和器官保存方法的改进，以及新型有效免疫抑制剂的问世和显微外科技术的提高，迄今临床可开展肝脏、心脏、肾、脾、胰岛、小肠移植，以及肝肾、肝胰、心肺等联合移植，移植已成为医学上重要的治疗手段之一。

随着现代免疫学、分子生物学及遗传学理论及技术的迅速发展，科学家们逐渐阐明了移植排斥反应的免疫学本质及其遗传学基础。迄今为止，受者对移植物的排斥反应仍然是限制移植术成功的最主要障碍。但是，伴随着HLA配型技术和高效免疫抑制药物的应用，器官移植的应用范围日趋扩大，移植物存活率不断提高，器官移植已成为许多以组织、器官功能衰竭为主要表现的终末期疾病最有效的治疗措施。

根据移植物来源及供、受者遗传背景的差异，可将移植分为四种类型(图19-1)：①自体移植(autograft)，移植物取自受者自身，如将脚趾移植到手指上，移植物可终生存活；②同种同基因移植(syngraft)，指遗传背景完全相同的两个个体之间的移植，如同卵双生子间或同系动物间的移植，移植后不发生排斥反应；③同种异体移植(allograft)，即同种不同个体间的移植，如人与人之间的移植，由于移植物取自同种遗传背景不同的个体，移植后常出现排斥反应，临床上移植多属此类型；④异种移植(xenograft)，即不同种属个体间的移植，例如，将猪的器官移植给人，由于供、受者间遗传背景差异较大，移植可产生较强的排斥反应。另外，根据移植物种类的不同，可将移植分为器官移植(如肝、肾移植)、组织移植(如皮肤、角膜移植)和细胞移植(如胰岛细胞移植)。根据移植物在受者体内所植部位的不同，又可分为两类：原位移植(orthotopic transplantation)，即将移植物植入宿主原器官所在的正常解剖位置；异位移植(heterotopic transplantation)，将移植物植入非正常解剖位置。移植免疫学(transplantation

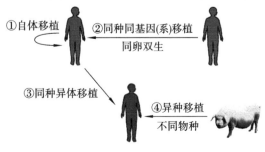

图 19-1 移植的四种类型

immunology)是研究供者和受者组织相容性抗原的差异性与移植排斥反应之间的关系,排斥反应发生的机制、延长移植物存活的措施以及并发症防治的科学。本章重点介绍目前临床上最常进行的同种异基因移植,即同种异体移植。

第一节 同种异体移植排斥反应的类型

移植排斥(transplantation rejection)有两层含义,一是指受者对移植物产生的破坏和排除作用,受者排斥供者;二是指供者移植物中含大量免疫细胞亦可对受者组织器官产生破坏。因此,同种异体移植可分为两种基本类型即宿主抗移植物反应(host versus graft reaction, HVGR)和移植物抗宿主反应(graft versus host reaction, GVHR),前者见于一般实质脏器移植,后者主要发生于骨髓移植。

一、宿主抗移植物反应

临床上进行的器官组织(如心脏、肾、皮肤等)移植术后,主要发生宿主抗移植物反应(HVGR)。根据移植排斥反应发生的时间、强度、机制和病理改变特点,可分为超急性排斥反应、急性排斥反应和慢性排斥反应(表19-1)。

1. 超急性排斥反应(hyperacute rejection) 在移植术后数分钟或数小时(也可在24～48 h)内发生的排斥反应,由体液免疫介导。多见于反复输血、多次妊娠、长期血液透析或再次移植的个体。其原因是受者体内预先存在抗供者同种异型抗原(如 ABO 血型抗原、血小板抗原、内皮细胞抗原或 HLA 抗原)的抗体(多为 IgM 类)。移植术后,受者血液中抗供者同种异型抗原的抗体与移植物血管内皮细胞表面相应抗原结合,激活补体导致血管内皮细胞损伤和基底膜暴露,在中性粒细胞、肥大细胞和血小板参与下,引起出血、水肿、血管内凝血和血栓形成等病理改变,导致移植器官发生缺血、变性和坏死。免疫抑制药物治疗对此类排斥反应效果不佳。

2. 急性排斥反应(acute rejection) 器官移植术后数天至数周发生的排斥反应,也是同种异体器官移植术后最常见的排斥反应,80%～90%发生于移植后一个月内。发生急性排斥反应的快慢和轻重,与供者组织相容性抗原差异程度、免疫抑制剂使用情况及受者免疫功能状态有关。病理学检查可见移植物组织以实质性损伤为主,伴有大量巨噬细胞和淋巴细胞浸润。细胞免疫应答在急性排斥反应中发挥主要作用,T 细胞主要通过直接识别方式被激活,以 CD8$^+$ CTL 介导的细胞毒效应为主,CD4$^+$ Th1 细胞介导的迟发型超敏反应为辅。其作用机制:①受者 CD8$^+$ CTL 被激活后,直接杀伤表达同种异型 MHC I 类抗原的移植物细胞;②受者 CD4$^+$ Th1 细胞可被供者 APC 表面抗原肽-供者 MHC II 类分子复合物激活,引起迟发型超敏反应性炎症,导致移植物发生免疫损伤;③激活的巨噬细胞、嗜酸性粒细胞、NK 细胞和 NKT 细胞参与急性排斥反应的组织损伤;④在急性排斥反应后期,患者体内产生的抗同种异型抗原和抗血管内皮细胞表面分子的抗体,通过激活补体系统,损伤移植物血管引发排斥反应,与超急性排斥反应不同的是通常不形成血栓。急性排斥反应的发生率极高,其临床表现取决于供-受者间组织相容性程度、移植后的免疫抑制治疗方案以及诱发因素(感染)等。一般而言,急性排斥反应发生越早,其临床表现越严重;移植后期发生的急性排斥大多进展缓慢,临床症状较轻。若及早给予适当的免疫抑制剂治疗,此型排斥反应大多可以缓解。

体液免疫效应在急性排斥反应后期起作用,机体产生的抗同种异型抗原的抗体或抗内皮细胞表面分子的抗体,与相应抗原形成免疫复合物,可通过激活补体经典途径而损害移植物血管。此称急性血管排斥反应(acute vascular rejection),亦称急性体液排斥反应(acute humoral rejection)。在急性血管排斥反应中,受损伤的组织主要为移植物血管,其主要的病理改变有:

①血管炎症及栓塞;②血管内纤维蛋白的沉积和血小板的聚集;③血管内皮细胞肿胀、坏死;④血管壁内中性粒细胞及淋巴细胞浸润。除体液免疫效应外,移植物内皮细胞表面的同种抗原激活 T 细胞,通过 CD4$^+$T 细胞产生炎症反应和 CTL 直接杀伤靶细胞,造成移植物血管内皮损伤。

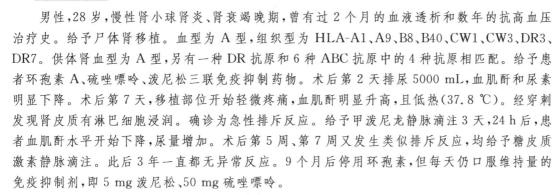

案例引导
问题解析

案例引导

男性,28 岁,慢性肾小球肾炎、肾衰竭晚期,曾有过 2 个月的血液透析和数年的抗高血压治疗史。给予尸体肾移植。血型为 A 型,组织型为 HLA-A1、A9、B8、B40、CW1、CW3、DR3、DR7。供体肾血型为 A 型,另有一种 DR 抗原和 6 种 ABC 抗原中的 4 种抗原相匹配。给予患者环孢素 A、硫唑嘌呤、泼尼松三联免疫抑制药物。术后第 2 天排尿 5000 mL,血肌酐和尿素明显下降。术后第 7 天,移植部位开始轻微疼痛,血肌酐明显升高,且低热(37.8 ℃)。经穿刺发现肾皮质有淋巴细胞浸润。确诊为急性排斥反应。给予甲泼尼龙静脉滴注 3 天,24 h 后,患者血肌酐水平开始下降,尿量增加。术后第 5 周、第 7 周又发生类似排斥反应,均给予糖皮质激素静脉滴注。此后 3 年一直都无异常反应。9 个月后停用环孢素,但每天仍口服维持量的免疫抑制剂,即 5 mg 泼尼松、50 mg 硫唑嘌呤。

问题:1. 简述急性排斥反应发生的特点。

2. 临床上有哪些措施可以预防急性排斥反应?

3. 慢性排斥反应(chronic rejection) 移植术后数个月至数年发生的排斥反应,通常在急性排斥反应基础上产生,病程进展缓慢,移植器官的功能出现进行性衰退,甚至完全丧失。慢性排斥反应对免疫抑制疗法不敏感,是移植物不能长期存活的主要原因。在供者与受者HLA 相配,但 mHA 不配的移植中,也可以不发生急性排斥反应,而直接进入慢性排斥反应期。慢性排斥反应的病理学特征为组织细胞损伤、纤维组织增生、血管内膜平滑肌和内皮细胞增生,以及由此而引起的血管腔狭窄,导致移植物功能逐渐丧失。但在不同移植物发生的慢性排斥中,病理改变因植入的组织器官不同而各具特点:移植心、肾表现为血管闭塞和间质纤维化;移植肺表现为细支气管炎性闭塞;移植肝表现为纤维化和小胆管消失。

慢性排斥反应的发生机制尚未完全清楚,目前认为与免疫损伤和非免疫损伤都有关,细胞免疫和体液免疫应答均参与慢性排斥反应。

(1)免疫损伤机制:血管慢性排斥是其损伤的主要形式,表现为血管内皮损伤,移植器官不可逆的功能衰退。①受者 CD4$^+$Th 细胞通过间接识别方式被血管内皮细胞表面 HLA 抗原激活,活化 Th1 细胞引发迟发型超敏反应,活化 Th2 细胞辅助 B 细胞产生抗体,引起移植器官中的血管内皮细胞损伤;②反复发作的急性排斥反应也能引起移植物血管内皮细胞持续性轻微损伤并分泌多种生长因子(如血小板源性生长因子、转化生长因子等),导致血管平滑肌细胞增生、动脉硬化及血管壁炎症细胞浸润等病理改变。

(2)非免疫损伤机制:非免疫损伤导致的组织器官退行性改变与慢性排斥密切相关,其诱发因素较多:①供者年龄过大或过小;②移植术后早期出现缺血时间过长及再灌注损伤;③移植器官去神经支配和血管损伤;④术后给予的免疫抑制药物的毒性作用;⑤受者并发高血压、糖尿病、巨细胞病毒感染等(表 19-1)。

表 19-1 超急性、急性和慢性排斥反应的比较

排斥反应类型	效应机制	病理变化
超急性排斥反应	受者体内预存抗体与移植物血管内皮细胞表面相应抗原结合,激活补体和凝血系统,导致血管内皮细胞损伤、血管内凝血	血管内凝血

续表

排斥反应类型	效应机制	病理变化
急性排斥反应	以 $CD8^+$ CTL 介导的细胞毒效应为主,炎症 $CD4^+$ Th1 细胞/巨噬细胞可导致间质细胞损伤	急性间质炎
	机体产生抗 MHC 分子抗体和抗内皮细胞表面分子的抗体,二者与相应抗原结合,激活补体而导致血管炎	急性血管炎
慢性排斥反应	急性排斥反应所致细胞坏死的延续和结果;炎症 $CD4^+$ T 细胞/巨噬细胞介导的慢性炎症;抗体或效应细胞介导反复多次内皮细胞损伤,致血管壁增厚和间质纤维化	间质纤维化、血管硬化

二、移植物抗宿主反应

移植物抗宿主反应(GVHR)是供者移植物中存在的淋巴细胞被宿主同种异型抗原激活,攻击宿主组织或器官所产生的排斥反应,发生后一般均难以逆转,常见于同种异体骨髓移植后,在胸腺、脾脏移植和新生儿接受大量输血时也可能发生。GVHR 发生与下列因素有关:①受者与供者间 HLA 或 mHA 型别不符;②移植物中含有足够数量免疫细胞,尤其是成熟的 T 细胞;③宿主处于免疫无能或免疫功能极度低下的状态(被抑制或免疫缺陷)。若对宿主组织造成损伤而引起疾病,则称为移植物抗宿主病(graft versus host disease,GVHD)。急性 GVHD 引起宿主皮肤、肝脏和肠道等多器官上皮细胞坏死,临床表现为皮疹、腹泻、黄疸和高胆红素血症,重者可因上皮细胞大量迅速坏死,引起皮肤和肠道黏膜剥落,易继发感染而致死亡。慢性 GVHD 可因一个或多个器官慢性纤维化和萎缩,导致器官功能进行性丧失,最终危及生命。

知识链接

第二节 同种异体移植排斥反应的发生机制

同种异体间的器官移植一般均会出现排斥反应,其反应的实质是免疫应答,系宿主免疫系统对 HLA 不符的供者移植物抗原产生应答,最终将移植物破坏清除的过程。此应答具有特异性和免疫记忆性,其中 T 细胞在移植排斥反应中起关键作用。

一、介导移植排斥反应的同种异型抗原

诱导移植排斥反应的抗原称为移植抗原,主要是移植物中的同种异型抗原,其中主要组织相容性抗原(MHC 抗原)可引起迅速而强烈的排斥反应;次要组织相容性抗原引起的排斥反应相对较弱,但较持久。

1. 主要组织相容性抗原 人类主要组织相容性抗原称为人类白细胞抗原(human leukocyte antigen,HLA),其中与移植排斥有关的主要为 HLA Ⅰ类和 Ⅱ类抗原。HLA Ⅰ类抗原分布于所有有核细胞表面,HLA Ⅱ类抗原主要表达在专职的抗原提呈细胞、血管内皮细胞和活化 T 细胞表面。人类群体中 HLA 等位基因及其产物呈现高度多态性,两个无关个体间 HLA 完全相同的概率极其微小,这种供体与受体间 HLA 的差异使其成为同种异体移植中介

导强烈排斥反应的最重要的同种异型抗原。

2. 次要组织相容性抗原　在同种异体移植中,即使供、受者 MHC 抗原完全相同,仍可发生排斥反应,只是速度较慢、程度较轻,引起较弱排斥反应的抗原称为次要组织相容性抗原(minor histocompatibility antigen,mHA),包括:①与性别相关的 mHA(Y 染色体基因编码产物),其主要表达于精子、表皮细胞和脑细胞表面;②常染色体编码的 mHA,在人类包括HA-1～HA-5 等,其中某些表达于机体所有组织细胞,某些仅表达于造血细胞和白血病细胞。mHA 以 MHC 限制性方式被 T 细胞识别,虽然单一 mHA 激发排斥反应的能力较弱且缓慢,但多个 mHA 作用叠加,也可能引起较强的快速排斥反应。因此,在 HLA 配型时如能兼顾mHA,可望改善移植术的疗效。

3. 血型抗原　ABO 血型抗原主要分布于红细胞表面,也表达于血管内皮细胞和肝、肾等其他组织细胞表面。宿主体内存在 ABO 天然血型抗体,若供者与受者 ABO 血型不符,即能与移植物血管内皮细胞表面血型抗原结合,通过激活补体系统而损伤血管内皮细胞,迅速摧毁移植物,导致超急性排斥反应。

4. 组织特异性抗原　组织特异性抗原是指特异性表达于某一器官、组织或细胞表面的抗原。同种异体不同组织器官移植后发生排斥反应的强度各异,从强到弱依次为皮肤、肾、心、胰、肝,其机制之一可能是不同组织特异性抗原的免疫原性不同,如血管内皮细胞抗原和皮肤抗原等。

二、同种异型抗原的识别机制

1. 识别同种异型抗原的细胞　参与同种异体移植排斥反应的免疫细胞包括受者、供者双方的 APC 和 T、B 细胞。移植物与受者血管接通后,供者的 APC 和 T、B 细胞,即称为过客白细胞(passenger leukocyte),可随血流进入受者外周免疫器官;受者 APC 和 T、B 细胞也可进入移植物中,逐渐取代供者移植物的 APC 和淋巴细胞。供者和受者的 APC 均可提呈同种异型抗原,刺激 T、B 细胞活化,启动免疫应答,诱导产生移植排斥反应,其中同种反应性 T 细胞是参与移植排斥反应的关键效应细胞。

2. T 细胞识别同种异型抗原的机制　受者 T 细胞既可识别供者 APC 提呈的同种异型MHC 分子,又可识别自身 APC 提呈的同种异型 MHC 分子,前者称为直接识别,后者称为间接识别(图 19-2)。

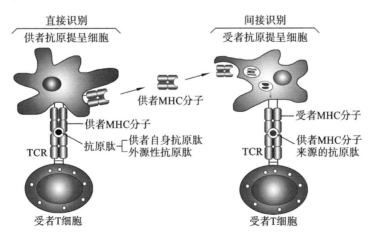

图 19-2　同种异型抗原的直接识别与间接识别

(1)直接识别(direct recognition):指受者的同种反应性 T 细胞可直接识别供者 APC 表面呈现的 MHC 分子,产生免疫应答引发排斥反应的一种移植所特有的抗原提呈和识别方式。

直接识别诱发排斥反应的特点是发生快、强度大,在移植早期急性排斥反应中起重要作用。当移植物血管与受者血管接通后,移植物中的供者APC(即过客白细胞、成熟的DC和巨噬细胞)表面空载MHC分子和(或)供者抗原肽-MHC分子复合物作为"非己"抗原,被受者体内特异性CD8⁺CTL、CD4⁺T细胞识别,从而启动免疫应答,产生强烈的移植排斥反应。直接识别过程中,受者T细胞主要识别外来抗原肽-供者MHC分子和供者自身肽-供者MHC分子两种组合。供者p-MHC结构与受者自身肽-MHC分子复合物结构极为相似,受者TCR交叉识别供者抗原肽(外来或自身)-同种异型MHC分子复合物,即TCR对p-MHC识别具有简并性。

（2）间接识别(indirect recognition)：指受者T细胞对自身APC提呈的供者MHC同种异型抗原肽的识别方式。供者(移植物)同种异型MHC分子作为"非己"抗原可被受者APC摄入,经加工处理后能以同种异型抗原肽-受者MHCⅡ类分子复合物的形式表达于细胞表面供CD4⁺Th细胞识别；DC也可通过MHCⅠ类分子交叉提呈供者MHC同种异型抗原肽,供CD8⁺CTL识别,但CD8⁺CTL存在自身MHC限制性,不能直接杀伤移植物细胞,其分泌的细胞因子参与炎症损伤。因此,间接识别激活的主要是CD4⁺Th细胞,活化CD4⁺Th1细胞可引起迟发型超敏反应,产生慢性移植排斥反应；CD4⁺Th2细胞可协助B细胞产生同种异型抗原特异性抗体使移植物破坏。鉴于受者CD4⁺Th细胞识别的MHC同种异型抗原肽来自供者移植物,故间接识别方式激发的免疫应答持续时间较长(与移植物存活时间相同)。目前认为间接识别机制在急性排斥反应中晚期和慢性排斥反应中起重要作用(表19-2)。

表 19-2　直接识别途径与间接识别途径的比较

	直接识别	间接识别
识别的抗原	未经处理的同种异型MHC分子	经处理后同种异型MHC分子
抗原提呈细胞(APC)	供者APC	受者APC
被激活的T细胞	CD8⁺CTL、CD4⁺Th细胞	CD4⁺Th细胞为主
排斥反应的强度	很强	较弱
排斥反应的类型	急性排斥反应(早期)	急性排斥反应(中晚期)、慢性排斥反应
对环孢素(CsA)敏感性	较高	较低

三、同种异体移植排斥反应的效应机制

1. 细胞免疫效应　T细胞介导的细胞免疫应答在移植排斥反应效应机制中发挥关键作用。①受者CD8⁺CTL通过直接途径识别移植抗原并被激活,发挥细胞毒效应。②受者CD4⁺Th细胞和CD8⁺CTL通过直接和间接途径识别移植抗原,诱导其产生多种炎症细胞因子,导致迟发型超敏反应性炎症,造成移植物组织损伤。此外,单核巨噬细胞、中性粒细胞、NK细胞参与同种排斥反应。活化吞噬细胞释放大量自由基、蛋白溶解酶、细胞因子等效应分子造成移植物损伤。NK细胞在宿主抗移植物反应和移植物抗宿主反应中也发挥重要作用。

2. 体液免疫效应　移植抗原特异性CD4⁺Th2细胞被激活后,辅助B细胞活化、分泌针对同种异型抗原的特异性抗体。抗体可通过调理作用、免疫黏附、ADCC效应及活化补体,损伤血管内皮细胞、介导凝血、促使血小板聚集、溶解移植物细胞和释放促炎症介质等多种机制,参与排斥反应的发生。一般而言,除超急性排斥反应外,抗体在急性移植排斥反应中不起重要作用。

3. 非特异性效应　同种器官移植术中如机械性损伤、组织缺氧及再灌注损伤等诸多因素可启动移植物非特异性损伤,诱导细胞应激,激发炎性"瀑布式"反应(炎症细胞活化),可瞬间产生大量自由基,促进TNF-α、IL-1、IL-6等促炎症细胞因子和前列腺素、白三烯、血小板活化

因子、热休克蛋白等多种炎症介质释放,导致移植物组织细胞发生炎症损伤和死亡。

第三节 同种异体移植排斥反应的防治

在移植术后移植物能否长期存活,取决于供、受者组织配型的匹配程度,成熟的外科手术技术确保血液循环重建的质量,移植排斥反应的可控。防治移植排斥反应的基本原则是严格选择供者、抑制受者免疫应答、诱导移植耐受和加强移植术后的免疫检测。

一、供体的选择

同种异体移植排斥反应主要是因供者与受者间组织相容性抗原存在差异所致。供者与受者间组织相容性差别越小,排斥反应就越弱,移植物和受者的生存时间就越长。对人而言,同卵双生同胞是最理想的供体,其次是 HLA 相同的同胞。为提高移植物存活率和存活时间,术前须进行一系列检测,以尽可能选择较理想的供体。

1. ABO 血型和 HLA 抗体检测 为避免发生超急性排斥反应,必须保证受者血清中不含针对供者同种异型抗原的抗体。通常选择与受者 ABO 血型、Rh 血型相同的供者,取其淋巴细胞与受者血清进行交叉细胞毒试验,检测受者体内是否存在针对供者 HLA 的抗体。细胞毒试验阳性表明供者不是合适人选。

2. HLA 分型鉴定 HLA 抗原是引发同种异体移植排斥反应的主要同种异型抗原,其型别匹配程度是决定供者与受者间组织相容性的关键因素,移植前应对供者和受者进行 HLA 分型鉴定,以便从中选出 HLA 型别最为接近的供者器官进行移植。过去主要采用血清学组织分型法和混合淋巴细胞反应实验进行 HLA 分型鉴定,现在多采用基因分型技术如聚合酶链式反应(PCR),对供者和受者 DNA 进行分型鉴定。不同 HLA 基因座位产物对移植排斥各异,临床在 HLA-A、B、C、DR、DQ、DP 六对位点中,配型主要选择 HLA-DR、HLA-A、HLA-B 位点。因为 HLA-DR 编码的分子在 T 细胞应答中有重要作用,对移植物存活影响较大,其相配程度最为重要。HLA-DR 和 HLA-DQ 有很强的连锁不平衡,若 HLA-DR 匹配则 HLA-DQ 多能匹配。一般不作 HLA-DP 定型,因其作用尚不清楚。HLA-C 与移植排斥反应无明显关系。

3. 交叉配型 交叉配型是指将受者与供者淋巴细胞进行混合淋巴细胞培养(mixed lymphocyte culture,MLC),细胞增殖反应的水平与供、受者间组织相容性程度呈负相关。选择增殖反应弱的为供者。

4. mHA 分型 某些情况下,mHA 不符对 GVHD 的发生起重要作用。mHA 为男性个体组织细胞表面表达与性别相关的抗原,女性无此抗原,因此,尽管 HLA 抗原匹配,女性受者仍可能排斥男性供者的移植物。因此,宜尽可能选择同性别的供者。为防止 GVHD 的发生,应选择与受者 mHA 相配的为供者。

二、移植物和受者的预处理

1. 移植物预处理 实质脏器移植时,为减轻移植物中过客白细胞通过直接识别方式引发的早期急性排斥反应,移植前应对移植物进行处理,尽可能将其全部清除。在骨髓移植中,移植术前应尽可能清除骨髓移植物中的成熟 T 细胞,以防止 GVHR 发生。

2. 受者预处理 移植前对受者进行血浆置换或血液净化,除去体内预存的特异性抗体,以预防超急性排斥反应。在骨髓移植中,对受者用大剂量放射线照射或化学药物,以破坏自身造血功能,以防止 HVGR 发生。其他如受者脾切除、免疫抑制疗法等均可取得一定的疗效。

知识链接

三、免疫抑制治疗

同种异基因移植术后,应用免疫抑制剂预防或治疗移植排斥反应是临床常规使用的方法,目前临床上常用的包括以下三类:

1. 化学类免疫抑制药 此类药物主要包括糖皮质激素(如强的松)、抗代谢药(如硫唑嘌呤)、烷化剂(如环磷酰胺)、大环内酯类药物(如环孢素 A、FK506、雷帕霉素)、麦考酚酸莫酯(MMF)、FTY-720 等。其中环孢素 A(cyclosporin A,CsA)应用最广,其可抑制 Th 细胞产生 IL-2 等细胞因子,并能抑制活化 T 细胞表达 IL-2 受体。FTY-720 是近年新合成的一类免疫抑制药物,毒副作用较小,免疫抑制效果强,与多种免疫抑制药物具有协同作用,其作用机制可能是抑制效应 T 细胞进入外周血,以及诱导 Treg 分化并抑制 Th1 细胞的功能。

2. 生物制剂 临床应用的生物制剂主要是免疫细胞膜抗原特异性抗体,如抗淋巴细胞球蛋白(ALG)、抗胸腺细胞球蛋白(ATG)、抗 CD3 单抗、抗 CD4 单抗、抗 CD8 单抗、抗 IL-2Rα 链(CD25)单抗等。这些抗体通过与相应膜抗原结合,通过补体依赖的细胞毒作用清除体内的 T 细胞或胸腺细胞。此外,CTLA4-Ig、抗 CD2 单抗、抗 CD40L 单抗等阻断 T 细胞共刺激分子信号,诱导 T 细胞无能以减少急性排斥反应。

3. 中草药类免疫抑制剂 某些中草药(如雷公藤、冬虫夏草等)具有明显免疫抑制或免疫调节作用,已试用于防治器官移植排斥反应。

值得注意的是,长期使用免疫抑制剂可使患者抗感染免疫能力下降,肿瘤发生率升高,所以应十分注意用药原则和用药后对患者免疫功能的监测。

四、诱导同种移植耐受

诱导免疫耐受是控制排斥反应的最理想方法。所谓移植耐受,是指在不使用免疫抑制剂的情况下,诱导机体免疫系统对同种异型移植抗原产生特异性无应答。迄今除少数方案已在临床得到应用外,诱导移植耐受的方法多处于实验研究阶段。常用的方案有:

1. 建立嵌合体 在器官移植前,先进行骨髓移植,即先用供者的骨髓移植给受者,在此基础上,再把供者的其他器官移植给受者。把供者的造血干细胞移植给受者,供者和受者的造血干细胞共存于受者体内,在发育分化为成熟淋巴细胞过程中,经胸腺(和骨髓)的阴性选择过程,共同组成受者的免疫系统,受者将供者的组织抗原视为自身成分(未分化成熟的淋巴细胞接触抗原可诱导耐受),从而使受者接收供者组织器官而不发生排斥。由于供者干细胞可不断更新,故建立这种永久性、稳定的异基因造血干细胞嵌合体可能是诱导移植耐受的理想途径。

2. 采用主动免疫诱导同种移植耐受 首先是 T 细胞疫苗(T cell vaccine,TCV)的研究。T 细胞的抗原受体(TCR)可通过其独特型表位相互识别,形成一个"抑制-活化"的调节网络,在维持自身耐受中发挥重要作用。在体外用供者抗原刺激受者同种反应性 T 细胞使之扩增,将其作为疫苗接种受者,可诱导机体产生针对移植物的免疫耐受。其机制可能涉及:降低受者体内同种反应性 T 细胞应答、促进受者 B 细胞产生抗 TCV 抗体以及上调受者体内针对 TCV 独特型的 T 细胞等。其次,移植术前接受供者抗原,可在某些受者延长移植物存活而不引起超急性排斥反应,此现象称为移植物存活的主动增强。抗原输入途径和剂量非常关键。一般来说,大剂量、静脉输入易诱导耐受,小剂量、皮下注射则诱导免疫应答。此外动物实验已证实,向受者胸腺或肝内注射供者组织成分(如脾细胞等),也可诱导针对同种异体抗原的耐受性。

3. 阻断 TCR 对移植抗原的识别 用人工合成供者 MHC 分子的模拟肽,或分离的供者可溶性 MHC 分子,或者针对同种反应性 T 细胞 TCR 的单克隆抗体与受者 T 细胞 TCR 结合,阻断受者 T 细胞 TCR 与移植物细胞表面的 MHC 分子结合,使受者 T 细胞不能活化,从而诱导受者对供者移植物抗原产生耐受。

4. 阻断协同刺激信号 给受者输入 CTLA-4/Ig 融合蛋白,阻断供者 APC 的 B7 分子与淋巴细胞表面 CD28 分子结合;给受者输入抗 CD40L 单抗,阻断供者 APC 的 CD40 分子与淋巴细胞表面 CD40L 分子结合,阻断协同刺激信号通路的活化,诱导 T 细胞失能和耐受。

5. 借助树突状细胞诱导耐受 不成熟 DC 表达低水平 MHC 分子,且缺乏 B7 分子,虽能摄取、处理抗原,但不能激活 T 细胞,反而可能诱导 T 细胞失能。例如,肝移植中的过客白细胞含有大量不成熟 DC,故肝移植的排斥反应较轻。因此,将不成熟 DC 过继输入给受者则有可能诱导移植耐受。

五、移植后的免疫检测

除单卵双生间移植外,同种移植术后均可能发生急性排斥反应。如能做到早诊断并采取有效的防治措施,将有助于延长移植物存活时间。除临床症状、组织活检及生化检测外,常采用的免疫学检测指标包括:①淋巴细胞亚群百分比和功能测定;②免疫分子水平测定,如血清中细胞因子、CRP、抗体、补体、可溶性 HLA 分子水平或细胞表面黏附分子、细胞因子受体表达水平等测定;③尿微量蛋白检测。虽然上述指标均有一定参考价值,但都存在特异性不强、灵敏度不高等问题。如何建立一套能指导临床器官移植的免疫学监测方法,有待进一步深入研究。

小结

移植排斥反应是免疫应答的特殊形式,同样具有特异性、记忆性、对“自己”和“非己”的识别性。同种异体移植排斥反应包括:①因受者体内预先存在抗移植物抗体而介导的超急性排斥反应;②因 CD8$^+$ CTL 和(或)CD4$^+$ Th1 细胞介导组织损伤所导致的急性排斥反应;③体液免疫和细胞免疫均可涉及的慢性排斥反应。此外,还有常见于同种异体骨髓移植中供者淋巴细胞介导的移植物抗宿主反应。

受者 T 细胞可识别供者 APC 提呈的抗原肽-供者同种异型 MHC 分子复合物,此为直接识别,在移植急性排斥反应的早期发挥重要作用。受者 T 细胞也可识别自身 APC 提呈的同种异型 MHC 分子来源的抗原肽-受者 MHC 分子复合物,此为间接识别,在移植急性排斥反应中晚期和慢性排斥反应中起重要作用。

临床上多数器官,尤其是大器官,在移植时都会因为 HLA 不合而有发生排斥反应的可能,因此在进行器官或组织移植时,需进行供者、受者间的 HLA 配型和交叉配型。但脑组织、角膜、睾丸和子宫等移植时,无论供者、受者的 HLA 是否匹配,均不会发生排斥反应。

能力检测

能力检测答案

1. 介导同种异体移植排斥反应的免疫细胞是( )。
A. 供者的 T 细胞　　　　　　B. 受者的 T 细胞　　　　　　C. 供者的 NK 细胞
D. 受者的 NK 细胞　　　　　　E. 以上都是
2. 超急性排斥反应的效应物质是( )。
A. B 细胞　　　　　　　　　　B. 抗体　　　　　　　　　　C. Th1 细胞
D. Th2 细胞　　　　　　　　　E. 细胞因子
3. 受者与供者在血型配型后进行器官移植。以后出现排斥反应,可能的原因是( )。
A. 移植物没有充分血液供应　　　　　　　B. 受者产生封闭性抗体

C.供者患有先天性无丙种球蛋白血症　　　　　D. HLA 不匹配

E.以上均错

4. 在 HLA 配型中,对移植物存活影响较大的位点是(　　　)。

A. HLA-A　　　　　　　　　B. HLA-B　　　　　　　　　C. HLA-C

D. HLA-DP　　　　　　　　　E. HLA-DR

5. 骨髓移植后引起 GVHR 的主要效应细胞是(　　　)。

A. T 细胞　　　　　　　　　B. B 细胞　　　　　　　　　C. NK 细胞

D. 单核细胞　　　　　　　　E. 造血干细胞

6. 无血缘关系的同种器官移植中,急性排斥反应难以避免的主要原因是(　　　)。

A. HLA 高度多态性　　　　　　　　　　　B. 移植物供血不足

C. 移植物中所含淋巴细胞过多　　　　　　　D. 移植物被污染

E. 受者与供者血型不合

7. 与移植排斥反应无关的细胞是(　　　)。

A. Tc 细胞　　　　　　　　　B. B 细胞　　　　　　　　　C. 黏膜上皮细胞

D. Th1 细胞　　　　　　　　E. Th2 细胞

8. 用异源性抗 CD3mAb 治疗排斥反应,最主要的并发症是(　　　)。

A. 血清病　　　　　　　　　B. 严重免疫缺陷　　　　　　C. 皮肤肿瘤

D. GVHR　　　　　　　　　E. 食物过敏

9. 器官移植失败的原因,除了排斥反应外的另一个重要因素是(　　　)。

A. 手术失误　　　　　　　　　　　　　　　B. 药物的毒副作用

C. 免疫功能低下导致感染　　　　　　　　　D. 术后大出血

E. 超敏反应

10. 引起移植排斥反应的最主要抗原是(　　　)。

A. 血型抗原　　　　　　　　B. 异嗜性抗原　　　　　　　C. MHC 抗原

D. 丝裂原　　　　　　　　　E. 超抗原

11. GVHR 主要见于(　　　)。

A. 肾脏移植　　　　　　　　B. 心脏移植　　　　　　　　C. 骨髓移植

D. 肺脏移植　　　　　　　　E. 脾脏移植

12. 在宿主抗移植物反应中,最严重的排斥为(　　　)。

A. 急性排斥　　　　　　　　B. 超急性排斥　　　　　　　C. 亚急性排斥

D. 慢性排斥　　　　　　　　E. 迟发排斥

13. 增加免疫抑制剂用量可得到缓解的排斥是(　　　)。

A. 急性排斥　　　　　　　　B. 亚急性排斥　　　　　　　C. 超急性排斥

D. 慢性排斥　　　　　　　　E. 迟发排斥

14. 慢性排斥反应的主要原因是(　　　)。

A. CD4$^+$ T 细胞/巨噬细胞　　　　B. 抗 ABO 血型抗体或 HLA Ⅰ类分子抗体

C. NK 细胞　　　　　　　　　D. 抑制细胞的活化

E. 对 HLA 抗原的耐受

15. 下列移植一般不会发生 GVHR 的是(　　　)。

A. 骨髓移植　　　　　　　　B. 脾脏移植　　　　　　　　C. 胸腺移植

D. 肾脏移植　　　　　　　　E. 免疫缺陷的新生儿接受输血

16. 骨髓移植时,预防 GVHR 的特定的预防方法是(　　　)。

A. ABO 血型配型　　　　　　　　　　　　B. HLA 配型

NOTE

C.免疫抑制药物的使用   D. ABO 血型配型和 HLA 配型

E.选择性地去除移植物中针对宿主抗原的 T 细胞

17. HVGR 中最常见的移植排斥类型是（   ）。

A.超急性排斥反应   B.急性排斥反应   C.慢性排斥反应

D.迟发性排斥反应   E.宿主抗移植物反应

18. 下列与超急性排斥反应发生无关的是（   ）。

A.多次输血   B.真菌感染   C.妊娠

D.再次移植   E.长期血液透析

19. 根据移植物来源,存活率最高的肾移植是（   ）。

A.同卵双胞胎供体肾   B.亲属供体肾   C.异种供体肾

D.母亲的肾   E.同种供体肾

20. 肾脏移植物排斥最为重要的位点是（   ）。

A. HLA-DP、HLA-C   B. HLA-DR、HLA-B

C. HLA-DQ、HLA-C   D. HLA-DP、HLA-B

E. HLA-DR、HLA-C

21. 通过激活补体参与移植物排斥的抗体主要是（   ）。

A. IgA   B. IgG   C. IgM   D. IgE   E. IgD

22. 移植患者使用免疫抑制剂治疗时最常见的副作用是（   ）。

A.超敏反应   B.药物中毒

C.自身免疫病发病率增高   D.病毒感染和肿瘤发病率增高

E.原发性免疫缺陷病发病率增高

23. 移植排斥反应的防治原则是（   ）。

A.血型相配   B.免疫耐受诱导

C.使用免疫抑制药物   D.选择 MHC 配型相配的供者

E.以上均对

（齐静姣）

第二十章 免疫学检测技术

免疫学检测是借助免疫学、细胞生物学和分子生物学理论与技术，对免疫相关物质如抗原、抗体、补体、细胞因子、免疫细胞及其膜分子和体液中多种微量物质如激素、酶类物质、血浆蛋白、血液药物浓度、微量元素等进行定性、定位或定量检测的实验技术和方法。免疫学检测技术已广泛应用于医学和生物学领域的研究。在临床医学中，免疫学检测可用于免疫相关疾病的诊断、发病机制的研究，病情监测与疗效评价等，如传染病、免疫缺陷病、自身免疫病、肿瘤、移植排斥反应、超敏反应等。随着免疫学理论的进展和相关技术的发展，检测技术也不断发展和更新，新方法层出不穷。本章仅介绍免疫诊断常用技术的原理、基本步骤及其应用。

第一节 抗原或抗体的体外检测

抗原-抗体反应（antigen-antibody reaction）是指抗原与相应抗体在体外一定条件下特异性结合后出现的肉眼可见或仪器可检测到的反应。抗体主要存在于血清中，以往又将上述抗原-抗体反应称为血清学反应（serological reaction）。

一、抗原-抗体反应的特点

（一）高度特异性

抗原与抗体反应具有高度特异性，此种特异性是由抗原表位与相应抗体分子 CDR 互补所决定，二者间互补结合能力用亲和力表示。亲和力（affinity）是指抗体分子单一抗原结合部位（Fab）与相应抗原表位之间互补结合的强度。天然抗原分子通常具有多种抗原表位，可刺激机体产生多种特异性抗体；若两种抗原具有相同或相似的抗原表位，就能与对方抗血清中相应抗体结合发生交叉反应。此种反应可影响血清学诊断的准确性，采用单克隆抗体进行检测是克服上述交叉反应的有效方法。

（二）反应的可逆性

抗原与相应抗体结合除与空间构象互补有关外，还与二者间静电引力、范德华力、氢键和疏水键等化学基团之间的非共价结合密切相关。此种非共价结合的抗原-抗体复合物不稳定，降低溶液 pH 值或提高溶液离子强度可使之解离；解离后抗原和抗体仍保持原有特性。据此，可通过亲和层析法纯化抗原或抗体。

（三）抗原-抗体浓度的比例性

抗原与相应抗体结合能否出现可见反应取决于二者的浓度和比例。在一定条件下，二者比例合适，即抗原略多于抗体时可出现肉眼可见的反应，此即抗原-抗体反应的等价带。若抗体或抗原过剩，则因沉淀物体积小、数量少而不能出现肉眼可见的反应；其中抗体过剩称为前带，抗原过剩称为后带。据此，在实验过程中应注意调整反应体系中抗原与抗体的比例，以避免出现假阴性结果。

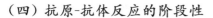

NOTE

（四）抗原-抗体反应的阶段性

抗原-抗体反应分为两个阶段：第一阶段是抗原-抗体特异性结合阶段，可在数秒钟至几分钟内完成，一般不为肉眼所见。第二阶段为可见反应阶段，是微小抗原-抗体复合物之间通过正负电荷吸引形成较大复合物的过程。可见反应阶段所需时间较长，从数分钟、数小时到数日不等，且受电解质、温度和酸碱度等因素影响。

二、抗原-抗体反应的影响因素

影响抗原-抗体反应的因素较多，本节主要介绍实验条件对抗原-抗体反应的影响。

（一）电解质

抗原和抗体通常为蛋白质，等电点分别为 pH 3～5 和 pH 5～6 不等；在中性或弱碱性条件下，二者表面带有一定量负电荷且具有较高亲水性（外表被有水化层）为亲水胶体。抗原与抗体结合后可发生脱水作用，使二者从亲水胶体变为疏水胶体；此时在适当电解质作用下，抗原-抗体复合物可因失去较多负电荷而彼此结合形成肉眼可见的凝集或沉淀现象。实验中常用 0.85％NaCl 溶液作为稀释液，以提供适当浓度的电解质。

（二）温度

适当提高温度可增加抗原与抗体分子的碰撞机会，促进抗原-抗体复合物形成。温度过高（56 ℃以上）可使抗原或抗体变性失活，影响实验结果。通常抗原-抗体反应的最适温度是37 ℃。

（三）酸碱度

抗原-抗体反应最适 pH 值在 6～8 之间，pH 过高或过低均可影响抗原或抗体的理化性状。例如，反应液 pH 值接近抗原等电点时，可因抗原自沉出现非特异性酸凝集而产生假阳性结果。

三、抗原或抗体的检测技术

抗原-抗体反应具有高度特异性，据此可用已知抗原或抗体检测鉴定未知抗体或抗原。根据抗原物理性状和参与反应成分的不同，可将抗原-抗体反应的检测方法分为凝集反应、沉淀反应、补体参与的反应和采用标记物进行检测鉴定的免疫标记技术等。

（一）凝集反应

颗粒性抗原（细菌、细胞或表面包被抗原的颗粒）与相应抗体在电解质存在的条件下结合，出现肉眼可见的凝集团块的现象，这一类反应称为凝集反应（agglutination）。凝集反应包括直接凝集反应、间接凝集反应和间接凝集抑制试验等。该类反应可检测到 1 μg/mL 水平的抗体。

1. 直接凝集反应（direct agglutination reaction） 颗粒性抗原直接与相应抗体结合出现的凝集现象，包括玻片凝集和试管凝集两种检测方法。

（1）玻片凝集法：为定性实验，常用已知抗体检测未知抗原。本法简捷快速，主要用于人类 ABO 血型和细菌等颗粒性抗原的鉴定。

（2）试管凝集法：为半定量试验，常将待检标本（血清）在试管内进行倍比稀释后，加入一定量已知颗粒性抗原用于检测待检标本中未知抗体的相对含量（即效价）。临床诊断伤寒或副伤寒所用的肥达反应即为试管凝集试验；通常以出现明显凝集现象（＋＋）的血清最高稀释倍数为待检血清中的抗体效价。

2. 间接凝集反应（indirect agglutination reaction） 将已知可溶性抗原吸附于某些载体颗粒表面形成致敏颗粒后，再与相应抗体进行反应出现的凝聚现象称为间接凝集反应。将已知抗体吸附于载体颗粒表面后,再与相应可溶性抗原进行反应出现的凝聚现象称为反向间接凝集反应。人O型血红细胞和聚苯乙烯乳胶颗粒是常用的载体颗粒;相应的凝集反应分别称为间接血球凝集反应或间接乳胶凝集反应。例如:将链球菌溶血毒素O吸附在乳胶颗粒上形成的致敏颗粒可用来检测受试者血清中的抗链球菌"O"抗体。

抗人球蛋白试验(又称Coombs试验)也是根据间接凝集原理建立的,分为直接和间接两种方法。直接Coombs试验可检测结合在Rh$^+$红细胞表面的单价IgG类抗Rh不完全抗体,对新生儿Rh溶血症进行诊断(图20-1)。间接Coombs试验是将受试者血清与Rh$^+$红细胞作用后再加入抗人球蛋白抗体,通过观察红细胞是否发生凝集以判定Rh$^-$经产妇血清中是否含有单价IgG类抗Rh抗体的检测方法。若受试者血清中含有Rh抗体则红细胞发生凝集,此时受试者近期不宜再次妊娠。

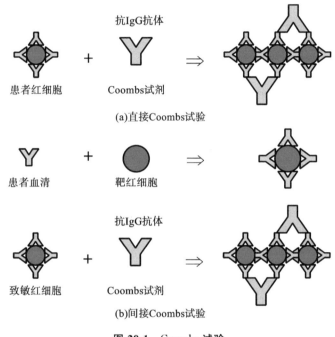

图 20-1　Coombs 试验

3. 间接凝集抑制试验(indirect agglutination inhibition test)　间接凝集抑制试验是由间接凝集反应衍生而来,临床用来检测孕妇尿液中是否含有人绒毛膜促性腺激素(human chorionic gonadotropin,HCG)的免疫妊娠诊断试验即属此类试验。其检测方法如下:①取待检尿液和诊断血清各一滴,在玻片上混匀。②再加一滴HCG致敏乳胶颗粒,混匀并缓慢摇动数分钟后观察结果。③若出现凝集,则表明待检尿中没有人绒毛膜促性腺激素,即妊娠诊断试验阴性;若不出现凝集,表明待检尿中存在人绒毛膜促性腺激素,为妊娠诊断试验阳性。

（二）沉淀反应

可溶性抗原(血清蛋白质、细胞裂解液或组织浸液等)与相应抗体在适当电解质存在条件下结合,出现肉眼可见的沉淀物,这一类反应称为沉淀反应(precipitation)。沉淀反应大多用半固体琼脂凝胶为介质进行琼脂扩散或免疫扩散。即可溶性抗原与抗体在凝胶中扩散,在比例合适处相遇时形成可见的白色沉淀。该类反应可检测到 20 μg/mL 至 2 mg/mL 水平的抗体或抗原。

1. 单向免疫扩散(single immunodiffusion)　将一定量已知抗体混于琼脂凝胶中制成琼脂板,在适当位置打孔后将抗原加入孔中扩散。抗原在扩散过程中与凝胶中的抗体相遇,形成以抗原孔为中心的沉淀环,环的直径与抗原含量呈正相关。该法可用于测定血清 IgG、IgM、IgA

和补体 C3 等的含量。

2. 双向免疫扩散（double immunodiffusion）　将抗原与抗体分别加于琼脂凝胶的小孔中，二者自由向四周扩散，在相遇处形成沉淀线。如果反应体系中含两种以上的抗原抗体系统，则小孔间可出现两条以上的沉淀线。本法可用于抗原或抗体的定性、定量检测及组分分析。

3. 免疫电泳（immunoelectrophoresis）　先将待检血清标本做琼脂凝胶电泳，血清中的各蛋白组分各自电泳到不同的区带，然后与电泳方向平行挖一小槽，加入相应的抗血清，与已分成区带的蛋白抗原成分做双向免疫扩散，在各区带相应位置形成沉淀弧。通过与正常血清形成的沉淀弧数量、位置和形态进行比较，可分析标本中所含抗原成分的性质和含量。该法常用于血清蛋白种类分析以观察 Ig（包括 Ig 不同类、亚类及型）的异常增多或缺失，如用于骨髓瘤及 X 连锁无丙种球蛋白血症的诊断。

4. 免疫比浊法（immunonephelometry）　在一定量的抗体中分别加入递增量的抗原，经一定时间后形成免疫复合物。用浊度计测量反应液体的浊度，复合物形成越多，浊度越高，可依据标准曲线推算样品中的抗原含量。该法快速简便，可取代单向免疫扩散测定血清中的 Ig 含量。

（三）补体参与的反应

这类反应利用抗体与红细胞上的抗原结合，激活反应体系中的补体，导致红细胞的溶解，用溶血现象作为指示系统帮助结果判定。补体结合试验和溶血空斑试验均属此类反应。补体结合试验曾用于检测多种细菌、病毒的抗原或抗体，因操作烦琐，影响因素多，已渐被其他方法取代。

（四）免疫标记技术

免疫标记技术是用荧光素、酶或放射性核素等标记物标记抗体或抗原、进行的抗原-抗体反应，是目前应用最广泛的免疫学检测技术。标记物与抗体或抗原连接后不改变后者的免疫特性，不仅提高了方法的灵敏度，而且还具有快速、可定性或定量，甚至定位等优点。

1. 免疫荧光法（immunofluorescence）　用荧光素与抗体连接成荧光抗体，再与待检标本中的抗原反应，置荧光显微镜下观察，抗原-抗体复合物散发荧光，借此对标本中的抗原做鉴定和定位。常用的荧光素有异硫氰酸荧光素（fluorescein isothiocyanate，FITC）和藻红蛋白（phycoerythrin，PE），前者发黄绿色荧光，后者发红色荧光。

（1）直接荧光法：将荧光素直接标记抗体，做标本染色。该法的缺点是每检查一种抗原必须制备相应的荧光抗体。

（2）间接荧光法：用一抗与标本中的抗原结合，再用荧光素标记的二抗染色（图 20-2）。该法的优点是敏感性比直接法高，制备一种荧光素标记的二抗可用于多种抗原的检查，但非特异性荧光容易增多。

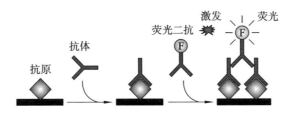

图 20-2　免疫荧光法

免疫荧光法可用于检测细菌、病毒、螺旋体等的抗原或相应抗体，帮助传染病的诊断。此外，还用于鉴定免疫细胞的 CD 分子，检测自身免疫病的抗核抗体等。

2. 酶免疫测定（enzyme immunoassay，EIA）　用酶标记的抗体进行的抗原-抗体反应。它将抗原-抗体反应的特异性与酶催化作用的高效性相结合,通过酶作用于底物后显色来判定结果。可用目测定性,也可用酶标测定仪测定光密度(OD)值以反映抗原含量,敏感度可达 ng/mL甚至 pg/mL 水平。常用于标记的酶有辣根过氧化物酶(horseradish peroxidase,HRP)、碱性磷酸酶(alkaline phosphatase,AP)等。常用的方法有酶联免疫吸附试验和酶免疫组化法,前者测定可溶性抗原或抗体,后者测定组织或细胞中的抗原。

酶联免疫吸附试验(enzyme-linked immunosorbent assay,ELISA)是酶免疫测定技术中应用最广的技术。其基本方法是将已知的抗原或抗体吸附在固相载体(聚苯乙烯微量反应板)表面,使抗原-抗体反应在固相表面进行,通过洗涤将固相上的抗原-抗体复合物与液相中的游离成分分开。ELISA 的方法很多,以下简介几种基本方法。

(1)双抗体夹心法:用于检查特异性抗原。将已知抗体包被在酶联检测板上(固相),加入待检标本,标本中若含有相应抗原即与固相上的抗体结合,洗涤去除未结合成分,加入该抗原特异的酶标记抗体,洗去未结合的酶标记抗体,加底物后显色(图 20-3)。一般而言,包被抗体和酶标记的抗体是识别同一抗原上的不同抗原决定簇的两种抗体。

(2)间接法:用于检查特异性抗体。用已知抗原包被固相,加入待检血清标本,再加酶标记的二抗,加底物观察显色反应(图 20-3)。

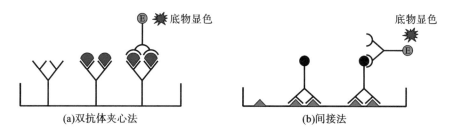

图 20-3　酶联免疫吸附试验(ELISA)示意图

(3) BAS-ELISA:生物素(biotin)是广泛分布于动植物中的一种生长因子,以辅酶形式参与各种羧化酶反应,故称辅酶 R 或维生素 H。亲和素(avidin)是卵白及某些微生物中的一种蛋白质,由四个亚单位组成,对生物素有高度的亲和力。生物素容易与蛋白质(如抗体)共价结合,若再与结合了酶的亲和素分子结合,既起到放大作用,又可显色指示反应。在生物素-亲和素系统(biotin avidin system,BAS)中利用亲和素-生物素-酶的连接关系追踪生物素标记抗体所识别的抗原,进一步提高了检测的灵敏度。例如,用此法检查标本中的特异抗原时,先用已知抗体包被固相,依次加入待检样品,生物素标记的特异抗体,酶标记的亲和素,最后加底物显色。生物素也可结合核苷酸,因此 BAS 除用于抗原抗体检测外,还用于 DNA 和 RNA 的测定。

(4)酶联免疫斑点试验(enzyme-linked immunospot assay,ELISPOT):其基本原理是用已知细胞因子的抗体包被固相载体,加入待检的效应细胞,温育一定时间后洗去细胞,如待检效应细胞产生相应细胞因子,则与已包被的抗体结合,再加入酶标记抗该细胞因子抗体,加底物显色(图 20-4)。该法用于单一效应细胞分泌的某一种细胞因子的测定。一般选择硝酸纤维素膜(NC)或聚偏二氟乙烯(PVDF)膜覆盖微量反应板作为固相,在分泌相应细胞因子的细胞所在局部呈现有色斑点,一个斑点表示一个分泌相应细胞因子的细胞,通过计数可推算出分泌某种细胞因子细胞的频率。随着自动成像分析系统和商品试剂的出现,该法的应用更加广泛,如基于细胞因子产生的抗原特异性 T 细胞(CTL)、Th1 细胞、Th2 细胞的测定等。ELISA 敏感性高,操作简便,配套仪器设备的发展使操作程序规范化,稳定性进一步提高。现用于检测多种病原体的抗原或抗体、血液及其他体液中的微量蛋白成分、细胞因子等。

(5) 免疫组化技术(immunohistochemical technique):免疫组化技术是用标记物标记的抗

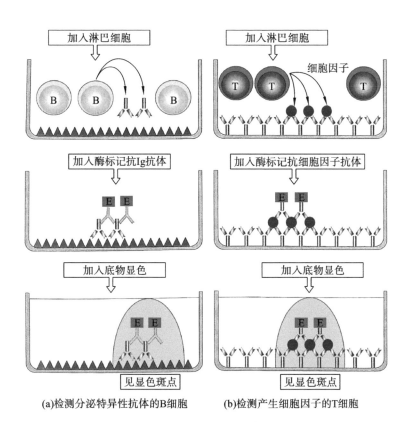

图 20-4 ELISPOT 示意图

体与组织或细胞的抗原反应,结合形态学检查,对抗原进行定性、定量、定位检测的技术。现广泛应用的有酶免疫组化(辣根过氧化物酶标记)、免疫金银组化(胶体金颗粒标记)、免疫电镜技术(铁蛋白、胶体金、过氧化物酶标记)等。

3. 放射免疫测定法(radioimmunoassay,RIA) RIA 是用放射性核素标记抗原或抗体进行免疫学检测的技术。它将放射性核素显示的高灵敏性和抗原-抗体反应的特异性相结合,使检测的敏感度达 pg/mL 水平。常用于标记的放射性核素有 ^{125}I 和 ^{131}I,采用的方法分液相法和固相法两种。常用于微量物质测定,如胰岛素、生长激素、甲状腺素、孕酮等激素,吗啡、地高辛等药物以及 IgE 等的测定。

4. 化学发光免疫分析(chemiluminescence immunoassay,CLIA) 将发光物质(如吖啶酯、鲁米诺等)标记抗原或抗体进行反应,发光物质在反应剂(如过氧化阴离子)激发下生成激发态中间体,当激发态中间体回到稳定的基态时发射出光子,用自动发光分析仪能接收光信号,通过测定光子的产量,以反映待检样品中抗体或抗原的含量。该法灵敏度有时可高于放射免疫测定法,常用于血清超微量活性物质的测定,如甲状腺激素等测定。

5. 免疫印迹法(immunoblotting) 又称蛋白质印迹法(Western blotting)。它将凝胶电泳与固相免疫结合,把电泳分区的蛋白质转移至固相载体,再用酶免疫、放射免疫等技术测定。该法能分离分子大小不同的蛋白质并确定其相对分子质量,常用于检测多种病毒的抗体或抗原。例如,应用该法检测血清 HIV 抗体为诊断 HIV 感染的方法之一。第一步,将 HIV 用离子去垢剂十二烷基硫酸钠(SDS)裂解病毒结构蛋白,然后用聚丙烯酰胺凝胶电泳(PAGE)将分子大小不同的蛋白质分开,这一方法简称 SDS-PAGE。第二步,用电转印法,将电泳分离的病毒蛋白质转印到 NC 或 PVDF 膜上。第三步,将 NC 或 PVDF 膜浸于待检血清中,若血清含HIV 抗体,即与膜上的相应病毒蛋白抗原结合,洗涤去除未结合的抗体,再加酶标记的二抗,最后加底物显色(图 20-5)。图中结果表明,待检血清中有针对 HIV 120000、41000 和 24000蛋白的相应抗体。

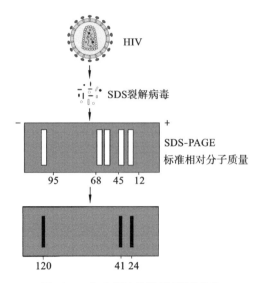

图 20-5　免疫印迹法检测 HIV 抗体

案例引导

　　患者××,中年男性,46 岁,2011 年因咽痛、咯血、发热及呼吸困难 2 个月,辗转就诊于国内多家医院。经检查,其 HIV 抗体初筛试验可疑阳性,但用于确证 HIV 感染的蛋白质印迹试验为阴性,临床考虑为肺部感染,积极抗生素治疗和抗结核治疗无效后,患者来北京某家医院就诊。入院检查发现双肺多发团块样阴影,HIV 初筛试验可疑阳性,但确证试验为阴性。行肺部穿刺活检后,病理科专家发现其肺部病变是卡波西肉瘤(KS),感染内科会诊后为患者进行血浆 HIV 核酸检测,发现病毒载量高达 42969 拷贝/毫升。该患者入院 10 天后确诊为 HIV 抗体阴性艾滋病伴 KS。虽积极进行抗感染等治疗,但因病情已进展到艾滋病终末期,该男子确诊两周后死亡。

　　问题:1. 常见的艾滋病筛查手段是什么?

　　　　　2. 适用于 HIV 核酸检测的人群分为哪几类?

　　6. 免疫 PCR(immuno-PCR,IM-PCR)　免疫 PCR 是将免疫反应的特异性与聚合酶链式反应(PCR)的敏感性相结合的一种免疫学检测技术。其原理是用一段已知的 DNA 分子作为标记物,结合一抗或二抗后,去检测相应抗原或抗体,再用 PCR 法扩增此段 DNA 分子,扩增产物用琼脂糖电泳定性,根据该 DNA 分子的存在与否,确定检测结果。该法与 ELISA 基本相似,不同的是以一段可扩增的 DNA 标记代替了酶标记,以观察 PCR 扩增后的产物代替了酶催化底物的显色反应来判定结果。免疫 PCR 可采用直接法、间接法和双抗体夹心法。例如,双抗体夹心法的基本方法是用已知抗体包被微量反应板,加入待检抗原及 DNA 标记的抗体,温育后充分洗涤,再用相应引物和 PCR 法扩增结合于抗原-抗体复合物上的 DNA 分子,电泳显示结果。该法敏感性高于放射免疫,可达 fg/mL 水平,特别适合于体液中含量甚微的抗原或抗体的检测。

第二节　免疫细胞的分离和功能检测

　　检测各群体淋巴细胞的数量与功能是观察机体免疫状态的重要手段。外周血是患者主要的检测标本。实验动物还可取胸腺、脾脏、淋巴结等作为标本进行检查。

一、免疫细胞的分离

体外测定免疫细胞的功能,首先要从不同材料中分离所需细胞。根据细胞的表面标志、理化性质和功能进行设计和选择不同的分离方法。

(一)外周血单个核细胞的分离

外周血单个核细胞(peripheral blood mononuclear cell,PBMC)包括淋巴细胞和单核细胞,上述细胞是免疫学实验中最常用的细胞。葡聚糖-泛影葡胺(Ficoll-Paque)密度梯度离心法是最常选用的分离外周血单个核细胞的方法,其原理是红细胞和多形核白细胞的比重(约1.092)大于单个核细胞(约1.075),因此将肝素抗凝血置于比重为1.077的葡聚糖-泛影葡胺分离液液面上,低速离心(2000r/min×20 min),可使不同比重的外周血细胞分为以下三层:红细胞沉于管底;多形核白细胞分布于红细胞层与分离液之间;单个核细胞则分布于血浆与分离液界面。此种分离方法可获得纯度高达95%的PBMC。

(二)淋巴细胞及其亚群的分离和分析

淋巴细胞及其亚群分离方法较多,目前常用的有免疫吸附分离法、免疫磁珠法和流式细胞术分离法。

1. **免疫吸附分离法** 首先将已知抗淋巴细胞表面标志的单克隆抗体包被聚苯乙烯培养板;加入淋巴细胞悬液,使具有相应表面标志的淋巴细胞结合到培养板上;洗脱去除未结合淋巴细胞,即可获得具有相应表面标志的淋巴细胞。例如,用抗 CD4 抗体包被聚苯乙烯培养板,可将 CD4$^+$T 细胞与 CD8$^+$T 细胞相分离。

2. **免疫磁珠(immune magnetic bead,IMB)法** 免疫磁珠法是一种特异性分离所需淋巴细胞的方法,具有操作简单、无须昂贵仪器、所获细胞纯度高等优点,目前被广泛应用。首先将抗淋巴细胞表面标志(如 CD3、CD4、CD8 等)抗体与磁性微珠结合获得免疫磁珠;将免疫磁珠加至待分选细胞悬液中,可使具有相应表面标志的淋巴细胞与免疫磁珠结合;在磁场作用下,通过阳性和阴性分选获得实验所需的细胞,其中收获免疫磁珠结合的细胞为阳性分选,收获细胞悬液中未与免疫磁珠结合的细胞为阴性分选。

3. **荧光激活细胞分类仪(fluorescence activated cell sorter,FACS)分离法** FACS 分离法借助荧光激活细胞分类仪,又称流式细胞术(flow cytometry,FCM),是将荧光抗体标记的细胞进行快速准确鉴定和分类的技术。FCM 集光学、流体力学、电力学和计算机技术于一体,可对细胞做多参数定量测定和综合分析。程序流程如下:①将待测细胞悬液与荧光素标记抗体反应后,在压力作用下细胞排成单列经喷嘴喷出形成液滴射流(每个液滴包裹一个细胞);②在液滴射流与高速聚焦激光束相交处,液滴中细胞受激发光照射可产生散射光并激发各种荧光信号;③上述荧光信号被光电检测器接收可转化为电信号,后者经加工处理存储于计算机中,再用分析软件对数据进行统计处理和图像显示获得结果。其中分选部件借助光电效应,可使带电微滴通过电场时出现不同的偏向运动,分类收集偏向运动的细胞可供进一步研究使用。流式细胞仪除分选细胞外,主要用途如下:①定量分析鉴定活细胞表面或胞内表达的特定分子;②免疫细胞分类和百分计数;③白血病和淋巴瘤的免疫学分型;④细胞周期和细胞凋亡检测。

4. **抗原肽-MHC 分子四聚体技术** 四聚体(tetramer)技术的原理是用生物素化的抗原肽-MHC 分子复合物与荧光标记的亲和素结合,由于 1 个荧光素标记的亲和素可结合 4 个生物素分子,能使 4 个抗原肽-MHCⅠ类分子复合物形成一个复合体,将该复合体标记荧光素后,即成抗原特异性四聚体(图20-6)。抗原特异性四聚体能与样品中的特异性 T 细胞的 TCR

NOTE

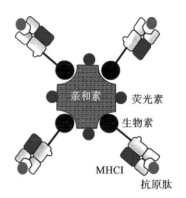

图 20-6　由亲和素连接的抗原肽-MHC I 类分子-生物素四聚体

结合,由于四聚体能同时结合一个 T 细胞表面的 4 个 TCR,亲和力大大提高。用流式细胞术即可确定待检标本中抗原特异性 CTL 的频率。MHC 分子可为 I 类或 II 类分子,与抗原肽形成的四聚体复合物,可分别鉴定表达特异性 TCR 的 CD8$^+$ T 细胞及 CD4$^+$ T 细胞的频率。

二、免疫细胞的功能测定

检测 T、B 细胞的数量及功能有助于某些疾病的辅助诊断、疗效观察及科学分析。

(一) T 细胞功能测定

1. T 细胞增殖试验　T 细胞增殖试验是一种体外检测机体细胞免疫功能的试验方法。本试验分为 T 细胞特异性和非特异性增殖两种方式,前者是用某种抗原如结核菌素刺激相应 T 细胞活化增殖的试验;后者是用 T 细胞丝裂原(PHA、ConA)或抗 CD3 单克隆抗体刺激多克隆 T 细胞活化增殖的试验。常用的淋巴细胞增殖检测方法有以下几种:

(1) ^{3}H-TdR 掺入法:在细胞增殖过程中,氚标记胸腺嘧啶核苷(^{3}H-TdR)可掺入细胞新合成的 DNA 中,且掺入量与细胞增殖水平成正比。取外周血单个核细胞与 PHA 共同培养,在终止培养前 8~15 h 加入 ^{3}H-TdR;在培养结束后收集细胞,用液体闪烁仪测定样品的放射活性可反映细胞增殖水平。该法灵敏可靠、应用广泛,但需特殊仪器,且易发生放射性污染。

(2) MTT 比色法:MTT 是 3-(4,5 - 二甲基-2-噻唑)-2,5-二苯基溴化四唑的简称。在细胞增殖过程中,MTT 作为一种可溶性物质进入细胞后可被胞内线粒体琥珀酸脱氢酶还原形成褐色甲臜颗粒。该颗粒被盐酸异丙醇或二甲基亚砜溶解后使溶液呈现紫褐色;用酶标仪检测细胞培养液 OD 值可反映细胞的增殖水平。该法灵敏度不及 ^{3}H-TdR 掺入法,但操作简便,无放射性污染。

2. 迟发型超敏反应(DTH)皮肤试验　迟发型超敏反应是一种简便易行的用于检测体内细胞免疫功能的试验方法。其原理是体内抗原致敏 T 细胞(效应 T 细胞)再次接受相同抗原刺激后,可通过释放 Th1 型细胞因子和细胞毒性介质诱导产生以单核细胞浸润为主的局部皮肤炎症反应。受试者局部炎症反应出现相对较晚,通常在抗原刺激后 24~48 h 发生,72 h 达到高峰,故称迟发型超敏反应皮肤试验。阳性反应表现为局部皮肤红肿和硬结;反应强烈者可出现水肿,甚至局部组织坏死;细胞免疫低下者呈现弱阳性或阴性反应。本试验常用来检测胞内寄生菌(如结核杆菌、麻风杆菌等)感染、免疫缺陷病和肿瘤患者的细胞免疫功能;皮肤试验常用的生物性抗原有结核菌素、麻风菌素、念珠菌素、腮腺炎病毒等。

(二) B 细胞功能测定

1. 血清免疫球蛋白含量测定　B 细胞接受抗原刺激后可增殖分化为浆细胞合成分泌特异性抗体(即免疫球蛋白)。检测血清免疫球蛋白水平可判断 B 淋巴细胞功能,常用 ELISA、免疫比浊法等测定标本中 IgG、IgM 等各类 Ig 的含量。

2. 抗体形成细胞(antibody forming cell,AFC)测定试验 又称溶血空斑试验(hemolytic plaque assay),可用来检测产生抗体的 B 细胞数目。以绵羊红细胞(SRBC)为抗原免疫动物,免疫 4 天后取其脾细胞(内含 SRBC 致敏 B 细胞,即 AFC)与 SRBC 在凝胶介质中混匀;倾注平皿进行孵育,使 AFC 周围的 SRBC 被相应抗体致敏;在平皿表面加豚鼠新鲜补体进行二次孵育,使致敏 SRBC 因补体激活而发生溶解,在 AFC 周围出现肉眼可见的溶血空斑。一个溶血空斑代表一个抗体形成细胞(浆细胞),通过计算溶血空斑数目即可得知 B 细胞增殖分化和产生抗体的能力。

3. 酶联免疫斑点试验(ELISPOT) 实验方法原理如图 20-4(a)所示,用已知抗原包被固相载体,加入相应抗原致敏的 B 细胞共同培养孵育;当抗原致敏 B 细胞通过表面 BCR 接受相应抗原刺激后可分泌抗体,并与固相表面相应抗原特异性结合;加入酶标记第二抗体,通过底物显色后可在分泌相应抗体的 B 细胞所在处呈现有色斑点。一个斑点代表一个抗体形成细胞(浆细胞),通过计数可得知 B 细胞增殖分化和产生抗体的能力。

(三)细胞毒试验

本试验是根据细胞毒性 T 细胞(CTL)和 NK 细胞可直接对某些靶细胞产生杀伤作用建立的,主要用于肿瘤免疫、移植排斥反应和病毒感染等方面的研究。

1. ^{51}Cr 释放法 将 $Na_2{}^{51}CrO_4$ 标记的靶细胞与待检效应细胞(CTL 或 NK)按一定比例混合培养一定时间后,若效应细胞能够杀伤靶细胞,则 ^{51}Cr 可从裂解破坏的靶细胞内释放至液相。用 γ 计数仪测定培养上清中 ^{51}Cr 的放射活性,可反映效应细胞对靶细胞的杀伤活性。

2. 乳酸脱氢酶释放法 将效应细胞与靶细胞按一定比例混合培养一定时间后,若效应细胞能够杀伤靶细胞,则乳酸脱氢酶可因靶细胞裂解破坏而释放到培养液中。在上述培养液中加入相应底物显色后,用光度计测定上清液 OD 值可反映效应细胞对靶细胞的杀伤活性。

3. 凋亡细胞检测法 凋亡是一种重要的生理和病理过程,目前已有多种方法检测细胞凋亡。

(1)形态学检测法:镜下观测可见凋亡细胞体积缩小,胞质浓缩;核染色质密度增高,呈现浓染的半月状、斑块状或核着边现象;细胞膜内陷形成凋亡小体。

(2)琼脂糖电泳法:凋亡细胞 DNA 可被核酸酶在核小体单位之间随机切断,产生 180～200 bp(核小体单位长度及其倍数)的寡核苷酸片段。上述寡核苷酸片段在琼脂糖电泳中呈现阶梯状 DNA 区带图谱,借此可判定细胞凋亡。

(3)FACS:①正常细胞的 DNA 为二倍体,细胞凋亡时 DNA 断裂为非二倍体或亚二倍体。流式细胞术检测显示,细胞凋亡时在正常细胞二倍体峰前可出现一个亚二倍体细胞凋亡峰,根据峰值大小可判断细胞凋亡程度。②凋亡细胞膜受损可使其膜磷脂成分暴露,后者能与荧光标记的磷脂结合蛋白(annexin V)结合,采用流式细胞术检测分析可获得待检细胞中凋亡细胞的数目和频率。

(4)TUNEL 法:在细胞培养物中加入末端脱氧核苷酸转移酶(terminal deoxyribonucleotidyl transferase,TdT)和生物素标记的核苷酸,TdT 能在游离的 DNA3′端缺口连接上标记的核苷酸,利用亲和素-生物素-酶放大系统,在 DNA 断裂处显色,从而指示凋亡细胞。正常细胞无 DNA 断裂,则不显色。将待检细胞和靶细胞按比例混合,培养一定时间后取培养物涂片,加入 TdT 和其他试剂,光镜下检查计数凋亡细胞,反映待检细胞的杀伤活性。该法所用标记核苷酸多为 dUTP,故称 TUNEL 法(TdT mediated dUTP-biotin nick end labeling)。

(四)吞噬功能测定

1. 硝基蓝四氮唑试验 硝基蓝四氮唑(nitroblue tetrazolium,NBT)是一种水溶性淡黄色染料,可被中性粒细胞吞入胞内;中性粒细胞在杀菌过程中产生反应性氧中间物(ROI),其中超氧阴离子(O_2^-)能使吞入胞内的 NBT 还原为非溶解性暗蓝色甲臜,而成为 NBT 阳性细胞。因此,光镜下计数 NBT 阳性细胞百分率即可反映中性粒细胞的杀伤功能。

2. 荧光标记物试验　将荧光素标记的生物颗粒(如大肠杆菌、白色念珠菌等)与白细胞悬液混合,温育一定时间后加入台盼蓝并洗涤,以去除未被吞噬的荧光颗粒,离心收集细胞,重悬后用荧光分光光度计定量分析。

(五)细胞因子检测

细胞因子的检测有助于了解其在免疫调节中的作用,鉴定分离的淋巴细胞,监测某些疾病状态的细胞免疫功能。细胞因子的检测方法主要有生物活性检测法、免疫学检测法和分子生物学检测法。

1. 生物活性测定法　可根据细胞因子的生物学活性,选用相应的实验系统,包括细胞增殖法、直接杀伤法、保护细胞免受病毒致病变法等。如选用细胞因子依赖的细胞株,其增殖反应水平与细胞因子的含量呈正相关,根据细胞株的增殖水平可确定样品中细胞因子的含量,如用于 IL-1、IL-2、IL-4、IL-6 的检测。

2. 免疫学检测法　如用细胞因子单克隆抗体包被固相的双抗体夹心法或 ELISPOT 测定法。亦可用荧光素标记细胞因子抗体,对细胞内细胞因子做染色,直接用 FACS 分析法测定产生该细胞因子的细胞比例。

3. 聚合酶链式反应(PCR)　根据编码细胞因子的核酸序列,设计特定细胞因子 cDNA 的引物,利用逆转录 PCR 测定待检细胞中特异的 mRNA。该法可用于多种细胞因子的测定。

第三节　免疫学检测方法的应用

免疫学检测方法众多,重要的是在了解原理的基础上,选择使用恰当的方法并在实践中做出评估,以进一步提高诊断的准确性。这些方法广泛用于传染病、免疫缺陷病等疾病的诊断和患者免疫状态的监测。

一、免疫学检测方法的评估与选择

诊断试验应准确可靠,尽可能减少误诊和漏诊。评估一种试验的可靠性主要有两个重要指标,即特异性和敏感性。特异性(specificity)指用该试验检查非患者时出现阴性结果的可能性,敏感性(sensitivity)指用该试验检查某病患者时出现阳性结果的可能性。评估中如何确定真正的患者和非患者,这就需选择另外一种公认可靠的诊断方法,即所谓"金标准"(gold standard),假设其检测结果为 100% 可靠,即阳性为真阳性,阴性为真阴性。用"金标准"与待评估的方法同时做检测,根据检测的结果按以下方法可计算出该法的特异性和敏感性。

特异性＝真阴性/(真阴性＋假阳性)×100%。

敏感性＝真阳性/(真阳性＋假阴性)×100%。

一种理想的诊断试验除要求很高的敏感性和特异性外,快速、简便、经济、实用也很重要。选择诊断试验需考虑其敏感性和特异性,敏感性高的方法特异性往往较低,而特异性高的方法敏感性较低。有时选用敏感性高的方法作为初筛试验,避免了漏诊,随后选择特异性高的方法作为确认试验,以免误诊。例如 HIV 感染的诊断,常用 ELISA 作初筛,阳性及可疑阳性者再用免疫印迹法确认。

抗原抗体的检测既可定性又可定量,方法易于标准化,已较广泛地作为诊断试验。但各种方法的灵敏度不一,可根据需要选择。例如,检测血清 IgE 以及某些激素,由于样品中的含量极低,需选择灵敏度达 pg/mL 水平的放射免疫测定法;而血清 IgG、IgM 测定,只需选择灵敏度在 mg/mL 水平的单向免疫扩散即可。细胞免疫检测方法操作程序复杂,不易标准化,目前尚难作为常规诊断试验,但用于监测个体的免疫状态仍不失为有效手段。

二、疾病的诊断

1. 感染性疾病 各种病原体感染后,体内能检出特异抗体或抗原。对细菌性感染的诊断,除经典的肥达反应用于沙门菌以外,免疫荧光法、ELISA 作为快速诊断方法还用于志贺菌、沙门菌、霍乱弧菌等。抗原抗体的检测在病毒感染中应用更广,如用 ELISA 检测乙型肝炎病毒的抗原与抗体,甲型及丙型肝炎病毒的抗体,HIV 的抗体等。

2. 免疫缺陷病 抗体、补体含量的测定有助于 X 连锁无丙种球蛋白血症、抗体缺陷、补体缺陷的诊断;免疫细胞的鉴定、计数以及功能试验可帮助免疫细胞缺陷的诊断;IL-2Rγ(CD132)的检查可辅助因 T 细胞发育受阻的重度联合免疫缺陷病的诊断。

3. 自身免疫病 抗核抗体、类风湿因子的检查有助于系统性红斑狼疮、类风湿性关节炎的诊断。利用 HLA 与某些自身免疫病的相关性,通过检查 HLA 型别辅助诊断,如 HLA-B27 与强直性脊柱炎。

4. 超敏反应性疾病 血清总 IgE、变应原特异性 IgE 检测及变应原皮肤试验有助于 I 型超敏反应的诊断,抗球蛋白试验辅助诊断自身免疫性溶血型贫血。

5. 肿瘤 肿瘤抗原的检查有助于某些肿瘤的诊断,如癌胚抗原(CEA)的检出与结肠癌,甲胎蛋白(AFP)的检出与原发性肝癌等。细胞 CD 分子的检测帮助淋巴瘤、白血病的诊断与分型。在肿瘤的影像学诊断中,采用放射性核素标记的单克隆抗体可显示肿瘤及其转移病灶。

此外,血浆多种激素水平的检测、酶类的检测可辅助内分泌疾病等相关疾病的诊断;抗精子抗体检测用于男性不育的诊断。

三、免疫学监测

感染性疾病的免疫学监测有助于疾病的转归与预后判定,如监测乙型肝炎病毒抗原与抗体的消长有助于乙型肝炎的预后判定,HIV 感染者的 CD4[+] T 细胞计数有助于艾滋病的诊断、病情分析、疗效判定。肿瘤患者的免疫功能状态监测以及肿瘤相关抗原的监测,有助于了解肿瘤的发展与判定预后;组织器官移植后对受者的免疫学监测则有利于排斥反应的早期发现,以便及时采取有效措施。此外,易积蓄中毒或成瘾性药物的监测有助于患者的治疗。

小结

抗原与抗体能特异性结合,抗体又能与抗 Ig 特异性结合,这一关系被用于多种检测方法中。根据抗原的性质可将抗原-抗体反应分为凝集反应和沉淀反应,而采用荧光素、酶、放射性核素等标记物的免疫标记技术具有灵敏度高,能定性、定量等优点,应用十分广泛。免疫细胞有不同的表面标志,利用特异性抗体即可鉴别不同的细胞群或亚群。免疫细胞的功能试验可反映某一细胞群的数量或功能,其检测结果可为临床疾病诊断和治疗提供有价值的信息。

能力检测

1. 影响抗原-抗体反应的因素有( )。

A. 电解质、pH 值和反应体积、温度

能力检测答案

B.温度、pH 值和反应体积、抗原抗体比例

C.温度、电解质和反应体积、抗原抗体比例

D.电解质、pH 值和温度、抗原抗体比例

E.电解质、pH 值和反应体积、抗原抗体比例

2. 抗原-抗体反应最适宜的 pH 值为（　　）。

A.2.5～4.5　　　B.4.5～5　　　C.5～6　　　　　D.6～8　　　　　E.8～9

3. 抗原与抗体结合力中起主要作用的是（　　）。

A.氢键　　　　　　　　　　B.共价键　　　　　　　　　C.疏水作用

D.范德华力　　　　　　　　E.静电引力

4. 对流免疫电泳中,抗体向负极移动的原因是（　　）。

A.抗体带正电　　　　　　　B.抗体带负电　　　　　　　C.电渗作用

D.电泳作用　　　　　　　　E.抗体不带电荷

5. E 花环试验可用于（　　）。

A.T 细胞功能测定　　　　　　　　　　　B.T 细胞的分离

C.CD2 分子功能测定　　　　　　　　　　D.CD4$^+$T 细胞计数

E.CD8$^+$T 细胞计数

6. 外周血 E 花环阳性细胞总数代表的是（　　）。

A.CD4$^+$T 细胞数　　　　　B.CD8$^+$T 细胞数　　　　　C.B 细胞数

D.NK 细胞数　　　　　　　　E.T 细胞总数

7. 下列哪项不是抗原-抗体反应的特点？（　　）

A.特异性　　　　　　　　　B.不可逆性　　　　　　　　C.最适比例性

D.反应第一阶段是抗原抗体结合阶段

E.反应第二阶段是抗原-抗体反应可见阶段

（汪洪涛）

第二十一章 免疫学防治

免疫学的基础理论和应用技术在临床医学和预防医学中占有重要地位。人类用免疫的方法预防传染病有着悠久的历史。人类很早就开始研究和应用疫苗。目前,新型疫苗及新的免疫治疗方法的研究日新月异,免疫学防治前景广阔。

第一节 免疫预防

免疫预防是医学上最为经济有效的大众健康手段。人类免疫预防始于早期的人痘接种预防天花,直到 Jenner 牛痘接种预防天花的巨大成功开辟了免疫预防的新纪元。随着新型疫苗的研发和应用范围的拓展,以及免疫接种扩展计划的实施,免疫预防取得巨大进步。

适应性免疫的获得方式有自然免疫和人工免疫两种。自然免疫是指机体感染病原体后建立的适应性免疫,也包括胎儿经胎盘或新生儿经乳汁从母体获得抗体。人工免疫则是指用人工的方法使机体获得适应性免疫能力,包括两种:人工主动免疫(artificial active immunization)和人工被动免疫(artificial passive immunization)。

一、人工主动免疫

(一) 人工主动免疫的概念及疫苗的基本要求

人工主动免疫是指用疫苗(vaccine)接种人体,使人体主动产生适应性免疫应答,从而预防和治疗疾病的措施。接种疫苗的目的是激发保护性免疫反应以达到预防和治疗疾病的目的,而疫苗本身又不使人体遭受实际感染的危害。一个理想化的疫苗是能引起与天然感染相同或更好的免疫反应,虽然大部分疫苗都达不到这一标准,但疫苗的制备必须具备以下基本要求。

1. 安全 预防性疫苗常规用于一般健康人群,特别是用于儿童的计划免疫接种,直接关系到人体的健康和生命安全。因此,疫苗的设计和制备必须保证其安全性。灭活疫苗是由致病性强的病原微生物灭活制备而成,必须保证彻底灭活,并避免无关蛋白和内毒素的污染。活疫苗要求菌种无毒或微毒并能保持遗传性状的稳定。类毒素疫苗要求彻底脱去毒性。疫苗的制备要考虑尽量减少接种后的副作用,特别是对免疫系统发育尚不完全的婴儿和儿童使用者的副作用,同时注射用疫苗要尽量减少注射次数,口服疫苗要尽量优选以保证安全。

2. 有效 疫苗必须具备较强的免疫原性,接种后才能引起保护性免疫或治疗性免疫作用。疫苗的设计和制备必须考虑以下两个问题。

(1) 疫苗激发的免疫是以细胞免疫为主还是以体液免疫为主,还是两者兼备?

(2) 能否引起显著的免疫记忆,长期维持免疫能力。无论何种疫苗,都必须考虑激发的免疫的有效性。

3. 实用 实用性可提高疫苗接种人群对疫苗接种的可接受性。在保证疫苗免疫效果的有效性和安全性的前提下,接种程序应尽量简化,疫苗价格要相对低廉,同时疫苗要易于运输和保存。实用性是提高接种人群覆盖率的关键。

（二）疫苗的种类

按疫苗的用途分类,可分为预防性疫苗和治疗性疫苗(therapeutic vaccine)。预防性疫苗主要用于疾病的预防,接种者为健康个体或新生儿。治疗性疫苗主要用于患病的个体,接受者为患者。按传统和习惯分类,疫苗可分为:灭活疫苗、减毒活疫苗、类毒素疫苗、亚单位疫苗、结合疫苗、核酸疫苗(又称 DNA 疫苗或裸 DNA 疫苗)、重组载体疫苗。另外还有许多新型疫苗不断地发展起来,如可食用疫苗、合成肽疫苗、黏膜疫苗、透皮疫苗等。

1. 灭活疫苗(inactivated vaccine) 采用的是非复制性抗原(死疫苗),因此,其安全性好,但病原体经灭活后免疫原性往往变弱,需要多次加强免疫。灭活疫苗主要诱导特异性抗体的产生。并不是所有病原体经灭活后均可以成为高效疫苗。有些低效的灭活疫苗逐渐被新型疫苗替代。

2. 减毒活疫苗(live-attenuated vaccine) 采用减毒或无毒力的活的病原体制成的疫苗。传统的制备方法是将病原体在培养基或动物细胞中反复传代,使其失去或明显减弱毒力,但保留了免疫原性,多具有超过 90% 的效力,其保护作用通常延续多年。例如,牛型结核杆菌经 13年 230 代人工培养传代后,可制成减毒活疫苗(卡介苗)。活疫苗的接种类似于隐性感染或轻症感染,既诱导机体产生体液免疫又诱导机体产生细胞免疫。一般不需要多次加强免疫。缺点是有在体内存在回复突变恢复毒力的可能但罕见;另外,免疫力差的个体可能引发感染。因此,免疫缺陷者和孕妇不宜接种减毒活疫苗。

3. 类毒素疫苗(toxoid vaccine) 当疾病的病理变化主要是由于强力外毒素或肠毒素引起时,类毒素疫苗具有重要意义。类毒素疫苗是用细菌外毒素经 0.3%～0.4% 的甲醛处理制备而成。其失去毒性但保留了免疫原性,接种后能诱导机体产生抗毒素如破伤风和白喉类毒素疫苗。

4. 亚单位疫苗(subunit vaccine) 亚单位疫苗是利用 DNA 重组技术或理化裂解的方法,去除病原体中与激发保护性免疫无关的成分,保留有效免疫原成分而制作的疫苗。DNA 重组技术使得获取大量纯抗原分子成为可能,与以病原体为原料利用理化裂解方法制备的亚单位疫苗相比在技术上发生了革命性的变化,使得质量更易控制。有些亚单位疫苗,如重组乙肝表面抗原疫苗、百日咳疫苗等,低剂量就具有高免疫原性;而有些亚单位疫苗的免疫原性较低,需要添加合适的佐剂。

5. 结合疫苗(conjugate vaccine) 例如,致病菌荚膜多糖属于 TI 抗原,无须 T 细胞的辅助即可直接刺激 B 细胞产生 IgM 类抗体,免疫效果差。结合疫苗是将致病菌荚膜多糖连接于其他抗原或类毒素,为荚膜多糖提供了蛋白质载体,使其成为 TD 抗原。明显提高了免疫效果。目前已批准使用的疫苗有脑膜炎球菌疫苗、肺炎球菌疫苗和 b 型流感嗜血杆菌疫苗等。

6. DNA 疫苗(DNA vaccine) 用编码病原体有效免疫原的基因与细菌质粒构建成重组体,经注射等途径进入人体,重组质粒可转染宿主细胞,并表达能诱导人体产生有效的适应性免疫应答的抗原,该重组体称为 DNA 疫苗(又称裸 DNA 疫苗或核酸疫苗)。DNA 疫苗可在体内持续表达,诱导细胞免疫和体液免疫,尤其是诱导细胞毒性 T 细胞应答的为数不多的方法之一,维持时间长、效果好。DNA 疫苗只能用于表达蛋白质抗原,不能表达多糖抗原和脂类抗原,它与活疫苗的关键的不同之处是编码抗原的 DNA 不会在人体内复制,不会整合到宿主细胞的基因组中。

7. 重组载体疫苗(recombinant vector vaccine) 将编码病原体有效免疫原的基因以无害的病毒或细菌作为载体接种人体并在人体内增殖,诱导免疫应答。重组载体疫苗的特点是组合了减毒活疫苗强有力的免疫原性和亚单位疫苗的准确度两个优势。也可以同时构建一个或多个细胞因子基因或多种病原体的基因,以增强免疫反应或者改变免疫反应的方向。目前研究中使用的重要载体有牛痘病毒的变体、脊髓灰质炎病毒、禽痘病毒、腺病毒、沙门氏菌等。

另外,还有许多新型疫苗。可食用疫苗(edible vaccine)是用转基因技术将编码有效免疫原的基因导入可食用植物细胞的基因组中,免疫原在可食用植物中有效表达和积累,人类通过摄食达到免疫接种的目的。合成肽疫苗(synthetic peptide vaccine)是根据有效免疫原的氨基酸序列,设计和合成有相应的免疫原性的多肽,以期用最小的具有免疫原性的多肽激发有效的适应性免疫应答。黏膜疫苗(mucosal vaccine)是指可通过黏膜途径接种的疫苗,不仅诱导黏膜局部免疫,而且诱导全身免疫。透皮疫苗(transdermal vaccine)是指将抗原和佐剂混合,接种于完整皮肤表面,通过表皮的朗格汉斯细胞识别、加工抗原并将其提呈给 T 细胞,从而引发强烈的体液免疫和细胞免疫。

佐剂(adjuvant)是指那些具有显著增强疫苗接种后的免疫效应或改变免疫应答类型的物质和配方,是非特异性免疫增强剂。传统的减毒活疫苗和灭活疫苗由于具有良好的免疫原性而无须佐剂的辅助。而亚单位疫苗、DNA 疫苗、合成肽疫苗等免疫原性有限,需要佐剂的辅助才具有良好的免疫原性。佐剂的研究进展缓慢,铝盐是当前允许用于人类的主要佐剂。

二、人工被动免疫

人工被动免疫是指给人体注射含特异性抗体如抗毒素(antitoxin)等制剂,使人体被动获得特异性免疫应答的能力,以治疗或紧急预防疾病的措施。

案例引导

案例引导
问题解析

男性,30 岁。于 2008 年 11 月 22 日被自家犬咬伤头面部(眼底部),当天按《狂犬病暴露后处置工作规范(试行)》的规定进行伤口处理,按免疫程序及时注射狂犬病毒灭活疫苗和抗狂犬病免疫球蛋白。未到注射第五针的 12 月 9 日,该患者狂犬病发作入院治疗,入院后采取隔离措施。其出现烦躁、恐水、怕风等症状,于 2008 年 12 月 12 日死亡。

问题:1. 狂犬病毒灭活疫苗和抗狂犬病免疫球蛋白的免疫机制有何不同?

2. 患者死亡的主要原因是什么?

三、计划免疫

计划免疫(planed immunization)是根据对某些特定传染病的疫情监测和人群免疫状况的分析,有计划地用相应疫苗进行免疫接种,预防相应传染病,最终达到控制甚至消灭相应传染病的目的。

我国儿童计划免疫的常用疫苗有:卡介苗、乙肝疫苗、脊髓灰质炎疫苗、百白破疫苗和麻疹疫苗。到目前为止新增了风疹疫苗、腮腺炎疫苗、乙脑疫苗、流脑疫苗、甲型肝炎疫苗、流行性出血热疫苗、炭疽疫苗和钩体疫苗(表 21-1)。我国的计划免疫工作成效显著,相应传染病的发病率大幅下降。

表 21-1 我国计划免疫程序表

疫苗名称	第一次	第二次	第三次	加强	预防的传染病
卡介苗	出生				肺结核
乙肝疫苗	出生	1 月龄	6 月龄		乙型病毒性肝炎
脊髓灰质炎疫苗	2 月龄	3 月龄	4 月龄	4 周岁	脊髓灰质炎
百白破疫苗	3 月龄	4 月龄	5 月龄	18～24 月龄	百日咳、白喉、破伤风

续表

疫苗名称	第一次	第二次	第三次	加强	预防的传染病
百破疫苗	6周岁				百日咳、白喉、破伤风
麻风疫苗（麻疹疫苗）	8月龄				麻疹
麻腮风疫苗	18～24月龄				麻疹、流行性腮腺炎、风疹
乙脑减毒活疫苗	8月龄	2周岁			流行性乙型脑炎
A群流脑疫苗	6～18月龄	（第一次后3个月）			流行性脑脊膜炎
A+C群流脑疫苗	3周岁	6周岁			流行性脑脊膜炎
甲肝减毒活疫苗	18月龄				甲型肝炎
以下为重点人群接种的疫苗：					
出血热双价纯化疫苗（3次）		第一次后14天	第一次后6个月		出血热
炭疽减毒活疫苗（1次）	（皮上划痕接种）				炭疽
钩体灭活疫苗（2次）		第一次后8天			钩体病

知识链接

第二节 免疫治疗

人体免疫系统是一个复杂、平衡的系统。免疫系统的免疫功能可能因为某些原因而发生异常，而导致某些疾病的发生、发展。免疫治疗（immunotherapy）是指针对人体异常的免疫功能所引起的疾病的发生机制，利用免疫学的原理，人为地干预或调整人体的免疫功能，达到治疗疾病的目的所采取的措施。免疫治疗的方法和种类较多，根据不同的分类标准，分为免疫增强疗法与免疫抑制疗法，特异性免疫治疗与非特异性免疫治疗，主动免疫治疗与被动免疫治疗。

免疫治疗的基本策略是从分子、细胞或整体水平人为干预或调整人体的免疫功能。

一、生物应答调节剂与免疫抑制剂

（一）生物应答调节剂

生物应答调节剂（biological response modifier，BRM）是指具有非特异性的增强免疫功能的制剂，通常对免疫功能正常者无影响，而对免疫功能异常，特别是免疫功能低下者有促进作用。BRM的研究发展迅速，临床上广泛用于抗感染及肿瘤和免疫缺陷病的辅助治疗。常见的生物应答调节剂如下。

1. 细胞因子　多种细胞因子能直接或间接调控固有免疫应答和适应性免疫应答，发挥抗感染、抗肿瘤等功能。例如，IFN、IL-2能活化巨噬细胞和NK细胞，促进固有免疫应答。

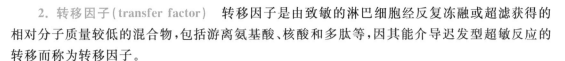

2. 转移因子(transfer factor) 转移因子是由致敏的淋巴细胞经反复冻融或超滤获得的相对分子质量较低的混合物,包括游离氨基酸、核酸和多肽等,因其能介导迟发型超敏反应的转移而称为转移因子。

3. 免疫核糖核酸(immune RNA,iRNA) 免疫核糖核酸是由抗原致敏的淋巴组织中提取的核糖核酸物质,主要作用于 T、B 细胞,诱导特异性免疫应答而用于治疗肿瘤及病毒、真菌感染。

4. 胸腺肽 胸腺肽是从小牛或猪胸腺中提取的可溶性多肽混合物,包括胸腺素、胸腺生成素等,可促进胸腺内前 T 细胞发育成熟,增强细胞免疫功能,临床上常用于感染性疾病的免疫治疗。

5. 化学合成药物 某些化学合成药物具有明显的免疫刺激作用。如左旋咪唑能促进 T 细胞的增殖、分化,增强 NK 细胞的活性,对细胞免疫功能低下者具有较好的免疫增强作用,而对正常机体作用不明显。西咪替丁(cimetidine)与 Ts 细胞的 H2 受体结合,阻断组胺对 Ts 细胞的活化作用,增强 Th 细胞活性,促进细胞因子和抗体的产生,增强机体免疫功能。

6. 微生物或其成分 例如,卡介苗(BCG)、短小棒状杆菌、链球菌低毒菌株、丙酸杆菌、金黄色葡萄球菌肠毒素超抗原、伤寒沙门菌脂多糖等,具有佐剂作用和免疫促进作用。

7. 中药及其成分 多数补益类(滋阴、补气、补血)中药及其提取成分一般都具有免疫增强或免疫调节作用,其中的多糖类成分或苷类成分,能激活 T 细胞、巨噬细胞、树突状细胞,促进细胞因子和抗体的产生。

(二)免疫抑制剂

免疫抑制剂能抑制机体的免疫功能,常用于抑制移植排斥反应、自身免疫病的免疫治疗及过敏性疾病的免疫治疗。常用的免疫抑制剂包括激素制剂、化学合成药和真菌代谢产物等。

1. 激素制剂

(1)肾上腺皮质激素:能有效减少外周血 T、B 细胞的数量,明显降低抗体水平,通过抑制巨噬细胞活性抑制迟发型超敏反应。是临床上应用最早应用的非特异性抗炎药物,也是经典的免疫抑制剂。

(2)糖皮质激素:具有明显的抗炎和免疫抑制作用,对单核巨噬细胞、T 细胞、B 细胞都有较强的抑制作用。是临床上治疗炎症、超敏反应性疾病和移植排斥反应的常用药物。

2. 化学合成药 作为免疫抑制剂的化学合成药主要有烷化剂和抗代谢类药。常用的烷化剂包括氮芥、苯丁酸氮芥、环磷酰胺等。抗代谢类药物主要有嘌呤和嘧啶类似物、叶酸拮抗剂两大类。

(1)环磷酰胺:主要作用是抑制 DNA 复制和蛋白质的合成,阻止细胞分裂。通过抑制 T、B 细胞的增殖、分化来抑制体液免疫和细胞免疫,主要用于治疗自身免疫病、移植排斥反应和肿瘤。

(2)硫唑嘌呤:主要通过抑制 DNA 的复制和蛋白质的合成,阻止细胞分裂,对细胞免疫和体液免疫均有抑制作用,常用于治疗移植排斥反应。

3. 真菌代谢产物

(1)环孢素 A(cyclosporin A,CsA):是从真菌代谢产物中分离的环状多肽。主要通过阻断 T 细胞内 IL-2 基因的转录,抑制 IL-2 依赖的 T 细胞的活化,是低毒高效的细胞免疫抑制剂,是防治移植排斥反应的首选药物。

(2)西罗莫司(Sirolimus):又称雷帕霉素(rapamycin,RPM),是链霉菌属丝状菌发酵物中提取的大环内酯类抗生素。与 CsA 有协同作用,主要通过阻断 IL-2 诱导的 T 细胞增殖而选择性地抑制 T 细胞,临床上用于治疗自身免疫病和抗移植排斥反应。

（3）他克莫司（FK-506）：属于大环内酯类抗生素，从真菌中分离得到。主要通过抑制 IL-2 的释放，全面抑制 T 细胞的作用，较 CsA 强 100 倍。作为肝、肾移植的一线用药，已在日本、美国等国家上市。临床实践表明，其在心、肺、肠、骨髓等移植中应用有很好的疗效。同时，FK-506 在治疗特应性皮炎（AD）、系统性红斑狼疮（SLE）、自身免疫性眼病等自身免疫病中也发挥着积极的作用。

二、分子治疗

分子治疗是指给机体输入分子制剂如抗体、细胞因子以及微生物制剂等，以调节机体的免疫应答。

（一）分子疫苗

习惯上，将用于诱导机体产生免疫应答的抗原性物质称为疫苗（vaccine）。其中，将用于疾病治疗的疫苗称为治疗性疫苗（therapeutic vaccine），以区别于用于疾病预防的预防性疫苗（prophylactic vaccine）。治疗性疫苗主要有表位肽疫苗、重组疫苗和核酸疫苗三种形式。

表位肽疫苗往往是表位多肽与载体结合构成的疫苗。例如，将麻疹病毒蛋白的 T 细胞表位和 B 细胞表位与载体结合来制备麻疹疫苗；将人工合成的 TAA 多肽或构建表达 TAA 的重组病毒制备的肿瘤多肽疫苗，可诱导 CTL 的抗肿瘤效应。

重组疫苗是利用重组 DNA 技术，生产微生物或肿瘤细胞的某一特定的蛋白或蛋白片段作为疫苗。重组疫苗免疫诱导作用的特异性强、纯度高、安全性高，可大量生产，具有广阔的应用前景。例如，给慢性乙肝患者接种 pre-S2 重组疫苗，可显著减少 HBV 在体内的复制，该疫苗联合使用抗病毒药物及 IL-2，可诱导机体产生强大的抗病毒免疫应答来清除体内病毒。

核酸疫苗又称 DNA 疫苗（DNA vaccine），即利用重组 DNA 技术，将编码特异性抗原的基因插入到质粒载体中，构建重组载体所制成的疫苗，该疫苗注入人体内后可表达相应的抗原。DNA 疫苗在人体内可持续表达，免疫效果好，维持时间长，但其安全性仍有待进一步研究。

（二）抗体

1. 多克隆抗体　用抗原免疫动物而获得的动物免疫血清，含有针对抗原多种表位的多种抗体，称为多克隆抗体。以类毒素作为抗原直接免疫动物获得抗血清（antiserum）是制备多克隆抗体的主要办法。抗血清可以在临床上输入患者体内，让患者快速中和体内相应的毒素，如破伤风毒素、白喉毒素、蛇毒等，起到救急的作用。另外，免疫血清还可以从人体血清或组织中提取免疫球蛋白制成，在临床上应用最为广泛的是丙种球蛋白（γ-globulin），包括胎盘丙种球蛋白和人血浆丙种球蛋白两种。前者从健康产妇胎盘血液中提取，主要含 IgG；后者来自正常人血清，主要含 IgG 和 IgM。丙种球蛋白可用于某些传染病潜伏期的治疗或紧急预防，以期达到防止发病、减轻症状和缩短病程的目的。

2. 单克隆抗体　单克隆抗体是运用 B 细胞杂交瘤技术来制备由一个 B 细胞克隆产生的针对单一抗原表位的结构均一、高度特异的抗体，目前已广泛应用于临床。1986 年，美国 FDA 批准了第一个治疗用的抗 CD3 分子的鼠源单抗 OKT3 进入市场，用于临床急性心、肝、肾移植排斥反应的治疗。截至 2013 年，美国 FDA 批准生产和用于临床治疗的单克隆抗体药物共有 34 种（表 21-2），另外有 17 种单克隆抗体药物处于临床Ⅲ期研究阶段。

表 21-2　美国 FDA 批准生产和用于临床治疗的单克隆抗体（截至 2013 年）

单抗名称	治疗靶点	适应证
Muronomab	CD3	移植排斥反应（已退市）
Abciximab（阿昔单抗）	Ⅱb/Ⅲa	心脏缺血并发症

续表

单抗名称	治疗靶点	适应证
Rituximab(利妥昔单抗)	CD20	B淋巴瘤、非霍奇金淋巴瘤
Daclizumab(达利珠单抗)	CD25	自身免疫病(已退市)
Basiliximab(巴利昔单抗)	CD25	自身免疫病
Palivizumab(帕利珠单抗)	RSV(呼吸道合胞病毒)	RSV引起的下呼吸道感染
Infliximab(英夫利昔单抗)	TNF-α	Crohn's病、类风湿性关节炎等自身免疫病
Trastuzumab(曲妥珠单抗)	Her-2	乳腺癌
Gemtuzumab ozogamicin(吉妥单抗)	CD33	肿瘤
Alemtuzumab(阿仑单抗)	CD52	肿瘤
Ibritumomab(替伊莫单抗)	CD20	肿瘤
Adalimumab(阿达木单抗)	TNF-α	Crohn's病、类风湿性关节炎等自身免疫病
Omalizumab(奥马珠单抗)	IgE	支气管哮喘、变应性鼻炎
Tositumomab-Ⅰ-131(托西莫单抗)	CD20	肿瘤
Efalizumab(依法利珠单抗)	CD11a	自身免疫病
Cetuximab(西妥昔单抗)	EGFR	结直肠癌、头颈部癌
Bevacizumab(贝伐单抗)	VEGF	结直肠癌、非小细胞肺癌、胶质瘤、肾癌
Natalizumab(那他珠单抗)	α4β7	自身免疫病
Tocilizumab(托珠单抗)	IL-6R	关节炎
Panitumumab(帕尼单抗)	EGFR	结直肠癌
Ranibizumab(来尼珠单抗)	VEGF	血管退化、视网膜血管闭塞
Eculizumab(艾库组单抗)	C5	血液病
Certolizumab pegol(赛妥珠单抗)	TNF-α	Crohn's病、类风湿性关节炎等自身免疫病
Golimumab(戈利木单抗)	TNF-α	Crohn's病、类风湿性关节炎等自身免疫病
Canakinumab(卡那单抗)	IL-1b	自身免疫病
Ustekinumab(优特克单抗)	IL-12/23	自身免疫病
Ofatumumab(奥法木单抗)	CD20	慢性淋巴细胞白血病
Denosumab(迪诺塞麦)	RANK	骨质疏松(肿瘤骨转移)
Belimumab(贝利单抗)	BLyS	红斑狼疮等自身免疫病
Ipilimumab(易普利姆玛)	CTLA-4	恶性黑色素瘤
Brentuximab Vedotin	CD30	霍奇金淋巴瘤
Raxibacumab(瑞西巴库)	B. anthrasis	感染
Pertuzumab(帕妥珠单抗)	Her-2	乳腺癌
Adotrastuzumab emtansine	Her-2	乳腺癌

近年来,单克隆抗体的治疗领域已从传统的肿瘤、自身免疫病逐步扩展到神经性疾病、抗感染或代谢性疾病,研究发现了一些治疗新靶点。治疗性单克隆抗体的作用机制有以下三种:

(1)靶点封闭作用:是以单克隆抗体药物作为拮抗剂,阻断受体-配体的结合,从而阻断细

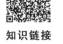

知识链接

胞内的信号转导,终止其生物学效应。

（2）抗体依赖性细胞介导的细胞毒作用（antibody-dependent cell-mediated cytotoxicity, ADCC）：单抗药物能通过其 Fc 段,与表达 Fc 受体的免疫细胞特异性结合,介导免疫细胞对表达药物靶点的靶细胞的细胞毒作用,杀伤靶细胞。

（3）靶向载体作用：单抗药物作为靶向载体,通过偶联细胞毒性物质（如化疗药物、生物毒素、放射性同位素等）,把这些细胞毒性物质靶向性地携带至肿瘤病灶局部,特异性地杀伤肿瘤细胞,而对正常细胞影响很小。这样能大大提高疗效,减少对机体的毒副作用。

三、细胞治疗

细胞治疗是指将自体或异体的造血细胞、免疫细胞或肿瘤细胞经体外培养、诱导扩增或负载抗原后回输机体,以激活或增强机体的特异性免疫应答。细胞治疗主要包括细胞疫苗、造血干细胞移植和过继免疫细胞治疗。

（一）细胞疫苗

1. 肿瘤细胞疫苗　灭活瘤苗是用自体或同种异体的肿瘤细胞经射线、药物等理化方法处理,抑制其生长能力,保留其免疫原性的疫苗。异构瘤苗则是将肿瘤细胞经过碘乙酸盐或神经氨酸酶处理,以增强其免疫原性。

2. 树突状细胞疫苗（DC 瘤苗）　用肿瘤提取物抗原或肿瘤多肽抗原等刺激体外培养的树突状细胞,或用携带肿瘤相关抗原基因的病毒载体转染树突状细胞,再回输给肿瘤患者,可有效激活特异性抗肿瘤的免疫应答。

3. 基因修饰的瘤苗　将肿瘤细胞用基因修饰的方法改变其遗传性状,减弱其致癌性,增强其免疫原性。例如,将编码 HLA 分子、共刺激分子（如 CD80/CD86）或细胞因子（如 IL-2、IFN-γ、GM-CSF)的基因转染肿瘤细胞以制成瘤苗。

（二）造血干细胞移植

免疫细胞来源于造血干细胞。造血干细胞移植是在机体造血功能或免疫功能极度低下的情况下,移植自体或同种异体的造血干细胞,以达到促进造血功能和免疫功能的目的,成为癌症、造血系统疾病、自身免疫病等的重要治疗手段。移植所用造血干细胞来源于 HLA 型别相同的供者,可采集骨髓、外周血或脐血,分离 CD34$^+$ 干/祖细胞。也可移植自体造血干细胞。

（三）过继免疫细胞治疗

过继免疫细胞治疗是指将经体外扩增、活化的自体或异体淋巴细胞回输给患者,增强免疫应答,直接或间接杀伤肿瘤细胞或病毒感染细胞的方法。

淋巴因子激活的杀伤细胞（lymphokine-activated killer cell，LAK 细胞）是外周血单个核细胞（PBMC）经体外 IL-2 培养后诱导产生的一类肿瘤杀伤细胞,其杀伤肿瘤细胞不须抗原致敏,且无 MHC 限制性。临床上广泛应用于肿瘤和慢性病毒感染的非特异性免疫治疗。

细胞因子诱导的杀伤细胞（cytokine induced killer cell，CIK）是 PBMC 经抗 CD3 单克隆抗体和 IL-2、IFN-γ、TNF-α 等细胞因子体外诱导分化获得的具有 CD3$^+$CD56$^+$ 表型的杀伤细胞,对白血病和某些实体瘤有较好的疗效,杀伤活性强于 LAK 细胞。

肿瘤浸润淋巴细胞（tumor infiltrating lymphocyte，TIL）是由患者肿瘤灶分离的浸润淋巴细胞,经体外 IL-2 诱导扩增后回输患者体内,具有比 LAK 细胞更强的特异性肿瘤杀伤活性。

四、基因治疗

前述的重组疫苗和单克隆抗体均是用于基因治疗的基因工程产物。另外,还有细胞因子基因疗法和基因工程 T 细胞的过继免疫治疗等。

（一）细胞因子基因疗法

细胞因子基因疗法(cytokine gene therapy)是将细胞因子或其受基因通过不同技术导入机体内,使其在体内持续表达并发挥治疗效应。克服了临床上因细胞因子半衰期短而反复大剂量注射引发的严重副作用。

细胞因子疗法往往与其他疗法结合起来应用。例如,以细胞免疫为基础的细胞因子基因转染免疫效应细胞;以肿瘤疫苗为基础的细胞因子基因转染肿瘤细胞;以造血干细胞移植为基础的细胞因子基因转染造血干细胞等。目前,已有多项细胞因子基因疗法试用于临床,用来治疗感染性疾病、恶性肿瘤和自身免疫病。

（二）基因工程 T 细胞的过继免疫治疗

2013 年 12 月,美国《科学》将癌症的免疫治疗评为 2013 年十大科学突破之一,其中包括嵌合抗原受体(chimeric antigen receptor,CAR)基因修饰的 T 细胞过继免疫治疗。

过继免疫治疗是免疫治疗最常用的方法之一。但是,不同患者免疫细胞的功能存在差异,而且多数患者不能从体内分离有效的肿瘤抗原特异性淋巴细胞,这为临床上应用免疫细胞治疗肿瘤带来困难。1993 年,Eshhar 团队首先提出 CAR 转染 T 细胞治疗肿瘤的概念和方法。CAR-T 细胞的应用克服了免疫细胞在肿瘤治疗中缺乏靶向性,免疫细胞有肿瘤微环境中不能完全活化的瓶颈。2010 年,Carl June 团队开始发布用 CAR-T 细胞治疗白血病的令人鼓舞的结果。

小结

免疫学预防是最为经济、有效的大众健康手段。机体接种疫苗后会产生以保护性抗体和效应 T 细胞为主的人工主动特异性免疫反应。疫苗接种已消灭了天花、脊髓灰质炎,并有效控制了麻疹、白喉、百日咳等重要的传染病,腮腺炎、风疹、水痘等正在有效根除过程中。作为非特异性免疫增强剂,佐剂可有效诱导和增强疫苗接种后的免疫应答。另外,负调疫苗的发展使疫苗成为治疗自身免疫病的重要手段。

疫苗研究的目的是设计出合理、有效的疫苗,亚单位疫苗和多肽疫苗发展前景良好,核酸疫苗具有潜在的巨大的优越性。

根据免疫学的原理,针对机体过弱或过强的免疫功能,利用物理、化学和生物学的手段,人为地增强或抑制机体的免疫功能,从而达到治疗疾病的目的,统称为免疫治疗。免疫治疗的主要抗体有非特异性的丙种球蛋白、特异性的单克隆抗体和基因工程抗体,主要用于感染、肿瘤、移植排斥反应及自身免疫病的治疗。近年来,多种单克隆抗体药物上市在临床上得以应用,疗效显著。治疗性疫苗也在免疫治疗中得到应用,用来增强机体免疫应答的能力,治疗感染性疾病、肿瘤等;或诱导免疫耐受,治疗自身免疫病、超敏反应性疾病及移植排斥反应。造血干细胞移植和过继免疫细胞治疗用来治疗肿瘤和感染性疾病。免疫调节剂可非特异性地增强或抑制机体免疫功能。经过基因工程改造的肿瘤特异性的 T 细胞过继免疫治疗展示了良好的抗肿瘤效果。

能力检测

能力检测答案

1. 下列情况属于人工被动免疫的是(　　　)。

A. 通过胎盘、初乳获得的免疫　　　　　B. 天然血型抗体产生的免疫

C. 通过注射类毒素获得的免疫　　　　　D. 通过隐性感染获得的免疫

E. 通过注射抗毒素获得的免疫

2. 下列哪项属于人工主动免疫？（　　　）

A. 接种卡介苗预防结核　　　　　　　　　　B. 注射丙种球蛋白预防麻疹

C. 注射免疫核糖核酸治疗恶性肿瘤　　　　　D. 静脉注射 LAK 细胞治疗肿瘤

E. 骨髓移植治疗白血病

3. 隐性感染后获得的免疫属于（　　　）。

A. 过继免疫　　　　　　　B. 人工被动免疫　　　　　　C. 人工自动免疫

D. 自然主动免疫　　　　　E. 自然被动免疫

4. 胎儿从母体获得 IgG 属于（　　　）。

A. 过继免疫　　　　　　　B. 人工被动免疫　　　　　　C. 人工主动免疫

D. 自然主动免疫　　　　　E. 自然被动免疫

5. 下列哪种属于免疫抑制剂？（　　　）

A. 左旋咪唑　　　　　　　B. 胸腺肽　　　　　　　　　C. 卡介苗

D. 糖皮质激素　　　　　　E. 短小棒状杆菌

6. 下列哪种疫苗为活疫苗？（　　　）

A. 伤寒疫苗　　　　　　　B. 百日咳疫苗　　　　　　　C. 流脑疫苗

D. 麻疹疫苗　　　　　　　E. 霍乱疫苗

7. 肿瘤疫苗与传统疫苗的主要区别是（　　　）。

A. 肿瘤疫苗主要用于肿瘤的预防

B. 传统疫苗主要用于疾病的治疗

C. 肿瘤疫苗主要用于肿瘤的治疗

D. 肿瘤疫苗是免疫重建疗法

E. 肿瘤疫苗是人工被动免疫疗法

8. 未来疫苗的首要任务是（　　　）。

A. 抗感染　　　　　　　　B. 抗肿瘤　　　　　　　　　C. 计划生育

D. 防止病理损伤　　　　　E. 治疗传染病

9. 有关活疫苗的特点哪项是错误的？（　　　）

A. 接种量少　　　　　　　B. 接种次数少　　　　　　　C. 易保存

D. 免疫效果好　　　　　　E. 持续时间较长

10. 关于抗毒素的使用，哪项是错误的？（　　　）

A. 可能发生过敏反应　　　　　　　　　　　B. 治疗时要早期足量

C. 可作为免疫增强剂给儿童多次注射　　　　D. 对过敏机体应采取脱敏疗法

E. 只能用于紧急预防或治疗

11. 下列不属于人工主动免疫特点的是（　　　）。

A. 接种物常为抗原性物质　　　　　　　　　B. 发挥免疫作用较快

C. 免疫力维持时间较长　　　　　　　　　　D. 主要用于免疫预防

E. 可增强机体的抗病能力

12. 肿瘤的主动免疫治疗不包括下列哪一种？（　　　）

A. 减毒或灭活的瘤苗　　　B. 异构的瘤苗　　　　　　　C. 基因修饰的瘤苗

D. 肿瘤抗原疫苗　　　　　E. 抗肿瘤导向治疗

13. 下列哪项不是死疫苗的特点？（　　　）

A. 接种剂量较大　　　　　　　　　　　　　B. 免疫效果较好

C. 一般需接种 2～3 次　　　　　　　　　　D. 疫苗较易保存

E. 副作用较大

14. 下列哪种疫苗不是活疫苗？（　　）

A. 卡介苗   B. 牛痘苗   C. 麻疹疫苗

D. 脊髓灰质炎疫苗   E. 霍乱弧菌菌苗

15. 下列哪项不是人工被动免疫的生物制品？（　　）

A. 抗毒素   B. 丙种球蛋白   C. 细胞因子

D. 类毒素   E. 单克隆抗体

16. 下列哪种制剂不属于免疫抑制剂？（　　）

A. 环孢素 A   B. 环磷酰胺   C. 左旋咪唑

D. 糖皮质激素   E. 硫唑嘌呤

17. 如果长期使用免疫抑制剂易出现的不良后果是（　　）。

A. 感染和超敏反应发病率增高

B. 感染和肿瘤发病率增高

C. 感染和自身免疫病发病率增高

D. 超敏反应和自身免疫病发病率增高

E. 超敏反应和免疫缺陷病发病率增高

18. 免疫增强疗法可用于下列哪些疾病的治疗？（　　）

A. 恶性肿瘤和自身免疫病   B. 恶性肿瘤和超敏反应

C. 免疫缺陷病和超敏反应   D. 恶性肿瘤和免疫缺陷病

E. 移植排斥反应和恶性肿瘤

19. 过继免疫疗法输入的物质是（　　）。

A. 免疫效应性的淋巴细胞   B. 活疫苗

C. 死疫苗   D. BCG

E. FK-506

20. 免疫毒素指的是（　　）。

A. 抗肿瘤单抗与毒素的交联物

B. 抗肿瘤单抗与抗癌药物的交联物

C. 抗肿瘤单抗与放射性核素的交联物

D. 抗肿瘤单抗与特定细胞因子的交联物

E. 抗肿瘤单抗与肿瘤疫苗的交联物

21. 抗体导向疗法所利用的抗体应具备的条件是（　　）。

A. 免疫原性强   B. 特异性强   C. 穿透力弱

D. 对肿瘤具有杀伤力   E. 为多克隆抗体

22. 肿瘤的主动免疫治疗不包括下列哪一种？（　　）

A. 灭活的瘤苗   B. 异构的瘤苗

C. 基因修饰的瘤苗   D. 抗原提呈细胞疫苗

E. 抗肿瘤导向治疗

23. 免疫抑制剂不适用于下列哪种情况？（　　）

A. 艾滋病   B. 类风湿性关节炎

C. 系统性红斑狼疮   D. 抗移植排斥反应

E. 超敏反应性疾病

24. 黑色素瘤患者，为增强其免疫力可用以下哪种制剂？（　　）

A. 激素   B. 卡介苗   C. 环孢素 A

D. 烷化剂　　　　　　　　　　E. 抗代谢药物

25. CsA 用于治疗排斥反应和自身免疫病,其作用机制是(　　　)。

A. 抑制 B 细胞活化　　　　　　　　　　B. 选择性增强 B 细胞的作用

C. 促进抗体的产生　　　　　　　　　　D. 选择性增强 Treg 的作用

E. 阻断 T 细胞内 IL-2 基因的转录

（周智东）

推荐阅读文献

1. 曹雪涛.医学免疫学[M].6 版.北京：人民卫生出版,2013.
2. 龚非力.医学免疫学(研究生用)[M].4 版.北京：科学出版社,2015.
3. 沈关心,徐威.微生物学与免疫学[M].8 版.北京：人民卫生出版社,2016.
4. 吴俊英,陈育民.临床免疫学检验[M].武汉：华中科技大学出版社,2014.
5. 黄贺梅,尹晓燕.病原生物与免疫学[M].武汉：华中科技大学出版社,2017.
6. 肖纯凌,赵富玺.病原生物学和免疫学[M].7 版.北京：人民卫生出版社,2014.
7. 高江原,万巧凤,田小海.病原生物学与免疫学[M].武汉：华中科技大学出版社,2015.
8. Abul K. Abbas, Andrew H. Lichtman, Shiv pillal. Cellular and Molecular Immunology [M]. 9th ed. San Francisco：Elsevier,2017.
9. Inra CN, Zhou BO. Murphy MM, et al. A perisinusoidal niche for extramedullary haematopoiesis in the spleen[J]. Nature,2015,527(7579)：466-471.
10. Turtle CJ, Hanafi LA, Berger C, et al. CD19 CAR－T cells of defined CD4$^+$/CD8$^+$ composition in adult B cellALL patients [J]. J Clin Invest,2016,126(6)：2123-2138.
11. Hartmann J, Bondanza A, Buchholz CJ. Clinical development of CAR T cells&molash; challenges and opportunities in translating innovative treatment concepts [J]. Embo Molecular Medicine,2017,9(9)：1183.

参 考 文 献

1. 龚非力.医学免疫学(研究生用)[M].4 版.北京:科学出版社,2015.
2. 曹雪涛,何维.医学免疫学[M].3 版.北京:人民卫生出版社,2015.
3. 安云庆,姚智.医学免疫学[M].3 版.北京:北京大学医学出版社,2014.
4. 吴长有.医学免疫学[M].北京:高等教育出版社,2014.
5. 司传平.医学免疫学[M].北京:高等教育出版社,2014.
6. 王兰兰,许化溪.临床免疫学检验[M].5 版.北京:人民出版社,2015.
7. 马兴铭,丁剑冰.医学免疫学[M].2 版.北京:清华大学出版社,2017.
8. 宋向风,齐静姣.临床免疫学[M].北京:人民卫生出版社,2016.
9. Kenneth Murphy,Casey Weaver,Janeway's Immunobiology[M].9th ed. New York. Garland Science,Taylor & Francis Group,2017.
10. Abul K. Abbas,Andrew H. Lichtman,Shiv Pillal,Cellular and Molecular Immunology [M].9th ed. San Francisco:Elsevier,2017.
11. Lauren Sompayrac. How the immune system works[M].4th ed. Oxford:Blackwell,2012.